多囊卵巢综合征的理论基础
与临床研究进展

The Development of Fundamental and Clinical
Research of Polycystic Ovary Syndrome

多囊卵巢综合征的理论基础与临床研究进展

The Development of Fundamental and Clinical Research of Polycystic Ovary Syndrome

编　著　代荫梅　李天鹤

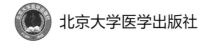

北京大学医学出版社

DUONANG LUANCHAO ZONGHEZHENG DE LILUN JICHU YU
LINCHUANG YANJIU JINZHAN

图书在版编目（CIP）数据

多囊卵巢综合征的理论基础与临床研究进展/代荫梅，李天鹤编著.
—北京：北京大学医学出版社，2023.10

ISBN 978-7-5659-2946-5

Ⅰ.①多… Ⅱ.①代… ②李… Ⅲ.①卵巢疾病—综合征—诊疗
Ⅳ.①R711.75

中国国家版本馆CIP数据核字（2023）第135249号

多囊卵巢综合征的理论基础与临床研究进展

编　　著：代荫梅　李天鹤

出版发行：北京大学医学出版社

地　　址：（100191）北京市海淀区学院路38号　北京大学医学部院内

电　　话：发行部 010-82802230；图书邮购 010-82802495

网　　址：http://www.pumpress.com.cn

E-mail：booksale@bjmu.edu.cn

印　　刷：北京信彩瑞禾印刷厂

经　　销：新华书店

责任编辑：刘　燕　责任校对：靳新强　责任印制：李　啸

开　　本：880mm×1230mm　1/32　印张：7.25　字数：223千字

版　　次：2023年10月第1版　2023年10月第1次印刷

书　　号：ISBN 978-7-5659-2946-5

定　　价：60.00元

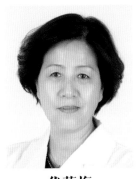

代荫梅

代荫梅，教授、主任医师、博士生导师，现任首都医科大学附属北京妇产医院药物临床试验机构办公室主任、研究型病房主任。

代荫梅教授从事妇科临床工作30余年，擅长妇科内分泌疾病诊疗，在多囊卵巢综合征的诊治方面积累了丰富的经验，发表多囊卵巢综合征、子宫肌瘤、子宫内膜异位症等相关临床和基础性研究SCI论文及中文核心期刊论文100余篇。先后主持国家自然科学基金、北京市自然科学基金、北京市科委首都临床特色应用研究、北京市教委面上项目等十余项课题研究。入选北京市"十百千"优秀人才，所在团队先后获得全国妇幼健康科学技术奖、北京医学科技奖、华夏医学科技奖及首都医科大学科技进步奖。担任中国人体健康科技促进生育力保护与保存专业委员会副主任委员，中－德妇产科学会财务长，中华预防医学会生育力保护分会委员，中国老年学会骨质疏松分会妇产科专业常务委员，北京药理学会生殖药理专业委员会常务委员，全国妇幼健康分会女性生育力保护学组常务委员，北京市乳腺病防治学会健康专业管理委员会常务委员，北京市中西医结合学会妇产科专业委员会常务委员，中华医学会医疗鉴定专家，中国人类遗传资源项目评审专家，国际生殖力保护中心专家团队重要成员等。

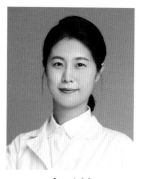

李天鹤

李天鹤,讲师、副研究员,于2016年获中国科学院大学生物学博士学位,同年就职于首都医科大学附属北京妇产医院北京妇幼保健院。

李天鹤致力于女性生殖内分泌疾病——多囊卵巢综合征发病分子机制的研究和临床治疗。目前已经建立了多囊卵巢综合征临床样本(血清、卵泡液、粪便)和检化验数据库,利用超高液相色谱——四级杆飞行时间质谱联用技术在多囊卵巢综合征患者的卵泡液中成功筛选了60种差异代谢产物;在动物水平上,评估了不同多囊卵巢综合征动物模型的生殖和内分泌特征,不同造模药物对各组织器官的影响;探索了多囊卵巢综合征患者和动物血清或卵巢组织中氧化应激水平的变化,以及抑制氧化应激调控肠道菌群在多囊卵巢综合征中的作用;论文先后发表在 *Redox Biology*、*Antioxidants & Redox Signaling*、*Free Radical Biology and Medicine* 等杂志上。

以第一作者或通讯(共同)作者发表论文约20篇,以第一发明人获批专利6项,独立主编科普图书1部。先后主持多囊卵巢综合征相关的国家自然科学基金–青年项目1项、北京市自然科学基金–青年项目1项,其他局级课题4项。入选北京市医院管理中心"青苗计划"、北京市科学技术协会"青年人才托举工程"。

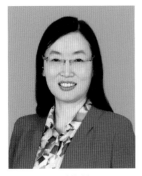

阮祥燕

我与代荫梅教授相识已久，她从事妇科及妇科内分泌的临床和科研工作已有 30 余年，对妇科内分泌疾病的诊疗有专业见解。李天鹤副研究员是我院后起之秀，潜心于基础研究。当听闻她们要撰写一本关于多囊卵巢综合征研究现状的书籍时，我甚是赞同。

多囊卵巢综合征是一种常见的生殖内分泌代谢性疾病，发病机制尚不明确，目前还没有找到根治方法，是妇科内分泌领域的复杂疾病之一。随着科研能力的不断提升，世界范围内关于多囊卵巢综合征的研究日益增多，从高雄激素、胰岛素抵抗、肥胖到脂肪功能、氧化应激、肠道菌群、线粒体功能，可以说关于多囊卵巢综合征发病机制的研究越来越深入，也越来越精细。多囊卵巢综合征常伴随一些并发症的产生，包括胰岛素抵抗、肥胖、肝损伤、产科并发症、抑郁症等。这些疾病与多囊卵巢综合征之间的关联也越来越受到重视，由此可见，关于多囊卵巢综合征的研究已经扩展到产科学、儿科学、心理学及遗传学等多个领域。

代荫梅教授及李天鹤副研究员经过大量的文献调研、讨论、总结，历时多年完成《多囊卵巢综合征的理论基础与临床研究进展》一书的撰写。本书将多囊卵巢综合征近几十年的研究成果呈现给广大读者，从研究历史、临床表现、发病机制、并发症、动物模型及临床治疗方法等多个方面进行了介绍。本书为从事相关研究的读者概述了多囊卵巢综合征研究的全貌，希望读者能从中受益。

阮祥燕

2023 年 8 月

在妇科门诊就诊的患者中有很大一部分是多囊卵巢综合征患者，其中又有一部分是青少年患者和绝经期患者。尽管 Rotterdam 标准可以作为我国育龄期女性多囊卵巢综合征的诊断标准，但是目前尚没有青少年和绝经期女性多囊卵巢综合征诊断的金标准。加上该病的临床异质性和基础研究的缺乏，使该病的临床诊疗存在一定困难和挑战。近年来，随着科学技术的迅猛发展，代谢组学、细胞克隆及基因组学技术的发展，特别是跨学科的交流以及细胞、动物模型的广泛应用，使得多囊卵巢综合征的基础研究取得了一定进步。

本书针对读者关注的多囊卵巢综合征临床和基础研究的相关问题，从临床角度出发，阐述了该病的诊断、临床表现及治疗相关流程，结合日新月异的基础研究进展，将近年来国内外科学家和学者的研究成果收集、归纳、整理后呈现给读者，旨在承前启后、启迪思想，使读者有所收获。

本书既可以供从事妇科、内分泌科、生殖科、中医科等专业的临床医生和科研人员参阅，又可供在校学生，包括研究生阅读。由于学科发展迅猛且时间仓促，书中难免有不妥之处，望同行和读者批评指正，以期再版时进一步修正。

代荫梅　李天鹤

2023 年 8 月

目　录

第四章　多囊卵巢综合征发病机制的最新研究进展

第五章　多囊卵巢综合征的细胞和动物模型

第六章　多囊卵巢综合征的治疗

第七章 多囊卵巢综合征相关疾病

第一章

概　述

/第一节/　　**多囊卵巢综合征研究历史**

多囊卵巢综合征（polycystic ovary syndrome，PCOS）是常见的女性生殖内分泌性疾病。主要特征为高雄激素（雄激素分泌过多，如临床上表现为多毛症，生化水平上有高雄激素血症或雄激素过多）、排卵障碍（包括月经失调）和多囊卵巢（polycystic ovary，PCO，卵巢中窦前卵泡数目过多）。世界范围内 5%~20% 的育龄期女性患有此病。2014年，美国的一项调查显示，不考虑 PCOS 引起的产科并发症、2 型糖尿病（type 2 diabetes mellitus，T2DM）等，用于 PCOS 检查和治疗的费用超过 43 亿美元。

1935 年，I. F. Stein 和 M. L. Leventhal 最先描述了 PCOS。但是在此之前，意大利医学科学家、内科医生和自然学家 A. Vallisneri 在 1721 年描述了一位已婚不孕女性的卵巢形态：表面呈白色，类似鸽子蛋大小。Chereau 和 V. Rokitansky 分别于 1844 年和 1855 年描述了卵巢中的纤维和硬化病变，伴随卵泡积液。1897 年，G. Bulius 和 C. S. Kretschmar 首次描述了甲状腺功能亢进。1879 年，L. Tait 提出需要进行双侧卵巢切除术来治疗症状性卵巢囊性变。之后很快有学者提出卵巢部分切除术。1902 年，Von Kahlden 发表了一篇关于卵巢病理学和临床意义的综述。由于许多人对卵巢切除术持批评态度，J. A. McGlinn 在 1915 年建议穿刺"表面的囊肿"，而不是采用卵巢切除术来进行治疗。1935 年，I. F.

Stein 和 M. L. Leventhal 报道了 7 名女性的月经紊乱、多毛和卵巢增大并存在许多小卵泡。作为最先描述女性卵巢体积增大伴随月经稀发的科学家，他们建议使用卵巢楔形切除术进行治疗。术后有 7 例患者恢复正常月经周期，其中 2 例妊娠。双侧卵巢楔形切除术后，近 90% 的女性恢复了正常月经，65% 的女性妊娠。之后随着药物治疗的开展，外科治疗的使用率大大降低。

最初 PCOS 被描述为一种男性化和卵泡黄体化综合征。许多科学家试图解释囊性卵巢的病因。1910 年，E. Fogue 和 G. Massabuau 提出了 3 种可能的机制：炎症、充血和营养不良。I. F. Stein 和 M. L. Leventhal 认为，双侧囊性卵巢是由激素刺激异常引起的。W. P. Plate 的研究表明，女性体内雄激素的来源除肾上腺外还有卵巢。1953 年，有科学家提出使用可的松或外源性睾酮治疗硬化性卵巢。1958 年，3 名研究人员首次描述了双侧卵巢囊性病变女性尿液中黄体生成素（luteinizing hormone，LH）和 17- 酮类固醇水平升高。随后，LH 和睾酮水平升高被认为是诊断 PCOS 的关键。之后的研究证实，促性腺激素、LH/ 促卵泡激素（follicle stimulating hormone，FSH）比率和雄激素的异常释放同样在 PCOS 中发挥了重要作用，但是促性腺激素浓度异常不适用于 PCOS 诊断。1961 年有学者描述了一种测量血浆睾酮水平的方法，之后就证实了 PCOS 患者体内循环中雄激素水平升高。由于实验室检测在测量总雄激素水平方面的局限性，许多女性符合 PCOS 的临床标准，但在实验室检测中没有发现激素分泌紊乱。而垂体和性腺释放的激素呈脉冲性分泌，因此在日间，它们的最高和最低浓度会显著不同。之后研究人员努力寻找可取代 X 线或剖腹探查术的诊断多囊卵巢的新方法。随着 H. Gjoanness 腹腔镜方法的普及，用于反抗性无排卵的外科治疗方法再度兴起，其中生殖系统的超声检查是临床实践中的一大进步。这种研究方法的优点包括无创性、可重复性、使用简单，并且可准确评估卵巢间质和卵泡。1981 年，Swanson 首次用超声描述了 PCOS 的卵巢结构。因此，超声技术的进步和应用促使了 PCOS 超声定义的出现，其主要是根据小窦卵泡的形态和数量来定义。

/第二节/ 多囊卵巢综合征的临床特征

一、高雄激素血症

1. 女性雄激素的来源 按照浓度从高到低，女性体内主要的循环雄激素包括硫酸脱氢表雄酮（dehydroepiandrosterone sulfate，DHEAS）、脱氢表雄酮（dehydroepian–drosterone，DHEA）、雄烯二酮（androstenedione，A4）、睾酮（testosterone，T）和双氢睾酮（dihydrotestosterone，DHT）。其中 DHEAS、DHEA 和 A4 被认为是促雄激素，需要转化成为 T 而表现出雄激素作用。在肾上腺和卵巢中均可以合成雄激素。参与雄激素合成的酶包括 2 种细胞色素 P450 酶（P450 SCC 和 P450 c17）、StAR、3β– 羟基类固醇脱氢酶 –1（3′-hydroxysteroid dehydrogenase-1，3β–HSD）及 17β–HSD。雄激素的分泌涉及促肾上腺皮质激素（adrenocorticotropic hormone，ACTH）（肾上腺）和 LH（卵巢）的刺激以及腺内旁分泌和自分泌机制的调控。此外，肝、脂肪组织和皮肤均有 3β–HSD、17β–HSD 和芳香酶的表达。靶组织中的雄激素和合成大多来源于 DHEAS。

（1）DHEAS：DHEAS 是肾上腺网状带的一种独特分泌产物，在生殖期每天合成 3.5 ~ 20 mg。循环浓度在 1 ~ 4 μg/ml（3 ~ 12 μmol/L）。血清浓度从 7 ~ 8 岁逐渐增加（肾上腺素），在 20 ~ 30 岁时达到峰值，然后随年龄的增长稳步下降，下降速度在 50 ~ 60 岁期间减慢。DHEAS 的分泌受 ACTH 调节，也可能受催乳素、胰岛素样生长因子（insulin like growth factor，IGF）1 和雌激素的影响。循环浓度在月经周期内没有显著变化，浓度变化与更年期过渡或更年期无关。DHEAS 缺陷在临床上可见于原发性慢性肾上腺皮质功能减退症、垂体功能减退伴肾上腺受累、皮质类固醇治疗、慢性疾病和雌激素替代。DHEAS 是外周雄激素产生的重要来源，如卵巢。

（2）DHEA：DHEA 由肾上腺网状带（50%）和卵巢膜细胞（20%）合成分泌。30% 的 DHEA 来自循环 DHEAS，由类固醇硫酸酯酶催化。

DHEA 合成量为 6 ~ 8 mg/d，循环浓度为 1 ~ 10 ng/ml（3 ~ 35 nmol/L）。在外周雄激素合成过程中，DHEA 也可以由细胞内 DHEAS 产生，其水平随着年龄的增长而降低。

（3）A4：A4 由肾上腺束状带（50%）和卵巢间质（50%）（随月经周期而变化）分泌。日合成量为 1.4 ~ 6.2 mg/d，循环浓度在 0.5 ~ 2 ng/ml（2 ~ 8 nmol/L）。绝经后卵巢切除术会导致 A4 循环水平下降约 30%。

A4 表现出昼夜节律变化以及与雌二醇峰值平行的月经周期中浓度升高。如前所述，细胞内 A4 可由 DHEAS 经 DHEA 合成。在垂体功能减退患者中，A4 的循环浓度显著降低。在月经周期服用外源性药物皮质类固醇可导致 A4 循环水平的抑制。

（4）T：T 是最强的雄激素，由肾上腺束状带（25%）和卵巢基质（25%）分泌，分泌量分别为 50 μg/d，其余 50% 由循环 A4 产生。T 日合成量为 0.1 ~ 0.4 mg，循环水平 0.2 ~ 0.7 ng/ml（0.6 ~ 2.5 nmol/L）。在早期卵泡期，T 浓度处于最低，在中期达到峰值。T 浓度在黄体期高于卵泡早期。此外，T 显示昼夜变化，最高峰出现在清晨。绝经前和绝经后卵巢切除术都会导致 T 循环水平下降约 50%。与其他雄激素一样，在细胞内 T 由 DHEA 合成。

循环皮质类固醇的使用可以抑制 T。绝经后卵巢静脉中 T 的浓度高于血液，表明绝经后卵巢是雄激素的主要分泌器官。

外周血中大量 T 结合于性激素结合球蛋白（sex hormone-binding globulin，SHBG）。在垂体功能减退的女性患者中，游离 T 和总 T 显著降低。T 的浓度在更年期过渡期的变化不显著，但是 T 水平随着年龄的增长显著下降。在更年期过渡期，SHBG 水平显著下降，导致游离睾酮升高。

（5）DHT：DHT 是 T 转化的外周产物，其血清浓度很低。少量 DHT 由肾上腺束状带分泌。DHT 日生成量为 4.3 ~ 12.5 mg/d，几乎完全由外周 T 转化的 DHT 的循环浓度大约为 0.02 ng/ml。虽然 T 可以芳香化合成雌二醇，但 DHT 是一种非芳香化雄激素。

2. 多毛症　多毛症指毛发以男性的方式过度生长，诊断时应与毛囊弥漫性增加的肥大症相区别。循环雄激素水平的增加以及毛囊皮脂腺单元中 5α- 还原酶催化 T 生成 DHT 作用的增加都会加重多毛症，反过来导致毛囊皮脂腺中雄激素受体（androgen receptor，AR）活化，使少量可见的细毛发变成粗毛发。其他生长因子和细胞因子，如过氧化物酶体增殖物激活受体（peroxisome proliferators–activated receptor，PPAR）、类维生素 A、生长激素（growth hormone，GH）、胰岛素样生长因子、胰岛素、糖皮质激素、雌激素和甲状腺激素同样可以促进毛囊皮脂腺单元分化。PCOS 女性头发密度和分布的差异与种族因素以及患者对雄激素和其他激素反应的不同有关。例如，欧洲血统的 PCOS 女性比东亚祖先的 PCOS 女性具有更明显的腹部中线多毛症，但是与非洲裔美国人相似。因此，多毛症的诊断标准如改良的 Ferriman-Gallwey 标准会根据种族的不同而变化。

3. 高雄激素血症的生化检测 在出现严重多毛症（往往突然发生并且发展迅速）或月经紊乱、肥胖、黑棘皮病或黏液性肿大的情况下，循环雄激素水平的检测将有助于 PCOS 女性多毛症的诊断。常见的用于 PCOS 诊断的雄激素包括 T、硫酸脱氢表雄酮及雄烯二酮。

（1）精确检测 T 水平通常需要灵敏的检测方法，包括液相色谱法、串联质谱法、免疫化学发光法或放射免疫分析法（radioimmunoassay，RIA）。此外，高精确 T 和性激素结合球蛋白测定（理想情况下在卵泡期利用与正常月经女性的正常水平比较后得出的参考值）常常用于总睾酮和游离睾酮的计算。

（2）DHEAS 是雄激素的前体，但是雄激素过多同时 T 水平正常的女性血清中 DHEAS 水平可能会升高。因此，DHEAS 可以作为肾上腺雄激素过多症的标志物之一。PCOS 女性中，DHEAS 水平与胰岛素抵抗（insulin resistance，IR）有关，且胰岛素增敏剂治疗可以下调 DHEAS 水平。R. S. Legro 等（2002）发现，DHEAS 的增多有家族聚集性，且 DHEAS 的水平随着年龄增长呈下降趋势，可见难以确定 DHEAS 的异常范围，而 DHEAS 的单独增多对临床的意义尚不明确。

（3）目前已经有证据表明，雄烯二酮也是 PCOS 女性高雄激素症的灵敏特异性标志物。但是由于 T 检测的常规性和可用性，T 检测已经在 PCOS 的诊断中得到广泛应用。

二、多囊卵巢

1. 超声检测卵巢的形态和大小 通常利用腹部超声观察卵巢形态。当直径为 2~8 mm 的卵泡数目 ≥ 10 个，卵泡沿周边排列，伴有中央间质区增大，或散布着的间质增多，即诊断为多囊卵巢（PCO）。2004 年，Rotterdam 标准将 PCO 的定义更新为：每侧卵巢中直径为 2~9 mm 的卵泡数目 ≥ 12 个或者至少一侧卵巢体积增加（> 10 cm³）。以此作为 PCO 的诊断标准发现，直径为 2~5 mm 的卵泡数目与血清雄激素水平呈正相关，而直径为 6~9 mm 的卵泡数目与空腹胰岛素、T 水平以及体重指数（body mass index，BMI）呈负相关。随着卵巢影像学技术的提高，许多人认为应该提高 PCOS 诊断中卵泡数目的阈值。有学者认为，每侧卵巢中卵泡数目 ≥ 25 个可诊断为多囊卵巢。另一些学者认为，每侧卵巢中卵泡的数目与高雄激素血症（hyperandrogenemia，HA）有很好的相关性，因此卵泡的数目可以作为卵巢雄激素过多的替代检测指标。鉴于 PCO 是青春期和成年期早期发育的正常表现，因此，对于初潮 2 年后的高雄激素血症和月经稀发的女性来说，与检查卵泡数目相比，卵巢体积的增加（> 10 ml）可能是一个更简单的 PCO 的检测指标。由于在正常女性也存在 PCO 形态，因此，单独的 PCO 并非意味着内分泌疾病。此外，药物也可能影响卵巢形态和卵巢大小，比如服用避孕激素后随着时间推移，卵巢体积减小。因此，PCOS 中 PCO 的诊断要综合考虑年龄和用药等情况。

2. 其他影像学检查或筛查方式 磁共振成像（magnetic resonance imaging，MRI）能检测直径为 1 mm 的窦卵泡，优于现有的超声。目前利用 MRI 检测 PCO 仍处于研究阶段。PCO 女性中，MRI 检测出的窦卵泡可能与正常女性的卵巢形态相重叠，因此全面开展 MRI 检测 PCO 还需要一段时间。除检测卵巢形态外，血清中大窦前卵泡和小窦卵泡颗粒细胞来源的抗苗勒管激素（anti-Müllerian hormone，AMH）已经成为 PCO 检测的替代指标。研究表明，PCOS 女性血清中 AMH 的升高与卵泡数目增多和颗粒细胞超分泌有关。此外，AMH 水平与 LH 和 T 水平呈正相关，与 BMI 水平呈负相关。循环 AMH 水平的不同还可以反映

PCOS 的异质性，但是不同类型的 PCOS 中 AMH 的阈值的确定还需要进一步研究。

三、长期无排卵

排卵功能障碍是 PCOS 的特征之一，大多数 PCOS 患者伴有排卵功能异常。不同年龄阶段女性的排卵情况不同，因此排卵功能障碍的诊断要结合患者的年龄特征。一次月经周期超过 35 天或者每年月经次数少于 8 次即被诊断为月经稀发。通过监测月经周期中黄体中期的血清孕酮水平可以用来评估排卵情况，如果孕酮水平低于 3～4 ng/ml 即可推断为寡排卵。2009 年，AE-PCOs（androgen excess and PCUS）学会专家组的报告显示，女性月经失调的发生率为 18.0%～22.9%，其中 27% 为 PCOs，可见 1/4～1/3 的月经失调女性为 PCOS 患者。此外，多达 85% 的 PCOS 患者伴有月经紊乱的临床症状，即使有有规律的月经周期，也伴随长期无排卵。Chang 等 2005 年的研究表明，在利用美国国立卫生研究院（National Institutes of Health，NIH）1990 标准诊断的 316 名 PCOS 患者中，有 16% 的患者为寡排卵，但她们的月经周期正常。与无排卵的患者相比，寡排卵患者的 PCOS 表型较轻。

/第三节/ 多囊卵巢综合征的诊断标准

一、多囊卵巢综合征国内外诊断标准

PCOS 常伴随不同程度的多毛症、长期无排卵、双侧卵巢扩张以及肥胖，是一种综合征，其诊断标准的建立经历了漫长的过程（表 1-1）。1990 年 NIH 提出 PCOS 的诊断标准为：高雄激素血症和月经失调。2003 年欧洲人类生殖胚胎学会–美国生殖医学会（European Society of Human Reproduction and Embryology/American Society for the

Reproductive Medicine，ESHRE/ASRM）提出了Rotterdam标准（表1-1）。该标准认为，通过临床或者生化检查满足以下三项中的两项即认为是PCOS：①高雄激素血症（多毛或者高雄激素血症）；②月经失调（一次月经周期超过35天或一年月经周期次数少于8次）；③超声诊断直径小于9 mm的卵泡数目多于12个和（或）卵巢体积大约为10 cm³同时无优势卵泡。2006年，美国雄激素过多学会（Androgen Excess Society，AES）为了简化诊断标准，在Rotterdam标准基础上提出，在存在高雄激素血症的前提下，满足排卵障碍和PCO中的一项即可以诊断为PCOS。

不同国家的PCOS诊断标准不同。在日本，PCOS患者中高雄激素血症的发生数量较少，因此高雄激素血症不作为PCOS的诊断标准，而是利用LH代替高雄激素血症作为PCOS的诊断标准。2011年，中华

表1-1　根据不同指南制定的PCOS诊断标准

标准	内容
NIH标准（1990）	（1）慢性无排卵 （2）临床或生化水平上的高雄激素
Rotterdam标准（2003） （3选2）	（1）寡排卵 （2）临床或生化水平上的高雄激素 （3）超声诊断卵巢体积>10 cm³、AFC>12
AES标准（2006）和 AE-PCOS标准（2009）	（1）临床或生化水平上的高雄激素 （2）寡排卵或超声诊断
NIH标准（2012） （3选2）	（1）临床或生化水平上的高雄激素 （2）寡排卵 （3）超声诊断卵巢体积>10 cm³、AFC>12 A型（1+2+3）；B型（1+2）；C型（1+3）；D型（2+3）
ESHRE标准（2018） （3选2）	（1）临床或生化水平上的高雄激素 （2）寡排卵 （3）超声诊断卵巢体积>10 cm³（AFC>12个仅适用于适用频率宽带包括8 MHz的阴道超声波换能器）

AE，雄激素过多；AFC，窦卵泡计数；ESHRE，欧洲人类生殖与胚胎学会；NIH，美国国立卫生研究院。

医学会妇产科学分会妇科内分泌组牵头制定了适用于中国的 PCOS 诊断标准，即在存在月经稀发（一次月经周期长度为 35 天至 6 个月）或闭经（继发闭经和原发闭经）或不规则子宫出血的前提下，再符合下列两项中的一项：高雄激素血症和 PCO，即可诊断为 PCOS。

基于以上 PCOS 诊断标准，PCOS 的诊断检查应包括：雄激素水平检测、利用 Ferriman–Gallwey 评分和超声检测囊状卵泡的数目和卵巢体积。此外，利用 HOMA–IR 指数［空腹胰岛素（mU/L）× 葡萄糖（mmol/L）/22.5］评价胰岛素抵抗情况、超声 3D 检查卵泡发育和抗苗勒激素水平的检测可能为今后 PCOS 的诊断提供参考。

二、多囊卵巢综合征的分型

根据 PCOS 的诊断标准，可以将 PCOS 分为不同亚型。2011 年，Amsterdam 欧洲人类生殖与胚胎学会 – 美国生殖医学会多囊卵巢综合征指南制定专家组（ESHRE/ASMR–sponsored 3rd PCOS consensus Work Group）将 PCOS 经典表型（高雄激素血症、长期无排卵、多囊卵巢）和排卵障碍伴随多囊卵巢区别开，将 PCOS 分为 A、B、C、D 四种亚型（表 1-2）。其中，表现出高雄激素、排卵障碍和多囊卵巢形态全部 3 种特征者为 A 型，表现出其中 2 种特征者即为 B、C、D 型。利用无偏估计统计，40% ~ 45%PCOS 为 A 和 B 混合型 PCOS，大约 35% 为 C 型，大约 20% 为 D 型。

表1-2　PCOS的诊断标准和表型（根据存在的表型将PCOS分为A-D型）

特征/表型	A	B	C	D
临床或生化水平上的高雄激素	√	√	√	×
排卵障碍	√	√	×	√
多囊卵巢形态	√	×	√	√

目前关于 PCOS 的诊断还存在多方面的问题尚未解决，包括青少年

PCOS 诊断标准的建立。在青少年期，月经初潮后的第一年大约 85% 的青少年存在月经周期伴随无排卵，大约 59% 的青少年月经初潮后 3 年内无排卵，只有 40% 的青少年为月经不调伴随多囊卵巢。有研究表明，在无症状的青少年中也会出现多囊卵巢。尽管以上三种 PCOS 的诊断标准均可以用于青少年的 PCOS 诊断，但是目前仍缺少青少年 PCOS 诊断的金标准。

三、排除其他内分泌疾病

为了能够精确诊断 PCOS，需要排除与 PCOS 相似的内分泌疾病，包括非典型性肾上腺增生、库欣综合征、分泌雄激素的肿瘤和药物诱导的雄激素过量。除此之外，还要排除其他原因引起的排卵障碍，包括甲状腺功能异常、高催乳素血症以及育龄女性妊娠引起的无排卵。

四、育龄期外女性多囊卵巢综合征的诊断

1. 青春期前多囊卵巢综合征的诊断　早期的阴毛出现或者肾上腺功能初现与 PCOS 发展有关，但是机制尚不明确。对动物模型和青春期前儿童的研究表明，早期暴露于雄激素（尤其是肾上腺来源的雄激素）是 PCOS 发展的危险因素。青春期早期的女孩，特别是肥胖女孩发生代谢综合征（metabolic syndrome，MetS）和 PCOS 样症状的风险增加。此外，MetS 还是心血管疾病的危险因素，可导致腰围、收缩压 / 舒张压、空腹血糖和空腹血清甘油三酯水平升高，血清中高密度脂蛋白胆固醇水平下降。因此，有必要对青春期前的儿童进行前瞻性随访研究，以进一步明确青春期前女孩发生 PCOS 的原因。

2. 青春期多囊卵巢综合征的诊断　在美国，月经初潮的平均年龄为 12.4 岁，月经初潮第一年月经周期为 21～45 天（平均 32.2 天），月经期大约为 7 天。通常在月经初潮后的前 3 年月经周期较长，并且随着年龄的增长月经周期逐渐变短、变规则。青春期月经初潮后的第 3 年，60%～80% 的青春期女孩的月经周期为 21～34 天。通常月经初潮年龄

与正常排卵周期的时间有关。月经初潮年龄小于 12 岁的女孩，1 年后出现 50% 的排卵周期，但是月经初潮年龄为 12 ~ 13 岁或者大于 13 岁者，需要 3 ~ 4 年出现 50% 的排卵周期。有学者以平均月经周期长度为 22 ~ 34 天和 35 ~ 41 天的年轻女性为研究对象，对月经周期不规则年轻女性发生月经稀发的危险性进行了评估。结果显示，月经初潮后 4 年，平均月经周期短的青春期女孩中有 10% 患有月经稀发，然而平均月经周期长的女孩中超过 50% 伴有月经稀发。此外，M. H. Van Hooff 等发现，月经周期正常的平均年龄为 15 岁的女孩中有 12% 随访 3 年后在平均年龄 18 岁时发生月经周期不规则。然而月经周期不规则的平均年龄为 15 岁的青春期女孩中有 48% 随访 3 年后在平均年龄为 18 岁时月经周期恢复正常。由此可见，月经初潮年龄不能完全决定 PCOS 发生的风险，且月经周期可能不适合作为青春期 PCOS 的诊断。

26% ~ 54% 的无症状青少年女孩是通过卵巢超声检查被诊断为 PCO，说明青少年月经初潮后的 1.3 ~ 3.8 年内出现 PCO 样卵巢是正常的。一项来自智利的长达 3 年研究的结果显示，PCO 形态在青春期女孩中普遍存在。目前尚未建立青春期女孩的 PCOS 诊断标准，并且无法利用阴道超声对其进行准确评估，这也是青少年 PCOS 诊断复杂化的原因之一。

在月经初潮后 1 ~ 2 年的青少年，中总睾酮水平和游离睾酮水平通常与成年人相当。在从青春期到成年的成长过程中，睾酮水平的变化趋势尚无相关数据。通常情况下，修订的 Ferriman-Gallwey 多毛症评分适用于成年人。2006 年，C.M. DeUgarte 发表的一项研究以就业前体检的 633 名女性为研究对象，她们的年龄大多数在 18 ~ 45 岁。该研究发现，修订的 Ferriman-Gallwey 评分与年龄无关。因此，高雄激素血症和卵巢体积的成人标准可能同样适用于月经初潮后 2 年的青少年。

2013 年，ESHRE/ASRM 工作组和内分泌学会临床实践指南委员会提出了两套青春期 PCOS 诊断标准：利用成人 PCOS 标准所诊断的表型不明显时，青少年可根据血清雄激素水平升高和（或）多毛症，以及 16 岁月经初潮和（或）原发性闭经后至少 2 年持续性寡/闭经和（或）卵巢体积 > 10 cm³ 来进行 PCOS 的诊断，但是以上标准尚未得到验证。

3. 绝经期多囊卵巢综合征的诊断 关于绝经过渡期的 PCOS 尚未得到充分研究，因此绝经前后 PCOS 的诊断具有挑战性。研究表明，随着年龄的增长，PCOS 患者可以恢复正常的月经周期。卵巢体积和卵泡数量减少，促卵泡激素水平升高，抑制素 B 和 AMH 水平变低，并维持血清雄激素水平。所有这些都是 PCOS 得以改善的临床表现。在绝经过渡期，缺乏雄激素血症的规范测量范围。尽管循环雄激素水平随着年龄的增长而普遍下降，但与没有 PCOS 的同龄女性相比，PCOS 女性的雄激素水平往往保持在较高水平。

2013 年，内分泌学会任命的专家委员会在有限证据的基础上，制定了第一个关于绝经后 PCOS 的推定定义。这项建议表明，绝经后女性 PCOS 的诊断可以基于之前的月经失调病史和生育期高雄激素血症的存在进行，而多囊卵巢样形态（polycystic ovarian morphology，PCOM）的存在被认为是一种支持性信号。

五、多囊卵巢综合征的国家或种族差异

2003 年，PCOS 在西方人群中的发病率高达 15%，中国南部地区发病率为 5.6%，中国台湾地区发病率为 5.7%，斯里兰卡发病率为 6.3%，伊朗发病率为 14.3%，高加索人群中发病率为 6%~20%。不同国家和地区发病率的差异部分是由于诊断标准的不同所造成的，包括多毛评判标准、雄激素检测标准以及卵巢形态评价标准的不同。比如韩国采用的是 NIH 的诊断标准，而中国、泰国、斯里兰卡、伊朗、高加索人采用的是 Rotterdam 标准。此外，种族因素也是影响 PCOS 发病率的重要原因，比如与高加索女性 PCOS 发病率相比，东亚地区（中国、韩国、泰国）PCOS 发病率（大约 5%）较低，可见对于不同国家或种族的 PCOS 患者应采取不同的治疗方式（表 1-3）。

1. 多毛症的国家或种族差异 多毛症是指女性体毛生长过多，分布异常。临床上表现为女性性征毛发生长过盛。可利用改良 Ferriman-Gallwey（mF-G）评分标准对女性身体 9 处部位（上唇、下巴、胸、背、腹部、手臂、前臂、大腿和小腿）进行评分，评分为 0 分（无毛发）至 4

表1-3 不同国家或种族女性中PCOS的流行情况

国家或种族	诊断标准	发生率（%）
韩国	NIH	4.9
中国	Rotterdam	5.6
泰国	Rotterdam	5.7
斯里兰卡	Rotterdam	6.3
伊朗	Rotterdam	14.3
高加索人	Rotterdam	11.9 ~ 19.9

引自：Ethnic differences：Is there an Asian phenotype for polycystic ovarian syndrome. Best Practice & Research Clinical Obstetrics and Gynaecology，2016，1–10.

分（类似成年男性）。多毛症女性常表现出痤疮、月经不调、多囊卵巢以及黑棘皮症的症状。随着年龄的增长，mF-G临界值下降。当女性年龄为20~25岁、26~30岁、31~35岁、36~40岁、41~45岁时，多毛症发生率分别为14.4%、10.7%、7.9%、3.6%、1.5%。尽管多毛症足以证明女性存在雄激素过多，但是多毛症的严重性与雄激素的水平并非十分相关，且雄激素水平过高的女性可能并没有多毛症的表现，其原因可能与观察者视觉、患者年龄的差异、毛发毛囊对于雄激素反应的不同有关。

不同国家和地区对多毛症的诊断标准不同。在中国南部，利用集群系统的随机抽样和聚类分析方法对3000名患者进行的分析发现，mF-G ≥ 5分就会表现出毛发生长。而另外一项有10 120名中国女性的研究表明，mF-G > 4分即可以诊断为多毛症。由于当mF-G评分> 5分时会出现月经不调和多囊卵巢的症状，因此将mF-G ≥ 5分作为中国女性多毛症的诊断标准。在泰国，mF-G > 3分即可诊断为多毛症。在日本，mF-G > 6分即诊断为多毛症。在南亚地区，PCOS患者mF-G评分的平均值高达18分。冰岛地区和波士顿地区PCOS患者中多毛症的mF-G评分分别为7.1 ± 6.0分、15.4 ± 8.5分。

除诊断标准具有地域差异外，不同国家女性多毛症的发病率也存在差异。若将mF-G评分> 8分定义为多毛症，对6000余名高加索人 PCOS 患者的研究表明，其多毛症的平均发生率为 74.8%，范围为 17%~100%。东亚地区女性（中国、韩国、泰国、日本）多毛症的发生率为 28.4%。与意大利和美国相比，日本 PCOS 患者多毛症的发生率较低。英国的内分泌临床数据显示，南亚和白种人 PCOS 患者发生多毛症的比率分别为 88% 和 77%。新西兰的调查表明，2/3 的南亚 PCOS 患者与欧洲、毛利人和太平洋地区 PCOS 女性多毛症的发生率相似，而地中海地区和中东地区 PCOS 患者多毛症的发生率较高（表 1-4）。

表1-4 不同国家或种族PCOS女性多毛症的流行情况

国家或种族	mF-G临界值评分	发生率
中国	>3.5	20.8%
	≥6	8.1%~8.5%
	≥5	10.5%
	>2	62.6%
	>8	34.8%
日本	≥6	23.2%
泰国	≥3	2.1%~17.8%
韩国	≥6	33.9%~60.0%
高加索人	≥5~9	74.7%
中东	平均值16（11~22）	93.2%
南亚	平均值18	88.5%

引自：Ethnic differences：Is there an Asian phenotype for polycystic ovarian syndrome. Best Practice & Research Clinical Obstetrics and Gynaecology，2016，1-10.

2. 高雄激素血症的国家或种族差异 PCOS 诊断的重要指标之一是高雄激素血症。雄激素包括睾酮、雄烯二酮、肾上腺雄激素脱氢表雄酮（dehydroepiandrosterone，DHEA）及其硫酸化代谢产物硫酸脱氢表雄酮（DHEA-S），临床上检测的雄激素通常为总睾酮。97%~98% 的睾酮结合到膜蛋白上，尤其是性激素结合球蛋白。结合到 SHBG 上的睾酮不具有生物活性，因此 SHBG 水平可以反映睾酮的生物活性。

血清中睾酮水平通常用于评估 PCOS。影响雄激素检测精确度的因素很多，比如睾酮浓度会随着时间的变化而变化，一天内不同时间睾酮浓度不同。此外，血清中睾酮和雄激素存在交叉反应，在临床检测中女性血液总睾酮敏感性较低，降低了总睾酮检测的精准性。目前尚缺少睾酮校正的统一标准，因此高雄激素血症的生化诊断仍存在部分争议。此外，不同试剂盒检测睾酮时存在误差，使比较不同国家或种族的睾酮水平存在局限。因此，不同国家或种族睾酮的临界值从美国东南部的2.94 nmol/L 到日本的 1.63 nmol/L，存在 80% 的差异。

一项关于 35～64 岁的 3250 名中国农村女性和 300 名英国女性的调查显示，中国女性睾酮水平偏低。但是中国 PCOS 患者（2.3 ± 1.3 nmol/L）和荷兰 PCOS 患者（2.3 ± 2.1 nmol/L）中睾酮水平无差异。高加索人 PCOS 女性和亚洲 PCOS 女性血清中雄激素水平无差异。日本、美国和意大利 PCOS 患者中睾酮水平相似。除此之外，一项对居住于英国社区的南亚人和高加索人开展的调查显示，尽管血清中睾酮水平相似（2.69 ± 0.11 nmol/L vs 2.64 ± 0.13 nmol/L），但是南亚人（35 ± 3.3 nmol/L）血清中 SHBG 水平显著低于高加索人（55 ± 9.4 nmol/L）。另外，居住在丹麦的高加索 PCOS 女性中睾酮的水平高于中东 PCOS 女性，但是 DHEA-S 水平低于中东 PCOS 女性。在高加索人群中，高加索冰岛 PCOS 女性中雄烯二酮水平高于波士顿 PCOS 女性（4.0 ± 1.3 ng/dl vs 3.5 ± 1.2 ng/dl），而睾酮水平低于波士顿 PCOS 女性（54.0 ± 25.7 ng/dl vs 66.2 ± 35.6 ng/dl）。在美国，非裔美国女性雄激素（雄烯二酮、总睾酮、游离睾酮）水平低于年龄相当的白人女性。东亚地区女性与高加索人女性之间不存在明显的高雄激素血症的差异，高加索人 PCOS 女性中雄烯二酮水平高于东亚地区女性。由于缺乏不同国家或种族间雄激素检测的相关数据以及不同国家或种族之间雄激素水平的研究具有异质性，因此还需要更多数据来明确不同国家或种族之间是否存在雄激素差异。

PCOS 患者中睾酮代谢形成雌激素的能力和芳香化酶活性均发生异常，其雌激素水平同样存在国家或种族差异。在不考虑样本是在卵泡期还是在黄体期收集的前提下，与高加索人相比，亚洲人血浆中雌二醇水平较低。即使在以体重进行校准后，亚洲人雌二醇水平仍偏低，美国女性尿雌酮、雌二醇、雌三醇的校准后平均值比新加坡华人分别高出162%、152% 和 92%。

不同国家中，关于血液中雄激素是否作为 PCOS 的诊断标准存在争议。日本妇产科学会（Japanese Society of Obstetrics and Gynecology，JSOG）未把雄激素纳入 PCOS 的诊断指标，睾酮水平只作为 PCOS 诊断的补充（表1-5）。基于正常月经女性血清睾酮临界值的标准差分析，只有 10% 的日本 PCOS 女性血清中睾酮水平升高，以临界值为基准，睾酮的特征曲线（receiver operator curve，ROC）值为 0.72，因此睾酮水平不足以作为日本女性 PCOS 的诊断依据。

表1-5 不同国家或种族PCOS女性中高雄激素血症的流行情况

国家或种族	总睾酮（nmol/L）	雄烯二酮	发生率（%）
中国	>2.60	>2.57 ng/ml	91.0
	>2.08	—	80.2
	>2.81	>3.12 ng/ml	24.1
泰国	>2.80	>2.7 ng/ml	37.1
韩国	>2.40	—	60.0
	>2.30	—	60.7
日本	>4.0	—	10.2
高加索人	>2.0	—	44.0
	>2.94	>8.73 nmol/L	89.1

引自：Ethnic differences：Is there an Asian phenotype for polycystic ovarian syndrome. Best Practice & Research Clinical Obstetrics and Gynaecology，2016，1-10.

3. 多囊卵巢的国家或种族差异 依据2003年Rotterddam诊断标准，卵巢多囊样表现的定义为：一侧或双侧卵巢中直径为 2 ~ 9 mm 的卵泡数目 > 12 个，或（和）至少一侧卵巢体积 > 10 ml（cm³）。阴道超声结果显示，卵巢多囊样改变不仅出现在 PCOS 患者中，在正常人群中也存在多囊卵巢样改变。卵巢体积是随着时间而变化的，在儿童时期卵巢体积随着年龄的增长而增大，在青春期达到最大体积。30 ~ 70 岁时卵巢体积随着年龄的增长而变小。根据 Kelsey 等提出的标准模型，69% 卵巢体积的变化仅与年龄有关。除此之外，研究显示 PCOS 患者的窦卵泡计数（antral follicle counts，AFC）下降率呈线性，而无 PCOS 人群的 AFC 下降率呈指数趋势，直到 30 岁后与 PCOS 患者 AFC 下降趋势相似。与具有正常卵巢的女性相比，PCOS 患者具有较慢的卵泡损失率。然而，无论是卵巢功能的女性还是 PCOS 患者，在其 18～30 岁时卵泡损失最快。PCOS 患者每年平均损失 0.8 个卵泡，无 PCOS 人群每年平均损失 1.7 个卵泡。因此，PCOS 女性中年龄相关的 AFC 的下降要慢于无 PCOS 的女性，可见评估卵巢体积及卵巢功能的时候要综合考虑患者年龄。

不同国家或种族中多囊卵巢的发生率不同。超声观察发现，日本 PCOS 患者中发生多囊卵巢的概率（68%～80%）与美国和意大利的发生率相当。与高加索人 PCOS 患者相比，中国 PCOS 患者具有较少的卵巢间质体积和血管。因此，中国 PCOS 患者卵巢多囊样改变的最适临界值可能为卵巢体积 6.3 cm^3，一侧或双侧卵巢直径为 2～9 mm 的卵泡数目为 10 个。而 2013 年 E. T. Wang 的超声诊断结果显示，高加索人 PCOS 患者与中国 PCOS 患者之间不存在卵巢形态差异。除此之外，与东亚 PCOS 患者具有多囊卵巢的比率（92.9%）相比，高加索人 PCOS 患者发生多囊卵巢的比率偏低，为 69.9%。但是这些不足以让中国和土耳其地区改变其 PCOS 患者诊断中卵巢体积和卵泡数目的标准。对于高加索人和亚洲人 PCOS 患者中卵巢形态的种族差异需要进一步研究（表 1-6）。

表1-6　不同国家或种族PCOS女性中多囊卵巢的流行情况

国家或种族	诊断标准	发生率（%）
中国	Rotterdam	89.9～95.7
泰国	Rotterdam	76.9
韩国	Rotterdam	84.2～96.5
亚洲人	Rotterdam	82.1
高加索人	Rotterdam AE-PCOS	85.0～90.0 73.7

参考文献

1. Leonhardt H, Hellstrom M, Gull B, et al. Ovarian morphology assessed by magnetic resonance imaging in women with and without polycystic ovary syndrome and associations with antimullerian hormone, free testosterone, and glucose disposal rate. Fertil Steril, 2014, 101: 1747-1756.

2. Piouka A, Farmakiotis D, Katsikis I, et al. Anti-Mullerian hormone levels reflect severity of PCOS but are negatively influenced by obesity: relationship with increased luteinizing hormone levels. Am J Physiol. Endocrinolo Metabol, 2009, 296: E238-243.

3. Homburg R, Ray A, Bhide P, et al. The relationship of serum anti-Mullerian hormone with polycystic ovarian morphology and polycystic ovary syndrome: a prospective cohort study. Hum Reprod, 2013, 28: 1077-1083.

4. Azziz R, Carmina E, Dewailly D, et al. The androgen excess and PCOS society criteria for the polycystic ovary syndrome: the complete task force report. Fertil Steril, 2009, 91: 456-488.

5. Chang W Y, Knochenhauer E S, Bartolucci A A, et al. Phenotypic spectrum of polycystic ovary syndrome: clinical and biochemical characterization of the three major clinical subgroups. Fertil Steril, 2005, 83: 1717-1723.

6. Abbott D H, Tarantal A F, Dumesic D A. Fetal, infant, adolescent and adult phenotypes of polycystic ovary syndrome in prenatally androgenized female rhesus monkeys. Am J Primatol, 2009, 71: 776-784.

7. Ibanez L, Lopez-Bermejo A, Diaz M, et al. Early metformin therapy (age 8-12 years) in girls with precocious pubarche to reduce hirsutism, androgen excess, and oligomenorrhea in adolescence. J Clin Endocrino and Metab, 2011, 96: E1262-1267.

8. Oberfield S E, Sopher A B, Gerken A T. Approach to the girl with early onset of pubic hair. J Clin Endocrinol Metab, 2011, 96: 1610-1622.

9. Zimmet P, Alberti G, Kaufman F, et al. The metabolic syndrome in children and adolescents. Lancet, 2007, 369 (9579) : 2059-2061.

10. American Academy of Pediatrics Committee on Adolescence, American College of Obstetricians and Gynecologists Committee on Adolescent Health

Care. Menstruation in girls and adolescents: using the menstrual cycle as a vital sign. Obstet Gynecol, 2006, 118（5）: 2245-2250.

11. Buckway C K, Selva K A, Pratt K L, et al. Insulin-like growth factor binding protein-3 generation as a measure of gh sensitivity. J Clin Endocrinol Metab, 2002, 87: 4754-4765.

12. van Hooff MH VF, Kaptein M B, Hirasing R A, et al. Predictive value of menstrual cycle pattern, body mass index, hormone levels and polycystic ovaries at age 15 years for oligo-amenorrhoea at age 18 years. Hum Reprod, 2004, 19（2）: 383-392.

13. Carmina E, Oberfield S E, Lobo R A. The diagnosis of polycystic ovary syndrome in adolescents. Am J Obstet Gynecol, 2010, 203（3）: 201 e201-205.

14. Mortensen M, Rosenfield R L, Littlejohn E. Functional significance of polycystic-size ovaries in healthy adolescents. J Clin Endocrinolo Metab, 2006, 91: 3786-3790.

15. Hickey M, Sloboda D M, Atkinson H C, et al. The relationship between maternal and umbilical cord androgen levels and polycystic ovary syndrome in adolescence: a prospective cohort study. J Clin Endocrinol Metab, 2009, 94: 3714-3720.

16. Merino PM CE, Cassorla F. A rational approach to the diagnosis of polycystic ovarian syndrome during adolescence. Arq Bras Endocrinol Metabol, 2011, 55（8）: 590-598.

17. Villarroel C, Merino P M, Lopez P, et al. Polycystic ovarian morphology in adolescents with regular menstrual cycles is associated with elevated anti-Mullerian hormone. Hum Reprod, 2011, 26: 2861-2868.

18. Elting M. Aging women with polycystic ovary syndrome who achieve regular menstrual cycles have a smaller follicle cohort than those who continue to have irregular cycles. Fertil Steril, 2003, 79: 1154-1160.

19. Schmidt J, Brannstrom M, Landin-Wilhelmsen K, et al. Reproductive hormone levels and anthropometry in postmenopausal women with polycystic ovary syndrome（pcos）: a 21-year follow-up study of women diagnosed with pcos around 50 years ago and their age-matched controls. J Clin Endocrinol Metab, 2011, 96: 2178-2185.

20. EltingMW K T, Rekers–Mombarg L T, Schoemaker J. Women with polycystic ovary syndrome gain regular menstrual cycles when ageing. Hum Reprod, 2000, 15（1）: 24–28.

21. Alsamarai S, Adams J M, Murphy M K, et al. Criteria for polycystic ovarian morphology in polycystic ovary syndrome as a function of age. J Clin Endocrinol Metab, 2009, 94: 4961–4970.

22. Polotsky A J, Allshouse A A, Crawford S L, et al. Hyperandrogenic oligomenorrhea and metabolic risks across menopausal transition. J Clin Endocrinol Metab, 2014, 99: 2120–2127.

23. Solomon C G, Hu F B, Dunaif A, et al. Menstrual cycle irregularity and risk for future cardiovascular disease. J Clin Endocrinol Metab, 2002, 87（5）: 2013–2017.

24. Krentz A J, von Muhlen D, Barrett–Connor E. Searching for polycystic ovary syndrome in postmenopausal women: evidence of a dose–effect association with prevalent cardiovascular disease. Menopause, 2007, 14: 284–292.

25. lizneva D, Suturina L, Walker W, et al. Criteria, prevalence, abd phenotypes of lolycystic ovary syndrome. Fertil Steril, 2016, 106（1）: 6–15.

26. Henry G, Burger M D. Androgen production in women. Fertil Steril, 2002, 4: S3–5.

第二章

多囊卵巢综合征的主要临床表现

多囊卵巢综合征与胰岛素抵抗

PCOS 患者中，30%~40% 存在糖耐量受损。葡萄糖钳夹试验显示，与对照组相比，PCOS 患者胰岛素代谢葡萄糖的作用平均降低 35%~40%。与年龄和体重相当的对照组相比，绝经前期的 PCOS 女性患代谢综合征、妊娠糖尿病、糖耐量受损（impaired fasting glucose，IGT）和 2 型糖尿病（type 2 diabetes，T2DM）的概率增加。每年有超过 2% 的 PCOS 患者从正常血糖发展成为 T2DM，16% 的 PCOS 患者从 IGT 发展成为 T2DM。

胰岛素抵抗是指外周组织对胰岛素的敏感性降低，细胞、组织或器官需要高水平的胰岛素才能发挥作用，为了维持机体正常的血糖水平，胰岛 β 细胞分泌过多胰岛素并产生代偿性的高胰岛素血症。当胰岛细胞反应下降时，患者就会发生 IGT 并发展成为胰岛素抵抗。测定胰岛素的作用和分泌有多种方法，其中高血胰岛素 – 正常血糖钳夹技术和静脉葡萄糖耐量试验是检测胰岛素敏感性和分泌的金标准，而用于评估胰岛素抵抗和口服葡萄糖刺激的胰岛素敏感性的稳态模型（如 Matsuda 模型）的敏感性较低。

一、多囊卵巢综合征中胰岛素的分泌与清除

1. PCOS 中胰岛素的分泌　胰腺 β 细胞胰岛素分泌增多导致代偿性的外周胰岛素抵抗，β 细胞胰岛素分泌不足则会引起糖代谢紊乱。胰

岛素分泌评估与外周胰岛素敏感性有关。在正常情况下，胰岛素敏感性下降时胰岛素分泌会出现代偿性增加，呈现一种恒定的双曲线关系，这种关系被称为处置指数（disposition index，DI）。DI 是糖尿病发生风险的最有力的预测因子。

目前尚没有评价胰岛素抵抗状态下胰岛素分泌的"金标准"。然而，研究表明 DI 和静脉葡萄糖推注后利用胰岛素应答葡萄糖（acute insulin response to glucose，AIRg）评估胰岛素分泌，以及利用葡萄糖钳夹或多次取样的静脉葡萄糖耐量试验（frequently sampled intravenous glucose tolerance test，FSIGT）评估胰岛素敏感性均可以用于预测 T2DM 的发展，说明 DI 可以用于评估 β 细胞的功能。PCOS 患者中 β 细胞失常首次由 D. Ehrmann 等在大象中证实，该研究证实 β 细胞缺陷降低了饮食相关的胰岛素分泌应答。在与 T2DM 相关的 PCOS 患者中这些异常更为显著，表明 PCOS 患者发生葡萄糖耐受不良的风险增加。此外，与体重相当的对照组相比，在瘦和肥胖的 PCOS 女性中，DI 显著降低。可见 PCOS 患者中葡萄糖刺激的胰岛素分泌失常，并与肥胖无关，说明胰岛素基础分泌率的增加促进了 PCOS 高胰岛素血症的发生。

2. PCOS 中胰岛素的清除　胰岛素清除的下降和分泌的增加可以导致高胰岛素血症。胰岛素清除受受体调控，胰岛素受体数目和（或）功能的降低可以导致胰岛素抵抗状态下胰岛素清除率的下降。利用血糖钳研究直接测量肝胰岛素清除率，显示在 PCOS 中肝胰岛素清除率是正常的，但是在 PCOS 中循环胰岛素 /C- 肽的摩尔比值增加，表明肝摄取胰岛素的水平下降。而且，在非 PCOS 的高雄激素血症的女性中发现胰岛素的清除率下降。利用 C- 肽模型分析发现，PCOS 女性中肝对胰岛素的摄取下降。因此，在 PCOS 中空腹高胰岛素水平是由于基础胰岛素分泌的增加和肝胰岛素清除率的下降共同引起的。

二、PCOS 中胰岛素抵抗的组织特征

1. 卵巢组织中的胰岛素抵抗　尽管 PCOS 患者存在胰岛素抵抗，但是 PCOS 患者的卵巢组织对胰岛素反应正常。部分原因可能是，与其他组织中经

过受体酪氨酸（tyrosine，Tyr）磷酸化激活的胰岛素信号通路不同，在卵巢组织中，高水平的胰岛素可以通过IGF–Ⅰ受体以及利用肌醇多糖作为信号调节子发挥作用。比如，在美国和希腊PCOS患者尿液中，被清除的肌醇水平升高，肌醇的可利用性下降，从而促进了PCOS患者的胰岛素抵抗。

胰岛素可以通过作用于多种受体和蛋白质的表达影响雄激素水平从而参与调控卵巢功能。①胰岛素作用于膜细胞和颗粒细胞，直接刺激卵巢的类固醇合成。胰岛素可以刺激膜细胞增殖，促进LH调控的雄激素分泌。胰岛素和FSH共处理牛卵母细胞可以上调窦卵泡颗粒细胞中LH受体的表达，并抑制卵泡生长和芳香酶活性，从而促进卵巢高雄激素血症的发生。②胰岛素结合到颗粒细胞、膜细胞和卵母细胞的胰岛素受体上，改变某些与卵母细胞减数分裂相关基因的表达，从而影响卵巢功能。③胰岛素可以通过抑制肝SHBG和胰岛素样生长因子结合蛋白1（insulin-like growth factor binding protein 1，IGFBP-1）的合成来影响高雄激素血症。④IGF–Ⅰ是有内分泌作用的生长因子，主要由肝合成，在其他组织中也可以合成，在卵巢中合成的IGF–Ⅰ具有自分泌或旁分泌功能。PCOS患者中IGF/IGFBP-1的比率升高，而膜细胞中IGF–Ⅰ利用度升高可以促进雄激素合成。而且，IGF–Ⅰ可以刺激颗粒细胞雌激素合成，在调控颗粒细胞芳香酶表达方面与FSH和LH具有协同作用。IGF–Ⅰ类似于胰岛素，可以通过下丘脑–垂体轴调控卵巢类固醇激素的合成。IGF–Ⅰ还可以通过垂体诱导GnRH的表达和促性腺激素释放。而胰岛素增敏药物（insulin sensitizing drug，ISD）可以上调IGFBP-1水平，下调IGF–Ⅰ/IGFBP-1比率，降低外周组织IGF–Ⅰ可利用度。

2. 肌肉组织中的胰岛素抵抗　PCOS患者的肌肉组织中存在葡萄糖转运和胰岛素信号的失常。PCOS患者中胰岛素调控骨骼肌中磷脂酰肌醇–3（phosphatidylinositol 3，PI3）激活抑制，与丝氨酸磷酸化调控的胰岛素信号受损相一致。磷脂酰肌醇–3激酶（phosphatidylinositol 3-kinase，PI3K）的下游分子——蛋白激酶B（protein kinase B，AKT）激活与PCOS中胰岛素受体调控的信号通路受损相一致。此外，细胞外信号调节激酶1/2的组成性激活有助于上调胰岛素受体底物（insuline receptor substrate，IRS）2的丝氨酸磷酸化，可见PCOS肌肉胰岛素抵抗的发生与胰岛素受体和下游信号分子的丝氨酸磷酸化水平的改变有关。PCOS 肌肉胰岛素抵抗的发生可能与雄激素有关。与 PCOS 女性骨骼肌中胰岛素信号损伤类似，雌性大鼠暴露于过量雄激素同样导致胰岛素信号转导发生障碍。比如，雌性大鼠睾酮和双氢睾酮暴露可以通过改变骨骼形态导致全身胰岛素敏感性的下降，包括减少胰岛素敏感性纤维数目、增加胰岛素不敏感肌纤维数目、降低全身的胰岛素敏感性、降低毛细血管密度、损伤糖原合成酶活性以及降低葡萄糖转运体（glucose transporter，GLUT）4 蛋白表达。此外，在 PCOS 患者的肌管中存在持续的胰岛素作用和（或）信号受损，以及胰岛素刺激的葡萄糖吸收反应下降。在培养的原代大鼠肌管细胞中，睾酮（T）可以上调丝氨酸磷酸化的 AKT/PKB、mTOR 核糖体 S6 激酶和 IRS-1 水平。可见，PCOS 肌肉组织中胰岛素抵抗与雄激素密切相关。

3. 脂肪组织中的胰岛素抵抗 脂肪组织在胰岛素抵抗中具有重要作用，脂肪组织葡萄糖吸收的适当改变可以对全身葡萄糖代谢产生大量二次效应。在 PCOS 女性脂肪细胞中胰岛素敏感性的下降可能对脂肪细胞功能和全身胰岛素抵抗的发生有重要影响。PCOS 患者中脂肪细胞增大，胰岛素敏感性下降，但是脂肪细胞中胰岛素亲和力及胰岛素受体的数目没有变化，表明脂肪细胞中存在胰岛素信号的结合后缺陷。PCOS 患者脂肪组织胰岛素抵抗可能与 GLU4 水平的下降、磷酸肌醇 3- 激酶水平增加以及 IRS-1 磷酸化受损有关。

脂肪组织中胰岛素抵抗的发生可能与雄激素有关。雄激素可以通过降低脂联素分泌增加内脏脂肪含量，从而引起胰岛素抵抗。给予青春期前大鼠 DHT 和芳香化酶抑制剂——来曲唑会促进内脏脂肪积累，降低胰岛素的敏感性。在人前脂肪细胞中，T 可以通过雄激素受体引起胰岛素代谢作用下降，而不影响胰岛素的促有丝分裂作用。这一作用是由受损的胰岛素介导的 PKC 磷酸化调控的，与磷酸肌醇 3- 激酶无关。此外，T 对儿茶酚刺激的脂解作用具有物种特异性，人类中不同部位的脂肪组织对 T 的应答不同，内脏脂肪细胞的脂解作用不应答 T，但是 T 可以降低皮下脂肪中儿茶酚诱导的脂解作用。在临床研究中，绝经后女性使用癸酸诺龙（一种具有弱雄激素作用的类固醇）会上调内脏脂肪含量。在肥胖 PCOS 女性中使用抗雄激素——氟他胺联合减重治疗，可以更好地降低内脏脂肪含量和改善胰岛素的敏感性。通过腹腔镜卵巢打孔降低雄激素的另一项研究显示，内脏脂肪中胰岛素信号缺陷发生了部分逆转。

三、胰岛素在 PCOS 中的作用

卵巢中胰岛素对类固醇合成具有直接作用，胰岛素信号通路参与调控排卵过程。胰岛素受体和 IGF-I 受体均存在于人类卵巢中。IGF-I 受体是一种酪氨酸激酶，与胰岛素受体的结构和功能相似，它的配体——IGF-I 在卵巢中合成。研究发现，胰岛素可以结合并激活 IGF-I 受体。同样，IGF-I 也可以结合并激活胰岛素受体，但是 IGF-I 受体对胰岛素的亲和力低于对 IGF-I 的亲和力。胰岛素的 α 和 β 二聚体和 IGF-I 受体可以组装到一起形成杂交异源四聚体，且其以相似的亲和力结合胰岛素和 IGF-I。因此，一些胰岛素对卵巢的作用可以被 IGF-I 或杂交的胰岛素 -IGF-I 受体调控。

1. 胰岛素调控雄激素的生成 临床研究已经证实，PCOS 女性中胰岛素可以上调循环雄激素的水平。在血糖钳实验中，胰岛素输入会升高雄激素水平，同时促性腺激素的分泌未发生改变。在地塞米松抑制肾上腺雄激素分泌的情况下，与注射生理盐水 PCOS 女性相比，利用血糖钳实验延长超生理水平胰岛素输入会上调 GnRH 刺激的雄烯二酮和孕酮的分泌。在胰岛素输液停止 2 小时后，T 水平升高。在生理盐水组和胰岛素输入组未发现促性腺激素的差异，表明胰岛素对类固醇的合成具有直接作用。

（1）胰岛素调控卵巢组织雄激素合成：有研究发现，在正常膜细胞中，胰岛素与 LH 协同激活 P450c17 的 17α- 羟化酶活性（该酶由 CYP17 编码，是磷酸肌醇 3- 激酶通路调控雄激素生物合成的关键酶），抑制 MAPK-ERK 1/2 信号，对 17α- 羟化酶活性无影响。而 McAllister 等的研究表明，MAPK-ERK 1/2 信号抑制 P450c17 mRNA 的表达和活性。与培养的膜细胞对照相比，PCOS 女性中 MEK 1/2 和 MAPK-ERK 1/2 磷酸化水平的下降与 P450c17 表达的增加有关。与经典的胰岛素靶组织——脂肪和骨骼肌一样，在正常人类颗粒细胞中，GLUT4 转位是由磷酸肌醇 3- 激酶激活的 Akt/PKB 调控的。除了颗粒细胞外，在

PCOS 女性膜细胞中同样发现 IRS-1 和 IRS-2 表达的增加。只有当胰岛素水平超过生理水平时，胰岛素才执行对膜细胞雄激素合成的调控作用。与对照组相比，PCOS 女性的膜细胞对雄激素刺激的胰岛素作用的应答更强烈。在生理情况下，胰岛素更可能发挥促性腺激素类似的作用，上调膜细胞中 LH 刺激的雄激素合成以及促进颗粒细胞中 FSH 诱导的雌激素合成和 LH 诱导的黄体化。培养的大鼠垂体细胞中，胰岛素可以促进 GnRH 调控的 LH 和 FSH 的释放。而且，继发于饮食诱导的肥胖的高胰岛素血症的雌性小鼠中基础和 GnRH 刺激的 LH 释放增加。

胰岛素是 SHBG 合成的负调控子，用二氮嗪抑制胰岛素会导致 PCOS 女性中循环 T 水平降低，SHBG 水平增加，说明胰岛素而非性类固醇可能是 SHBG 合成的主要调节子。胰岛素水平改变引发的以上作用只发现于 PCOS 女性中，在正常女性中未发现胰岛素的类似作用。表明多囊卵巢改变（如膜细胞增生）和（或）促性腺激素分泌失调（如 LH 水平升高）是胰岛素具有生殖作用的先决条件。此外，在 PCOS 女性中分离的膜细胞中也发现胰岛素对 T 的合成有重要作用。

（2）胰岛素调控肾上腺雄激素合成：胰岛素对肾上腺雄激素合成的作用还不是很清楚。有限的研究表明，急性胰岛素输入可以降低女性和男性中 DHEAS 的水平。当胰岛素长期处于低水平时，循环 DHEA 和 DHEAS 水平在正常男性而非女性中升高，表明胰岛素参与调控肾上腺来源的雄激素的清除。

2. 胰岛素对促性腺激素的调控作用 胰岛素对促性腺激素分泌的作用在人类研究中存在矛盾。D. A. Dunaif 和 G-M. Graf 报道，高剂量胰岛素输入不会急剧改变 PCOS 女性或正常女性中 LH 脉冲或 GnRH 敏感性，但是在 PCOS 女性中，胰岛素输入后一天平均促性腺激素水平下降。T-F. Tosi 等的研究显示，PCOS 女性中延长高剂量胰岛素的输入时间（17 h）时，未发现 GnRH 刺激的促性腺激素水平存在差异。然而，Lawson-Mark 等报道，急剧输入不同剂量的胰岛素，包括 D-A. Dunaif 和 G-M. Graf 使用的剂量，降低了 PCOS 女性而非对照组女性中的垂体对 GnRH 的应答。利用胰岛素敏感药物（insulin-senstizing drugs，ISDs）、曲格列酮和二甲双胍降低胰岛素水平，会导致循环 LH 水平的下降。然而，曲格列酮的试验显示，不同剂量的曲格列酮不会引起循环 LH 水平或 LH∶FSH 比值的变化。C. A. Eagleson 等发现，PCOS 女性服用二甲双胍大约 1 个月后，LH 脉冲幅度和平均 LH 水平增加，在对照组中未发现类似现象。这可能是由于胰岛素对垂体应答 GnRH 的抑制作用的改善。此外，肥胖 PCOS 患者中更严重的高胰岛素血症在 BMI 和 LH 水平之间存在反向关系。L-M. A. Lawson 等同样证实了 BMI 和 LH 的反向关系，并发现添加胰岛素可以改善 PCOS 中 LH 水平。

尽管胰岛素和 ISDs 对促性腺激素分泌作用的报道不一致，但是利用 ISDs 改善胰岛素敏感性可以恢复 PCOS 女性的排卵月经周期。在 PCOS 女性中噻唑烷二酮类（thizolidenediones，TZDs）对排卵的作用具有剂量依赖性。胰岛素抵抗加剧 PCOS 无排卵的原因可能是由于高胰岛素血症或胰岛素抵抗导致垂体对 GnRH 的敏感性下降，从而促进 PCOS 无排卵的发生。

3. 胰岛素对生育力的调控作用　胰岛素在调控生殖中有重要作用。胰岛素受体–胰岛素受体底物缺失导致雌性小鼠无排卵和肥胖。组织特异性干扰神经元胰岛素受体，导致饮食敏感性肥胖，干扰 LH 释放并损伤卵巢卵泡成熟，表明中枢神经系统（central nervous system，CNS）胰岛素信号对生殖有重要作用。在下丘脑促阿黑皮素原神经元中干扰胰岛素受体和瘦素受体会导致雌性小鼠生育力下降，循环 T 水平升高。与此相反的是，干扰垂体中胰岛素受体可以使雌性小鼠免于肥胖引起的 LH 释放增加和不孕，表明垂体中胰岛素信号在肥胖介导的生殖紊乱中有重要作用。利用基因干扰雌性小鼠的胰岛素受体，发现下丘脑–垂体–性腺功能有微小改变以及妊娠丢失增加，但是与肥胖无关。

/第二节/　　多囊卵巢综合征与肥胖

一、脂肪组织简介

脂肪组织是机体能量储存和转运的主要组织，对能量平衡的调节起到重要作用。脂肪细胞只是脂肪组织中的一部分，脂肪组织中还有其他类型的细胞，包括前体脂肪细胞、间充质干细胞、血管细胞和炎症细胞。依照位置和细胞类型的不同，在人类和其他哺乳动物中存在三种类型的脂肪组织：白色脂肪组织（white adipose tissue，WAT）、棕色脂肪组织（brown adipose tissue，BAT）和米色脂肪组织。大约95%的脂肪是WAT，其主要的生理功能是以三酰甘油的形式储存能量，以游离脂肪酸的方式向组织提供能量。BAT占脂肪的1%～2%，在宫颈、腋窝、椎旁存在少量BAT。BAT的结构和功能与WAT显著不同，以富含多个小脂滴为特征之一，其胞质中富含大量具有复合脊的高密度线粒体。线粒体内膜的解偶联蛋白（uncoupling protein，UCP）是决定BAT功能的关键因素。BAT可通过作用于UCP1直接诱导氧化磷酸化产生热量，从而应对冷刺激或肾上腺素刺激。米色脂肪是在遇冷或肾上腺能刺激的条件下，WAT中的脂肪细胞转化成为棕色样细胞。与白色脂肪细胞中的大单眼脂滴不同，米色脂肪细胞和棕色脂肪细胞为多房脂滴。米色脂肪细胞中同样含有较多的线粒体，用于消耗能量。在体内，对于BAT、米色脂肪的活性可以利用PET/CT、氙气增强型CT检测，在小鼠中可以利用荧光素酶标志物进行检测。

WAT分为内脏脂肪和皮下脂肪。腹部内脏脂肪积累（中心性肥胖）与胰岛素抵抗相关并增加代谢性疾病的发生风险。皮下WAT积累，如为臀部WAT积累，则没有不良作用，反而能抵抗代谢综合征的发生。研究表明，皮下肥胖的人群发生心血管疾病的风险降低。在啮齿动物中，皮下WAT移植可以改善葡萄糖代谢。可见除脂肪存储位置外，细胞自主性的不同也是影响疾病的重要因素。比如，皮下前体脂肪细胞具有较高的增殖速率和脂质沉积能力，而内脏脂肪细胞具有较高的脂解能力和易凋亡特点。不同细胞特性的差异与基因表达有关，脂肪细胞和前体脂肪细胞高表达Shox2和GPC4。Shox2和GPC4分别具有抑制脂解和胰岛素敏感性的作用，而内脏脂肪组织高表达HoxC8和HoxA5，具有调节棕色化和脂肪生成的作用。除了皮下和内脏WAT外，其他部位WAT同样发挥不同的功能。真皮层中的白色脂肪细胞在伤口愈合、毛发发育和病原菌抵抗过程中发挥作用。骨髓脂肪组织（marrow adipose tissue，MAT）受环境因子调控，在骨代谢和成骨细胞活性中起作用。

BAT 同样存在于成人中，并且 BAT 的活性与年龄和体重指数（body mass index，BMI）呈负相关。BAT 移植可以缓解肥胖小鼠的代谢紊乱。由于 BAT 的产热功能在肥胖相关疾病中的潜在治疗作用，其加速能量消耗在多种疾病中的研究受到广泛关注。双氢睾酮抑制小鼠棕色脂肪细胞的脂肪生成功能，降低 β- 肾上腺素受体刺激的 UCP1 的增加，下调 BAT 中生热基因——PGC1、Cidea 的 mRNA 表达水平，降低氧气消耗，表明 BAT 在代谢性疾病中发挥重要作用，增加 BAT 的质量或活性可能有效改善代谢性疾病。

克隆细胞分析和单细胞 RNA-seq 均发现脂肪细胞具有异质性，即使同一个脂肪垫中的脂肪细胞，其遗传和代谢都表现出异质性。CD9 低水平的白色前体脂肪细胞更容易生成脂肪，而高 CD9 水平的前体脂肪细胞更容易促纤维化和促炎。研究发现，小鼠中至少存在三种功能和发育不同的白色前体脂肪细胞亚群，其特征分别为高表达 Wt1、转胶蛋白和 Mx1。同样，单细胞转录组鉴定出人前体脂肪细胞和间充质干细胞中有 4 种脂肪细胞亚型，包括一种米色产热亚型和一种专门分泌瘦素的亚型。棕色和米色脂肪细胞同样表现出内在的异质性和广泛的产热能力。米色脂肪细胞表现不同亚群，这些亚群的差异在于脂质合成和氧化过程调节因子表达的不同。

（1）脂肪营养不良：脂肪营养不良是指遗传或后天发生的身体无法产生或维持脂肪组织，导致部分或全身性的脂肪丢失。与脂肪过度积累类似，脂肪缺失同样会引起胰岛素抵抗、高甘油三酯血症、肝脂质沉积和代谢综合征，表明适量的脂肪对调节代谢有重要作用。肥胖和脂肪营养不良的一个共同特征就是多余的热量转移到其他组织，包括肝、骨骼肌和胰腺 β 细胞，形成异位脂肪，从而直接引起胰岛素抵抗。脂肪组织有一定的有益作用，包括过表达脂肪来源的脂联素可以改善葡萄糖和胰岛素的敏感性，脂联素和瘦素可以改善脂肪营养不良患者的胰岛素抵抗和代谢紊乱的症状。

脂肪组织在部分脂肪营养不良患者中异常分布，表明脂肪组织在发育和功能方面具有异质性。Dunnigan 类型部位脂肪营养不良患者的特征是四肢和躯干的皮下脂肪减少，但是内脏和头颈部位脂肪增多。在脂肪细胞分化关键基因——PI3K p85α 调节碱基发生突变的患者，表现出皮下和面部脂肪的选择性萎缩。Barra-quer-Simons 综合征患者上半身脂肪选择性减少。参与部分脂肪营养不良的基因有很多，包括在脂肪细胞生物功能中起重要作用的 PPARγ、CIDEC、perilipin-1 和 AKT-2。参与脂肪细胞分化、凋亡的一些转录因子和 miRNA 可能参与了全身性脂肪营养不良。

（2）脂肪组织周转：WAT 在机体中含量变化较大，占体重的 2%～60%。在肥胖患者中脂肪重量的增加可以导致脂肪细胞肥大，原因可能是脂质积累、脂肪细胞增生以及脂肪细胞增殖分化引起的脂肪细胞数目的增多。一般情况下，脂肪细胞的数目在儿童时期就已经确定，整个成年过程脂肪细胞数目不变，除非早发性肥胖和成年期过度喂养。

脂肪细胞和甘油三酯会发生周转。脂肪细胞中甘油三酯的半衰期为 1.6 年。人体中大约 10% 的脂肪细胞发生周转，与年龄或肥胖无关。与增生性肥胖患者相比，肥厚性肥胖患者更倾向于产生更少的脂肪细胞。在啮齿动物中，正常脂肪细胞周转很低，但是在高脂饮食条件下，脂肪细胞周转增加。通常，脂肪细胞周转具有部位特异性，内脏脂肪比皮下脂肪更容易发生周转，高脂饮食喂养 4 周就可以增加小鼠内脏脂肪生成。在脂肪组织消融模型，如 caspase-8 诱导脂肪细胞凋亡的肥胖小鼠以及脂肪特异性敲除胰岛素受体和 IGF-1R 小鼠模型中，都可以观察到脂肪组织再生。两种模型都导致脂肪的快速损伤，随后快速诱导前体脂肪细胞增殖和分化，产生新的棕色和白色脂肪细胞群，以恢复脂肪组织和缓解代谢综合征。因此，机体存在维持脂肪组织含量的反馈机制。

（3）脂肪细胞分化：2009 年 R. D. Matteis R 和 2012 年 A. Poloni 的研究发现，在健康和病理条件下，脂肪细胞可以通过去分化回到多能干细胞状态。小鼠乳腺脂肪细胞在妊娠期间转化为上皮细胞，在哺乳后恢复为脂肪细胞。成年小鼠在妊娠和哺乳期间的乳腺中发生可逆的脂肪细胞和上皮细胞的相互转化。脂肪细胞的去分化和乳腺癌也存在关联，PPARγ 激动剂逆转乳腺癌细胞转化为脂肪细胞的治疗方法具有一定前景。去分化的白色脂肪细胞也可能是修复心脏组织和脊髓损伤的干细胞来源，真皮 WAT 中的脂肪细胞可以逆转为肌成纤维细胞，促进伤口愈合。

（4）脂肪组织是内分泌器官：作为内分泌器官，脂肪组织可以分泌多种因子，包括瘦素、脂联素等。

"瘦素"一词来自希腊语 *leptos*，意为"瘦"。1994 年瘦素基因被成功克隆。瘦素是由脂肪组织产生的 16 kD 大小的蛋白质，作用于下丘脑中瘦素受体（leptin receptor，LEPR/Lep R），从而抑制进食并增加能量消耗。LepR 有 6 个亚型，包括 LepRa、b、c、d、e、f，其中 LepRa、b、c、d、f 是跨膜受体，包含用于结合 JAK2 的 motif。LepRe 缺少跨膜区域，是可溶性 LepR 亚型，可以结合游离瘦素并抑制瘦素的转运。瘦素代谢功能是由 LepRb 介导的，其胞质尾部与 Jak2 酪氨酸激酶结合，介导细胞内信号。涉及多个下游分子，包括 SHP-2 和 STAT3，它们调节 ERK 活性、细胞因子转导抑制因子（suppressors of cytokine signaling 3，SOCS 3）和 PI3K。瘦素与肥胖密切相关。若人和小鼠存在瘦素或 LEPR 突变，则表现出肥胖和贪食，给予重组瘦素可以缓解以上症状。但是，人类常见的肥胖对瘦素无反应，出现瘦素抵抗。生理学上，低水平的瘦素更能发挥作用。在禁食或饥饿条件下，低水平的瘦素增加摄食量并降低能量消耗。禁食期间瘦素替代可以通过作用于肾上腺皮质激素释放激素、促甲状腺激素释放激素和促性腺激素释放激素，来防止饥饿诱导的下丘脑 – 垂体轴的变化。瘦素处理可以降低胰岛素缺陷糖尿病小鼠的血糖，从而发挥治疗 1 型糖尿病的作用。此外，瘦素可以通过外周组织中表达的 LepRs 作用于骨、免疫细胞和血管生成。

脂联素是由 WAT 细胞和 BAT 细胞产生的大小为 30 kD 的蛋白，在皮下 WAT 中含量最高。当脂肪含量低的时候，脂联素为高水平，反之亦然。脂联素以多聚体的形式存在，从三聚体到高分子量十二聚体，其中 HMW 是脂联素发挥作用的主要形式。脂联素分泌和胰岛素抵抗存在反馈调节，且脂联素可以通过两种非典型七次跨膜受体发挥增加胰岛素敏感性的作用。在肌肉中，脂联素通过脂联素受体（adiponectin receptor，AdipoR）1 激活 AMP 依赖的蛋白激酶 [adenosine 5′-monophosphate（AMP）-activated protein kinase，AMPK]。在肝中，脂联素作用于 AdipoR1 和 AdipoR2，抑制肝葡萄糖输出。此外，脂联素在中枢神经系统中发挥作用，通过刺激食欲，减少能量消耗。在内皮细胞，脂联素能够影响血管生成。

除了瘦素和脂联素，脂肪组织还可以产生其他与胰岛素抵抗和代谢综合征相关的激素，包括抵抗素、视黄醇结合蛋白 4（retinol–binding protein 4，RBP4）等。抵抗素是大小为 12 kD 的多肽。在小鼠中，抵抗素主要由内脏 WAT 产生，并通过激活 SOC3 诱导胰岛素抵抗。人体中，抵抗素主要由巨噬细胞产生。RBP4 主要由内脏脂肪和肝产生，可以通过刺激脂肪组织炎症，促进胰岛素抵抗。爱帕琳肽与调节心血管功能有关。网膜素由脂肪组织中的非脂肪细胞产生。内脏脂肪特异性丝氨酸蛋白酶抑制剂（visceral adipose tissue-derived serine protease inhibitor，Vaspin）是丝氨酸蛋白酶抑制剂，可作为胰岛素增敏剂。神经肽 –1 具有调控 β 细胞中葡萄糖诱导的胰岛素分泌作用。DPP4 具有刺激肝糖原释放的作用。

脂肪组织也是多种生长因子，包括成纤维细胞生长因子 21（fibroblast growth factor 21，FGF21）、骨形态发生蛋白（bone morpho–genetic proteins，BMPs）、转化生长因子 β（transforming growth factor β，TGF- β）、血管内皮生长因子（vascular endothelial growth factor，VEGF）和生长分化因子的来源。来自脂肪的 BMP，如 BMP2、BMP4、BMP7 和 BMP8b 在脂肪组织功能的维持过程中发挥一定的作用。其中 BMP2 和 BMP4 刺激白色脂肪细胞分化；BMP7 有利于棕色脂肪细胞发育；BMP4 在白色脂肪发育和白色脂肪棕色化过程中发挥作用；BMP8b 增强 BAT 应对 β₃– 肾上腺能刺激；VEGF–A 是一种血管生成因子，在白色和棕色脂肪细胞中均有表达。脂肪组织还是合成神经营养因子如神经生长因子（neurotrophin growth factor，NGF）、Nrg 和信号素的场所。这些营养因子在 BAT 的神经支配过程中发挥重要作用。

（5）脂肪组织和炎症：脂肪组织中除脂肪细胞外，还包括多种免疫细胞，如淋巴细胞、嗜酸性粒细胞、中性粒细胞、肥大细胞和浸润脂肪组织的泡沫细胞，可见脂肪组织与免疫功能密切相关。

（6）先天免疫：代谢性疾病中炎症反应与先天免疫有关。作为机体抵抗病原体和伤害的第一道防线，先天性免疫系统主要由骨髓来源的单核细胞和巨噬细胞组成。其他先天性免疫系统的细胞，如树突状细胞、肥大细胞、自然杀伤（natural killer，NK）细胞和粒细胞（嗜酸性粒细胞、嗜碱性粒细胞、中性粒细胞）同样存在于脂肪组织中。其中中性粒细胞与肥胖相关慢性炎症和胰岛素抵抗有关，这个过程与弹性蛋白酶的合成有关。嗜酸性粒细胞和髓源性抑制细胞作为 IL-4 和 IL-13 的来源，在 WAT 中起到保护作用。巨噬细胞是一种异质群体，根据其细胞因子分泌和细胞表面标志物的不同，脂肪组织巨噬细胞（adipose tissue macrophages，ATM）主要分为 2 种类型：M1 或"经典激活"和 M2 或"替代性活化"的巨噬细胞。M1 巨噬细胞是抵抗细胞内病原体的第一道防线，由促炎症因子（如 IFN-γ、LPS）诱导。M1 分泌的炎症因子包括 IL-6、IL-1β、单核细胞趋化蛋白（monocyte chemoattractant protein，MCP1）、诱导型 NOS（inducible NOS，iNOS）和肿瘤坏死因子（tumor necrosis factor，TNF）α。M2 巨噬细胞与组织修复、炎症消退、抗炎因子 IL-4 和 IL-13 诱导的"替代性活化"有关。M2 表面标志物与 M1 表面标志物不同，经典的分离标志物为 CD11（M2 中为阴性，M1 中为阳性）。其他的标志物在 M1（CD163、CD172、CD44）和 M2（精氨酸酶 1、CD206、CD301）中也不一样。肥胖诱导的炎症表现为脂肪组织中 M1 标志物的增加和 M2 标志物的降低。巨噬细胞同样表现出可塑性和应对外界刺激的快速变化。在肥胖压力下的瘦人和小鼠模型中，M2 迅速向 M1 转化。而 PPARγ 激活可以诱导 M2 表型转化，保护 M1 激活和改善葡萄糖耐受，防止 ATM 脂毒性和脂肪细胞死亡。一些特异性因子（MCP-1、LTB4、CX3CL1、SEMA3E、netrin1）和模式识别受体（pattern recognition receptor，PRR）（如 NLRP3 炎症体通过 caspase-1 活化，刺激 IL-1β 和 IL-18）被认为是巨噬细胞募集到脂肪组织的两种主要方式。在人类内脏脂肪组织（visceral adipose tissue，VAT）中巨噬细胞浸润比皮下脂肪组织（subcutaneous adipose tissue，SAT）多，这可能与脂肪组织炎症和胰岛素抵抗相关，而 ATM 浸润的减少与减重后葡萄糖稳态的改善有关。

（7）适应性免疫：适应性免疫系统在脂肪组织炎症中同样发挥重要

作用。在人体的脂肪中，淋巴细胞占基质血管成分的 10%，包括 T 细胞、B 细胞、NK 细胞、自然杀伤 T（natural killer T，NKT）细胞和 2 型先天性淋巴细胞（type 2 innate lymphoid cell，ILC2）。B 淋巴细胞和 T 淋巴细胞的适应性免疫功能对于特定的免疫反应和免疫记忆的发展至关重要。T 细胞、B 细胞和巨噬细胞存在于死亡脂肪细胞周围的"树冠状结构"，介导巨噬细胞的激活。T 淋巴细胞中大多数为 CD4$^+$ 和 CD8$^+$T 细胞，CD4$^+$ T 细胞对于病原体免疫有重要作用。在脂肪组织中，CD4$^+$ T 细胞分为经典辅助性 T 细胞 1（T helper 1，Th1）、Th2、Th17、诱导型 T 调节细胞（induced T regulatory cell，iTreg）和 1 型调节性 T 细胞（type 1 T regulatory cell，Tr1）等。Th1 和 Th17 细胞释放 IFN-γ 和 IL17，通过诱导 IL-6 和 TNFα，激活促炎性 M1 巨噬细胞。相反，抗炎性 Th2 和 Treg 通过合成 IL-4、IL-10 和 IL-13，促进巨噬细胞向 M2 转化而调节巨噬细胞的功能。在脂肪组织肥大过程中，Th1：Treg 和 Th1：Th2 比例增加诱导巨噬细胞向 M1 转化。VAT 中 Th1 细胞数目的增加与巨噬细胞出现之前的局部炎症细胞激活有关，提示这些细胞在脂肪组织炎症的起始和维持以及胰岛素抵抗的发展中起一定作用。在人类和啮齿动物中，VAT 中 Treg 细胞清除与肥胖有关，并伴随 T 细胞和 NK 细胞浸润的增多。有文献报道，T2DM，患者中 B 细胞活化增加。在高脂饮食喂养小鼠中，B 细胞在 T 细胞之前募集到脂肪细胞，但是关于 B 细胞在调节脂肪组织炎症和葡萄糖稳态中的作用和途径尚不完全清楚。此外，T2DM 患者 B 细胞中 Toll 样受体功能失常，上调促炎症细胞因子 IL-8 和下调抗炎因子 IL-10 合成，从而促进炎症反应。

（8）脂肪组织炎症和脂肪因子功能与肥胖：早在 20 世纪 70 年代，脂肪组织就被认为是链接炎症和代谢的桥梁。脂肪组织炎症的起始可能来自不同的信号，包括肠道、脂肪细胞死亡和缺氧、ECM 重塑、脂肪因子失调。早期研究证实，在肥胖人群和小鼠的脂肪组织中 TNFα 水平增加，脂肪细胞是 TNFα 的主要来源，从而将炎症和慢性炎症关联在一起。有趣的是，在小鼠中，高脂饮食喂养初期，炎症是脂肪组织扩张和重塑所必需的，在代谢中起到正面作用，而在肥胖中由巨噬细胞调控的胰岛素抵抗可以诱导促炎反应。

脂肪组织分泌的脂肪因子在机体的稳态调节中发挥重要作用。目前关于瘦素、TNFα、IL-6、抵抗素和脂联素的报道较多，其他脂肪因子还包括WNT-5A、LCN-2、CHI3L1、RATTES2、TNC、FGF21、IL-32等。

WNT-5A是一种缠绕分子，主要通过非经典Wnt通路发挥作用。WNT-5A具有抗脂肪生成和促炎作用，肥胖患者循环WNT-5A水平增加，减肥后WNT-5A降低。分泌型卷曲相关蛋白5（secreted frizzled-related protein 5，SFRP5）具有结合和拮抗WNT-5A的作用，抑制下游的非经典Wnt通路，从而调节肥胖小鼠代谢失常以及人体胰岛素抵抗和脂肪组织炎症。利用SFRP-5处理内脏脂肪细胞，抑制WNT-5A诱导的炎症基因表达，因此SFRP-5可以作为一种抗炎因子。

脂质运载蛋白2（lipocalin 2，LCN2）是脂质运载蛋白家族成员，大小为25 kD。作为先天性免疫系统的组成部分，LCN2在感染的急性期反应和诱导凋亡的过程中发挥作用。LCN2在脂肪组织和肝组织中均有表达。作为一种脂肪因子，LCN2在 db/db 小鼠和肥胖Zucker大鼠脂肪细胞中表达增加，在肥胖患者VAT中表达同样增加，表明LCN2与肥胖和胰岛素抵抗有关。肥胖患者外周血单核细胞中LCN2水平的增加与胰岛素水平和HOMA指数呈正相关。LCN2对肥胖的调控作用可能与基质金属蛋白酶（matrix metalloproteinase，MMP）有关。

二、多囊卵巢综合征与脂肪组织功能

临床上，PCOS女性常常伴随超重或肥胖。在一些易感人群中，肥胖的流行可能在PCOS的发生发展中发挥作用。肥胖可以加重PCOS女性的临床症状、激素和代谢特征，且高雄激素血症与腹部脂肪堆积和循环SHBG水平的下降有关。研究发现，医源性HA可以促进内脏脂肪积累。PCOS女性服用雄激素受体拮抗剂可以下调内脏和皮下脂肪含量以及循环的雄激素水平。在动物中，雄激素暴露与脂肪积累有关。减重可以缓解PCOS；饮食、锻炼和生活方式的改善可以降低循环雄激素水平，增加SHBG水平，降低卵巢体积和卵泡数目，改善胰岛素敏感性，降低高胰岛素血症，改善月经周期和生殖，因此，肥胖和PCOS存在一定的内在关联。

1. 脂肪分布 临床上有多种测量脂肪分布的方法，从敏感性较低的检测方法（如腰围测量）到精确性较高的双能 X 线吸收检测法，再到精确性更高的计算机断层扫描（computed tomography，CT）或磁共振成像（magnetic resonance imaging，MRI）。其中 CT 或 MRI 是测量脂肪分布的金方法。尽管 PCOS 常伴随肥胖的发生，但是关于 PCOS 女性中腹部及内脏脂肪积累是否增加的研究尚存在一定矛盾。有研究发现，尽管腰 / 臀比结果提示 PCOS 患者存在腹部及内在脂肪积累，但是 MRI 的结果并未显示类似脂肪积累。也有研究显示，PCOS 瘦型女性中内脏脂肪含量较低，在 PCOS 正常体重和超重的女性表现出内脏脂肪的大量积累。以上结果的不同可能是由于影像手段的不同以及 PCOS 纳入标准的不同导致的。只有建立足够大队列来控制混杂因素，使用一致的诊断标准并利用标准化的基于 MRI 的形态检查，才能进一步明确肥胖对脂肪分布，特别是腹部及内脏脂肪积累中的作用。

2. 脂肪组织和脂肪细胞功能受损 PCOS 女性中脂肪细胞功能以及脂肪组织中脂肪因子分泌和释放异常，如循环脂联素水平较低，血清、脂肪细胞和脂肪组织中视黄醇结合蛋白 –4 水平增加，脂肪组织和循环的内素素的水平增加。此外，PCOS 患者中脂肪细胞更大，脂蛋白脂酶活性下降，儿茶酚胺诱导的脂解作用受损。PCOS 女性腹部皮下脂肪细胞增大，并独立于 BMI，提示 PCOS 脂肪细胞功能存在障碍。脂肪细胞的大小对于脂肪细胞和组织发挥正常功能起到重要作用。在 T2DM 中，皮下脂肪细胞增大可以作为其发生的独立预测因子。在 PCOS 女性中，脂肪细胞增大、血清脂联素水平下降以及大腰围是 PCOS 女性胰岛素抵抗的有力预测因素，也是 PCOS 中胰岛素抵抗持续发生的重要因素。因此，脂肪细胞功能失常在 PCOS，尤其是在胰岛素抵抗的发生过程中起到重要作用。

除此之外，脂肪组织功能损伤与 PCOS 中低程度的炎症相关。脂肪组织是合成多种炎症标志物的重要场所，死亡的脂肪细胞被巨噬细胞簇形成的冠状结构围绕是慢性低炎症的首要特征。在正常体重和超重的 PCOS 女性中，CD11c（炎症性巨噬细胞的标志）水平和皮下脂肪组织中冠状样结构均增加。与健康人群的脂肪细胞相比，PCOS 女性脂肪细胞中炎症因子——肿瘤坏死因子、白细胞介素 6（interleukin 6，IL-6）对胰岛素调节的葡萄糖转运的抑制作用更加明显，提示 PCOS 女性脂肪组织中炎症加重。炎症在 PCOS 中发挥多种作用，PCOS 女性中炎症因子抑制脂肪细胞分泌脂联素，促进促炎症反应和胰岛素抵抗的作用更加明显。相对于健康人群，PCOS 患者脂肪细胞中 GLUT4 表达下降，且与 T2DM 患者脂肪细胞中 GLUT4 水平相似。此外，PCOS 女性中脂肪细胞的其他功能包括促进葡萄糖转运，胰岛素抑制脂解的作用也出现障碍，提示脂肪组织功能障碍在 PCOS 的发生发展中起到重要作用。然而，不同脂肪因子的分泌和炎症标志物的改变是否是 PCOS 的独特特征，以及它们与胰岛素敏感性的因果关系还需要进一步证实。

/第三节/　多囊卵巢综合征与生育力降低

一、生育力降低

生育力降低影响 1/7 的夫妇，其定义为在 1 年内常规无保护性性交后仍无法怀孕。对于女性而言，正常排卵显示为正常月经周期（24～35 天）以及月经黄体期血清孕酮＞30 nmol/L。无排卵的常见原因包括 PCOS、下丘脑性闭经（hypothalamic amenorrhoea，HA）和卵巢功能不全（premature ovarian failure，POF）。子宫输卵管造影（hysterosalpingo-graphy，HSG）、子宫输卵管超声造影（hysterosalpingo-contrast-sonography，HyCoSy）及腹腔镜等可用于评估输卵管的通畅性。临床或生化检验诊断的高雄激素血症、LH/FSH 值、雌二醇、卵巢形态评估和窦性卵泡计数有助于无排卵原因的筛查。女性年龄极大地影响了生育能力和对治疗的反应，卵巢储备则反映了保留在卵巢内的卵母细胞数量，可作为女性生育潜力的评价指标。卵泡期超声检测的总窦性卵泡数（total antral follicle count，AFC）（2～10 mm 的小窦卵泡数）或血清抗米勒管激素（AMH）水平可作为卵巢储备的评价指标。其中血清 AMH 水平在月经周期的各个阶段波动最小，而 AFC 最好在卵泡期测量。

PCOS 是导致无排卵和生育力降低的首要因素，为社会和家庭带来沉重的健康和经济负担。在社区中，自报告 PCOS 的发生率为 5.8%，其中 72% 的 PCOS 女性患有不孕，而无 PCOS 女性不孕的发生率为 16%，远低于 PCOS 患者。A. E. Joham 等 2015 年的研究显示，PCOS 患者发生不孕的概率升高 15 倍。此外，一项 786 名 PCOS 患者的回顾性队列研究表明，其中 66% 的女性患不孕。

二、子宫内膜容受性受损

子宫内膜容受性受损以及排卵障碍或无排卵都是 PCOS 相关不孕的重要原因。然而，子宫内膜的变化从未像排卵功能障碍那样受到关注。子宫内膜容受性指子宫内膜接受胚胎植入的能力。对于育龄女性来说，子宫内膜容受性在一个月经周期中只出现很短的时间，通常发生在黄体中期的第 22 天至 24 天。这段时间称为"植入窗口"（window of implantation，WOI）。子宫内膜容受性主要取决于 E2 和孕酮（progesterone，P）的精确调控。

对于不孕患者，没有检测子宫内膜容受性建立的特异性试验。激素测定、超声子宫内膜厚度（endometrial thickness，EMT）、螺旋动脉血流参数和子宫动脉血流参数等具有一定的参考价值，但精确度不高。子宫内膜容受性阵列（endometrial receptivity array，ERA）是一种新型、客观的用于评估临床子宫内膜的方法。它是通过分析与子宫内膜容受性有关基因的表达，诊断子宫内容受性状态的一种可重复的方法。作为一种新型基因组学工具，ERA 有其局限性。它不能确定胚胎移植的最合适时间，也不能检测影响着床的子宫疾病。ERA 的侵入性也是不可忽视的缺点。目前发现了与子宫内膜容受性密切相关的标志物，如同源异性盒 A（homeobox genes A，HOXA）、白血病抑制因子（leukemia inhibitory factor，LIF）、整合素 αvβ3 和细胞间连接等。

1. 同源异形框（HOX） HOX 是一个高度保守的基因家族，

编码同源结构域转录因子，可在胚胎期调节发育轴。HOX 与良好的子宫内膜容受性显著相关，其基因的表达以月经周期依赖的方式变化。HOXA10 和 HOXA11 在子宫内膜分泌期显著增加，在胚胎植入时达到高水平。在 PCOS 患者的月经周期分泌期，HOXA10 的表达降低。HOXA10 的表达在体外受到睾酮的抑制。睾酮处理内膜癌细胞系 –ISHIKAWA 细胞可降低 HOXA10 表达，表明雄激素过多可能是 PCOS 患者子宫内膜容受性降低的原因。此外，孕酮可以上调人子宫内膜组织中 HOXA10 的表达。孕酮介导的正常子宫功能与其受体的表达和相对丰度有关，其通路是下调平滑肌肌动蛋白，上调催乳素、胰岛素样生长因子和 HOX 基因。然而，睾酮可以抑制孕酮对子宫内膜容受性的影响。可见，高雄激素和低孕酮水平或孕酮作用减弱可能会导致 PCOS 女性的子宫内膜异常。

2. 白血病抑制因子（leukemia inhibitorg factor，LIF） LIF 是卵巢中的一种局部调节因子，属于 IL-6 家族。LIF 影响多种生殖通路，包括胚胎发育、胚胎着床和生长。LIF 的低表达与不孕有关，因此 LIF 可作为植入结果的预测因子。此外，LIF 浓度与卵母细胞质量之间存在正相关。在 PCOS 患者血清和卵泡液中 LIF 浓度较低，表明 LIF 浓度降低可能与 PCOS 患者卵泡发育紊乱有关。LIF 与其受体 LIFR 结合，通过与共受体 gp130 结合，作用于 STAT3 而激活下游信号。STAT3 是 LIF 的下游靶点，在子宫腔上皮中，STAT3 通过磷酸化和核移位，导致子宫内膜蜕膜化和滋养层浸润，同时促进胰腺 β 细胞增殖。子宫 STAT3 的缺失会损害胚胎植入。LIF、LIFR 和 STAT3 的正反馈通路可以促进卵泡发育，维持子宫内膜内稳态和胚胎植入。然而，这一通路可能会被高雌激素阻断。LIF-STAT3 通路受损可导致 PCOS 小鼠胚胎植入失败。

3. 整合素 αvβ3 整合素 αvβ3 是胚胎附着、着床和侵袭的调节因子。所有妊娠组大鼠子宫中的整合素 αvβ3 浓度均显著高于未妊娠组。整合素 αvβ3 及其配体的相互作用可诱导细胞内信号转导，激活下游蛋白激酶，并调节细胞中的基因表达。在分泌期晚期，PCOS 大鼠和 PCOS 患者的整合素 αvβ3 水平均明显降低。此外，在 PCOS 女性中，整合素 αvβ3 的表达与 BMI 呈负相关。PCOS 女性较高水平的 ERα 和

AR 会降低 αυβ3 整合素表达。睾酮下调容受期子宫内膜中紧密连接蛋白——claudin-4 和闭合蛋白的表达也会导致胚胎附着失败。

4. 葡萄糖转运体 子宫接受胚胎的关键步骤是子宫内膜间质细胞（endometrial stromal cell，ESC）分化为蜕膜细胞，称为蜕膜化。PCOS 患者 ESC 蜕膜化能力受损。DHEA 诱导的 PCOS 小鼠同样表现出子宫容受性和蜕膜化受损。

在蜕膜化过程中，ESC 需要吸收葡萄糖转运体产生的能量。GLUT1 是子宫内膜间质中最丰富的 GLUT 转运蛋白，负责葡萄糖的基础摄取和储存，其可能是决定蜕膜化中 ESC 葡萄糖摄取增加的重要因素。GLUT3 主要在高代谢需求的组织中表达，如大脑。GLUT4 负责胰岛素介导的葡萄糖转运，定位于细胞内囊泡中。在胰岛素的刺激下，这些囊泡被转移到细胞表面以促进葡萄糖的摄取。PCOS 患者的子宫内膜 GLUT1 和 GLUT4 低于对照组。二甲双胍可以通过 MAPK/ERK 依赖的胰岛素敏感机制改善人类子宫内膜细胞中的 GLUT4 水平，促进葡萄糖摄取。与二甲双胍相似，肌醇也可通过增加胰岛素敏感性上调 GLUT4 水平而保护子宫内膜。

5. 血管内皮生长因子 在胚胎着床的窗口期，丰富的血管网络是细胞增殖和胚泡发育提供营养和氧气的必要条件。子宫内膜中活跃的血管生成和子宫内膜血流量的增加在维持妊娠方面也起着关键作用。大量证据表明，PCOS 患者子宫内膜中血管生成因子的表达异常。与对照组相比，PCOS 小鼠子宫内膜中的血管内皮生长因子（vascular endothelial growth factor，VEGF）下降。2019 年 H. Gong 发现，睾酮抑制子宫血管生成，并下调子宫自然杀伤（uterine nature kill，uNK）细胞数量。在妊娠早期，uNK 细胞在着床部位大量聚集和分布，分泌多种促血管生成因子，促进血管网络的形成。发育不充分的子宫内膜 uNK 细胞较少，导致子宫内膜血液灌注较低，难以在子宫内膜中植入胚泡，从而导致不孕。此外，PCOS 患者子宫内膜组织中缺氧诱导因子 -1α（hypoxia-inducible factor-1α，HIF-1α）也显著低于对照组患者。HIF-1α 是一种氧敏感转录因子，在子宫内膜分泌期有表达高峰。HIF-1α 降低表明 PCOS 患者子宫内膜微环境可能受损。此外，血管生成因子，包括 VEGF，在哺乳动物着床和胚胎发生过程中对细胞增殖、分化、存活和迁移至关重要。

三、子宫内膜容受性的影响因素

1. 高雄激素血症和子宫内膜容受性　卵巢和肾上腺分泌过多雄激素而引起的高雄激素血症是 PCOS 的主要特征之一。卵巢雄激素分泌增加的主要机制是 LH 增加和 IR 引起的高胰岛素血症。过量胰岛素与卵巢膜细胞上的受体结合，从而增强 LH 和 IGF-I 刺激的雄激素生成。此外，胰岛素还通过抑制肝 SHBG 的产生而间接增加游离睾酮，并通过抑制 IGF 结合蛋白的产生增强血清 IGF-I 的生物活性，从而使卵巢高雄激素血症永久化。植入窗口出现在月经周期的黄体中期，此时雄激素水平较低，雄激素水平持续升高可能会影响植入过程。

HOX 是子宫内膜分化和容受性至关重要的控制基因。HOXA10 和 HOXA11 mRNA 均在人子宫内膜上皮细胞和基质细胞中表达，在植入窗口期表达显著升高。HOXA10 干扰的雌性小鼠因子宫缺陷而不孕。这些小鼠可以排卵，但不能着床。睾酮降低 Ishikawa 细胞中 HOXA10 的体外表达，但 DHEA、硫酸脱氢表雄酮或胰岛素不影响 HOXA10 的体外表达。PCOS 患者体内 HOXA10 的表达显著降低。表明睾酮可能是 HOXA10 的一种新型调节因子，对子宫内膜容受性必需的基因表达有负调控作用。

肿瘤抑癌基因的蛋白产物——Wilms 肿瘤蛋白（Wilms tumor suppressor，WT1）在植入窗口中表达，并具有调节雄激素受体表达的作用。PCOS 女性排卵期子宫内膜组织中雄激素受体表达增加，WT1 表达下降。体外暴露于雄激素的子宫内膜基质细胞中 WT1 表达同样降低。进一步表明高雄激素具有拮抗子宫内膜蜕膜化和容受性的作用。

此外，雄激素还可能通过调控葡萄糖水平影响子宫内膜容受性。DHEA 是磷酸戊糖通路的有效抑制剂，在小鼠子宫内膜基质细胞中，DHEA 具有抑制蜕膜化和植入的作用。

2. 葡萄糖代谢和子宫内膜容受性　葡萄糖代谢对胚胎植入子宫内膜非常重要，特别是在子宫内膜蜕膜化方面。葡萄糖利用的第一步是细胞摄取。该过程由人类和小鼠子宫中葡萄糖转运蛋白介导，通常称为葡萄糖转运体（glucose transporter，GLUT）（现在称为 SLC2A 家族），特别是 SLC2A 1、SLC2A 3、SLC2A 4 和 SLC2A 8。除组织定位和底物特异性方面有所不同外，所有 SLC2A 都有共同的特征。体外和体内实验均证明，在蜕膜化的整个过程中小鼠子宫内膜基质中 SLC2A1 表达增加。作为一种高亲和力 GLUT，在小鼠和人类子宫内膜基质和蜕膜中表达的 SLC2A 3 为植入胚泡提供早期营养支持。

SLC2A 4 是一种胰岛素依赖性 GLUT。胰岛素通过胰岛素和 IGF-1 受体发挥作用，诱导肌肉和脂肪等胰岛素敏感组织的 SLC2A 4 易位到细胞表面。在大鼠骨骼肌中，胰岛素刺激的 SLC2A 4 易位缺陷导致肥胖和 2 型糖尿病患者的胰岛素抵抗。而在肥胖和胰岛素抵抗状态下，脂肪组织中 SLC2A 4 的表达发生改变。SLC2A 4 在子宫中的存在是矛盾的。2004 年，基于 mRNA 表达，SLC2A 4 被证实存在于人类子宫内膜中。最近的研究量化了小鼠和人类子宫内膜基质中的 SLC2A 4。在啮齿动物中 SLC2A 4 比其他 SLC2A 丰度低 100～1000 倍，人类子宫内膜间质中 SLC2A 4 低于检测水平。

2012 年 J. Zhai 研究发现，与肥胖对照组相比，PCOS 肥胖患者 SLC2A 4 mRNA 和蛋白质的表达在统计学上显著降低，在二甲双胍治疗 3 个月后显著改善。此外，SLC2A 4 的表达与稳态模型评估胰岛素抵抗呈负相关。推断 PCOS 肥胖患者 SLC2A 4 表达的降低可能是由于子宫内膜胰岛素抵抗，SLC2A 4 表达降低，葡萄糖转运减少，细胞葡萄糖利用异常，导致内胚层分化和胚胎植入异常。M-R Mioni 等在 2004 年得出结论，子宫内膜上皮 SLC2A 4 的表达受体重和胰岛素的调节。Mioni 等研究发现，与非胰岛素血症的 PCOS 患者或对照组相比，高胰岛素血症的 PCOS 患者的 SLC2A 4 显著降低。2004 年 M-B. Mozzanga 等发现，肥胖 PCOS 患者的 SLC2A 4 表达明显低于瘦型 PCOS 患者和对照组，而瘦型 PCOS 患者和对照组的 SLC2A 4 表达值相似。可见，肥胖和胰岛素似乎独立地影响子宫内膜上皮细胞 SLC2A 4 的表达。

在小鼠和人类子宫内膜蜕膜化过程中，SLC2A 8 的表达显著增加，其 mRNA 水平随着体外蜕膜化增加。与 SLC2A 4 不同，SLC2A 8 在细胞内与细胞表面之间穿梭，以响应胰岛素或高血糖等刺激。除囊胚外，SLC2A 8 完全位于细胞内，在囊胚中，因胰岛素刺激导致 SLC2A 8 移位到质膜上。SLC2A 8 敲除的雌性小鼠中子宫内膜蜕膜化标志物、环氧合酶 -2 和催乳素相关蛋白的 mRNA 表达显著降低，表明 SLC2A 8 可能是 PCOS 胚胎植入率低的影响因素。

3. 高胰岛素血症和子宫内膜容受性　IR 是肥胖和 PCOS 的共同代谢特征。葡萄糖利用率降低和肝糖异生增加导致血糖浓度升高和代偿性高胰岛素血症。PCOS 患者存在 IR 和代偿性高胰岛素血症，且独立于肥胖。胰岛素通过其受体和两种细胞内途径发挥作用：磷脂酰肌醇 -3- 激酶（phosphatidyl-inositol 3 kinase，PI3K）途径介导胰岛素的代谢作用以及丝裂原活化蛋白激酶（mitogen-activated protein kinase，MAPK）途径介导胰岛素的增殖作用。当胰岛素与其受体结合时，会引起构象变化，导致受体和蛋白底物的酪氨酸磷酸化，从而结合并激活 PI3K 和 Akt，诱导葡萄糖调节和代谢信号转导。

胰岛素可以抑制子宫内膜基质 IGFBP-1 的产生。IGFBP-1 是公认的蜕膜化标志物。可见生理水平上的胰岛素对子宫内膜能量代谢起稳态作用，高胰岛素血症可能扰乱子宫内膜的正常代谢状态，导致胚胎植入不良和流产。与对照组和非高胰岛素血症 PCOS 患者相比，高胰岛素血症 PCOS 患者的某些胰岛素受体底物（包括 pAS160T642 和 SLC2A 4）降低，表明高胰岛素血症引起 PCOS 子宫内膜葡萄糖代谢和内环境稳定受损。此外，IR 会降低体外成熟 - 体外受精 - 胚胎移植周期（in vitro maturation-in vitro fertilization embryo transfer cycle，IVM-IVF-ET）中的植入率。2013 年 E. M. Chang 等以接受 IVM-IVF-ET 的 PCOS IR 患者和非高胰岛素血症的 PCOS 患者为研究对象，发现在校正了年龄、BMI 和血脂水平后，PCOS IR 患者的植入率、临床妊娠率和持续妊娠率显著降低。

/第四节/　　多囊卵巢综合征与情感障碍

PCOS 患者发生抑郁、焦虑和社交恐惧的情况更常见而且更严重。PCOS 患者中焦虑和抑郁的发生率分别为 38.6% 和 25.7%。焦虑和抑郁会影响生活质量，在青少年中表现为自我展示障碍，对于年轻的成年女性而言，则需要面对生育的困扰，而所有年龄段的 PCOS 患者都面临饮食、超重以及雄激素过多的困扰。PCOS 患者的心理压力可能由于肥胖、多毛症等所致。

一、概述

PCOS 患者中抑郁症（major depressive disoder，MDD）的发病率大约为 40%。抑郁症是最难以治疗的情感障碍之一，其症状可能从轻度到重度不等，随之而来的是妄想和幻觉。作为常见疾病，抑郁症严重影响心理健康和生活质量。2008 年，WHO 将抑郁症列为全球疾病负担的第三大原因（表 2-1）。估计到 2030 年，抑郁症将排在首位。抑郁症的症状由情绪和生物学行为组成。情绪包括冷漠、痛苦、消极想法、自尊心下降、内疚感、无能和恐惧、犹豫不决和缺乏动力，而抑郁症的生物学行为包括性欲丧失、睡眠障碍、食欲不足以及思想和行动的放缓。印度全国心理健康调查（2016 年）对来自印度 12 个州的 34 802 人进行了调

表2-1　全球不同年龄、性别抑郁症的发病率

年龄（岁）	全球抑郁症发病率	
	女性（%）	男性（%）
15～19	4.5	3.1
25～29	6.15	4.5
40～44	7.0	5.0
50～54	7.25	5.25
60～64	8.0	5.5
70～74	8.0	5.5
80+	5.5	4.15

引自：PCOS and depression：common links and potential targets，Repruductive Sciences，2022，29：3106-3123.

查。根据这项调查，印度人当前和终生抑郁症的患病率为 2.7% 和 5.2%，表明近 1/40 和 1/20 的人分别经历过抑郁症和现在患有抑郁症。世界上患有抑郁症的人数为 3.22 亿。2015 年，患抑郁症的人口比例为 4.4% 左右。此外，抑郁症在女性中比男性更常见，患病率分别为 5.1% 及 3.6%。进入青春期，抑郁症的发病率会增加。此外，抑郁症已导致青少年年龄组的大量自杀，成为该年龄组的主要危险因素和主要死亡原因。

二、抑郁症的病理学和生理学表现

抑郁症是一种常见疾病，但它往往非常严重，足以使个体丧失享受日常生活快乐的能力，甚至影响个体完成最简单的日常任务的能力。可见，抑郁症是一种严重的精神障碍，会导致一个人的情绪、信仰、行为和幸福感的改变。抑郁症通常伴有复发性症状，并威胁生命。

早期创伤会影响生命后期抑郁症的发生，包括在幼儿时期的应激性生活事件，往往会诱发抑郁等情绪障碍。有儿童创伤病史的抑郁症患者康复率降低，抑郁发作时间相对较长，且抑郁症状出现较早。成年人生活中可能导致抑郁症的事件包括慢性以及危及生命的疾病、失业、经济困难、财务问题和暴力。

人们提出了多种理论来解释抑郁症的潜在机制。

1. 生物单胺理论　利血平是一种抗高血压药物，在 20 世纪中期发现它可以通过消耗单胺类物质水平激活抑郁症，表明单胺类物质在情绪障碍发病机制中的作用，从而引导研究人员更好地了解抑郁症患者大脑内发生的病理生理变化。包括单胺氧化酶抑制剂（monoamine oxidase inhibitor，MAOI）或选择性 5- 羟色胺再摄取抑制剂（selective serotonin reuptake inhibitor，SSRI）在内的几类药物随后被分别用于消除单胺破坏和阻止突触前神经元中的神经递质摄取，最终提高中枢神经系统中单胺神经转运体的水平。此外，去甲肾上腺素（norepinephrine，NE）能系统的差异被认为在抑郁症的发展中起着关键作用。在抑郁症期间，抑郁症患者的大脑蓝斑神经元数量减少。多年来，人们提出了"超敏感假说"，认为抑郁症与突触前的超敏感 α_2 受体有关。

抑郁症患者会出现焦虑症和精神运动迟缓，这些症状与大脑多巴胺能系统的紊乱密切相关。抑郁症的一个特征是由于伏隔核（nucleus accumbens，NAc）中多巴胺（dopamine，DA）活性降低而无法寻求快乐。此外，在抑郁症患者的脑脊液（cerebrospinal fluid，CSF）样本中，多巴胺代谢物——高香草酸的浓度也在降低。

2. 5- 羟色胺与抑郁症　抑郁症的血清素假说已有 40 年的历史。该假说提出 5- 羟色胺（5-serotonin，5-HT）途径的低活性参与了抑郁症的病理生理学。5-HT 是广泛存在于中枢神经系统的神经递质。作为一种有效的神经递质，5-HT 作用广泛。中枢神经系统 5-HT 功能受损与许多精神疾病有关，如焦虑、攻击性、抑郁、躁狂、儿童多动症和药物滥用。5-HT 还调节运动功能、疼痛感知和食欲。

3. 犬尿氨酸途径假说　下丘脑 - 垂体 - 肾上腺轴（hypothal-amic-pituitary-adrenal axis，HPA 轴）的过度活跃和免疫系统失调可导致犬尿氨酸代谢途径异常。该途径的主要作用是将色氨酸转化为调节情绪所必需的两种关键化合物，即血清素和褪黑素。根据该假说，炎症标志物可导致存在于神经元、小胶质细胞和星形胶质细胞中的吲哚胺 -2，3- 双加氧酶的过度激活，减少了可用于产生 5- 羟色胺的色氨酸的量，将色氨酸代谢从 5- 羟色胺转移到犬尿氨酸途径。

褪黑素是一种松果体激素，已知可调节许多哺乳动物的神经内分泌生殖轴。PCOS 患者的褪黑素分泌模式被破坏。与正常女性相比，其分泌的褪黑素的昼夜差异显著较小，并影响体重和新陈代谢。褪黑素水平在抑郁症患者中升高。

4. HPA 轴变化　10 多年来，HPA 轴一直是抑郁症研究的主要领域。与 HPA 轴变化最一致的发现是血浆中皮质醇水平升高。过度的应激相关的皮质醇释放和糖皮质激素介导的反馈机制受损导致了生物学行为的差异。HPA 轴的变化与认知功能受损有关，在皮质类固醇水平升高的患者中观察到大脑结构异常。

5. 神经营养假说　当抑郁症患者海马和前额叶皮质的某些区域出现显著萎缩，同时脑源性神经营养因子（brain-derived neurotrophic factor，BDNF）水平降低时，神经营养假说就出现了。BDNF 是神经元可塑性和发育所必需的，能提高神经元的存活率，在学习和适应过程中发挥重要作用，如兴奋性突触的成熟、树突生长和脊柱密度的增加。在慢性应激状态下，BDNF 停止表达，在抗抑郁药物治疗后可将 BDNF 恢复到正常水平。中枢神经系统中神经元的存活是通过其与神经元上的酪氨酸激酶 B 受体（tyrosine kinase B receptor，TrkB）结合而促进的。BDNF 对神经元 TrkB 受体的作用也具有潜在的神经保护作用。

三、多囊卵巢综合征与抑郁症

1. 压力、抑郁症、PCOS 与 HPA 轴和皮质醇代谢异常之间的相互作用　压力是导致生物体与环境之间平衡失衡的一种情况，在日常生活中存在很多令人紧张的情况。此外，各种疾病也可能引起压力。PCOS患者的心理压力主要来源于身体外观的变化，比如肥胖和多毛症等。在压力作用下，循环促性腺激素和其他性腺类固醇激素水平的降低会影响月经周期。慢性应激和 HPA 轴过度活动导致的高皮质醇血症在抑郁症的发展中起着至关重要的作用。抑郁症和焦虑症与皮质醇水平升高有关。皮质醇是应激相关变化的高度敏感生物标志物，在代谢稳态中起着关键作用，在 PCOS 患者的唾液中含量升高。

抑郁症伴随皮质醇水平升高的特征是交感神经活动的增加和中枢神经系统（central nervous system，CNS）中 5-HT 水平的降低。这些特征也与胰岛素抵抗有关。另外，许多与 PCOS 相关的代谢变化，包括胰岛素抵抗、肥胖和高雄激素，同样存在于患有情感障碍的患者中。抑郁症患者往往具有胰岛素抵抗的倾向。H. Okamura（2000 年）发现，抑郁症患者的胰岛素水平较高，胰岛素敏感性降低。改善抑郁可在很大程度上改善代谢异常。

肥胖是 PCOS 患者的另一个常见特征。肥胖患者通常会出现情绪波动和抑郁的症状，而慢性压力通常导致 HPA 轴持续激活，因此在肥胖者中常见 HPA 轴的损害。在重度抑郁症患者中，过量的全身皮质醇会导致盐皮质激素和糖皮质激素受体的过度表达，最终导致负反馈减少，从而导致持续的高皮质醇状态。此外，皮质醇有利于中枢性脂肪沉积，并通过激活在内脏和腹内区域大量表达的糖皮质激素受体促进脂质积累，诱导内脏性和中枢性肥胖，导致代谢并发症。

2. 高雄激素、抑郁症和PCOS 大多数PCOS患者往往有临床和（或）生化高雄激素血症。雄激素水平升高也与肥胖和胰岛素抵抗密切相关。在PCOS患者中，高胰岛素血症会刺激卵巢雄激素分泌。此外，雄激素水平升高的女性患情绪障碍的风险更高。患有广泛性焦虑障碍（generalized anxiety disorder，GAD）的PCOS患者具有更高水平的DHEAS，表明重度抑郁症和重度抑郁焦虑症与DHEAS水平升高密切相关。

3. 单胺氧化酶、抑郁症和PCOS 单胺氧化酶A（monoamino-xidase A，MAO-A）是一种代谢单胺的酶，如5-HT、去甲肾上腺素（norepinephrine，NE）和DA。抑郁症的单胺理论认为抑郁症患者的单胺水平降低。J. H. Meyer（2006年）和S. Moriguchi（2019年）分别报道，抑郁症患者的MAO-A水平明显升高，而重度抑郁症患者的前额叶皮质具有高水平的MAO-B。动物研究发现，PCOS大鼠的下丘脑、垂体、海马和额叶皮质区域MAO-A水平显著升高。

4. 神经递质、抑郁症和PCOS 根据抑郁症的单胺类缺乏理论，中枢神经系统神经递质（即5-HT、NE和DA）水平的降低是抑郁症患者心理状态发展的主要因素。PCOS大鼠中，GnRH和LH抑制性神经递质如5-HT、DA、γ-氨基丁酸（gamma-aminobutyric acid，GABA）和乙酰胆碱的水平显著降低。另外，谷氨酸是促性腺激素释放激素和促黄体生成素释放的主要刺激物，在PCOS中谷氨酸水平较高。PCOS患者的神经递质水平改变可能是造成低自尊、焦虑、频繁情绪波动和抑郁的主要因素。此外，PCOS患者血清中5-HT及其代谢物5-羟基吲哚乙酸（5-hydroxyindoleacetic acid，5-HIAA）的水平和DA代谢物高香草酸（homovanillic acid，HVA）的水平也较低，表明5-HT和DA代谢异常可能是PCOS患者心理症状和内分泌紊乱的原因。

5. 维生素D、抑郁症和PCOS 维生素D缺乏是PCOS的另一种常见表现。67%～85%的PCOS患者血清中25-羟基维生素D（25-hy-droxy vitamin D，25-OHD）血清浓度低于20 ng/ml。维生素D缺乏可能加重PCOS，而低水平的25-OHD与胰岛素抵抗、排卵和月经周期紊乱、低妊娠率、多毛症、高雄激素、肥胖和心血管疾病的发生风险密切相关。作为维生素 D 的生物活性形式，1,25- 二羟基维生素 D（1,25-dihydroxy vitamin D，1,25-OHD）可以通过促进增强的胰岛素合成和释放，增加胰岛素受体的表达，或抑制促炎细胞因子来促进胰岛素抵抗，从而增强胰岛素的作用。此外，越来越多的研究表明，维生素 D 缺乏在抑郁症的发生和发展中起着至关重要的作用，其作用可能与维生素 D 在减轻炎症生物标志物方面具有潜在作用有关。

6. 炎症、抑郁症和 PCOS　炎症在包括重度抑郁症在内的精神疾病中起着至关重要的作用，且抑郁症的炎症理论也得到广泛认可。抑郁症患者的炎症标志物包括 CRP、细胞因子、趋化因子、白细胞介素（IL-1、IL-6）和 TNF-α 增加。PCOS 同样被认为是一种促炎症状态。E. Morreale（2017 年）的系统回顾和荟萃分析表明，PCOS 患者中炎症标志物（如 CRP）增加高达 96%。PCOS 中存在的慢性炎症是导致晚期 T2DM 和心血管疾病发展的主要因素。其中 TNF-α 是促炎症细胞因子，肥胖和 T2DM 患者的血清 TNF-α 水平均升高。它抑制存在于肌肉和脂肪细胞中的胰岛素受体和胰岛素受体底物 -1 的酪氨酸磷酸化，从而参与胰岛素抵抗。因此，抑郁症与 PCOS 之间可能存在典型的炎症反应。

心理压力可激活外周免疫反应，促进炎症细胞因子的释放，包括 IL-1α、IL-1β、IL-6 和 TNF-α。PCOS 患者血清 TNF-α 水平同样升高，且 PCOS 中雌激素释放可以增加 IL-4、IL-1、IL-6 和 IFN-γ 的产生。在人类和动物研究中，这些细胞因子水平的增加与抑郁症有关。尽管大分子量限制了这些细胞因子通过血脑屏障（blood-brain barrier，BBB），但是它们可以通过主动转运机制或室周器官穿过 BBB。一旦这些细胞因子信号到达大脑，就会导致抑郁症，影响 5-HT 和 DA 水平。比如，细胞因子激活色氨酸代谢转化为犬尿氨酸的酶——吲哚胺 2,3-二氧酶，引起 5-HT 合成的主要前体——色氨酸的消耗，导致大脑中 5-HT 水平的降低。这些细胞因子影响 5-HT 的另一种机制是在突触前转运蛋白（如高亲和力 5-HT 转运蛋白）的帮助下，通过作用于突触再摄取。比如，IL-1β 和 TNF-α 可激活 p38 丝裂原活化蛋白激酶，导致其磷酸化，增加 5-HT 的摄取，从而出现抑郁症状。

7. IGF-1、抑郁症和PCOS 胰岛素样生长因子（insulin-like growth factor，IGF）是一组具有促生长作用的多肽类物质，IGF家族有IGF- I和IGF-Ⅱ两种。IGF- I的产生更依赖于生长激素，其促生长作用强，是儿童期的重要生长因子。因此，体内IGF- I水平受生长激素的调控，IGF- I对生长激素的分泌亦具有负反馈调节作用。IGF- I由70种氨基酸组成，分子量约为7649 D。IGF- I与胰岛素具有相似的结构，其A链和B链通过二硫键连接。此外，IGF- I的C肽区由12种氨基酸组成，允许IGF- I与胰岛素受体结合，但其亲和力低于胰岛素。许多组织包括肝、肾、肺、心、肠子等均可以分泌IGF- I，分泌部位决定其作用。IGF- I可以以旁分泌或自分泌的方式发挥作用，肝所合成的IGF- I则进入血液循环，以内分泌方式作用于靶细胞。IGF- I在大脑中的主要作用是调节代谢过程及细胞生长。此外，IGF- I还与突触可塑性有关，它控制突触的形成、神经递质的释放和神经元的兴奋。一般情况下IGF结合于胰岛素样生长因子结合蛋白（insulin-like growth factor binding protein，IGFBP）。IGFBP是通过高亲和力结合调节IGF生物活性的蛋白质家族，包括六种类型：IGFBP 1、IGFBP 2、IGFBP 3、IGFBP 4、IGFBP 5、IGFBP 6。IGFBP 1是一种主要在肝表达的大小为30 kD的循环蛋白质，与生殖和代谢稳态有关。

IGFBP家族成员在卵巢功能的调节中起着至关重要的作用，包括改变IGF的作用以及影响类固醇生成。PCOS患者中低水平的IGFBP 1导致游离IGF- I水平升高，从而参与胰岛素抵抗进程。胰岛素代偿性增加导致肝脏中IGFBP 1合成的减少，IGF- I生物活性的增加。卵巢膜细胞和基质细胞上表达的IGF- I受体参与雄激素的生成，体外研究的结果表明，胰岛素具有刺激卵巢膜细胞和基质分泌雄激素的作用。在培养的人卵泡膜细胞中，IGF- I和胰岛素增强了LH诱导的睾酮和雄烯二酮的产生。因此在PCOS中，由于胰岛素抵抗导致的代偿性高胰岛素血症会诱导卵巢雄激素分泌增加，引起高雄激素血症。此外，人类黄体化颗粒细胞中IGFBP 1的产生被胰岛素和IGF- I抑制，颗粒细胞中IGFBP 1的减少只能部分拮抗IGF- I的生物活性，导致雄激素产生、卵泡成熟缺陷和无排卵。

　　PCOS 患者中抑郁症和焦虑症的高发病率与雄激素和 IGF-Ⅰ水平有关。雄激素水平升高的女性患抑郁症的风险较高，而患有重度抑郁症和重度焦虑症的 PCOS 患者中雄激素水平较高。关于 IGF-Ⅰ与抑郁症的关系尚不能完全确定，IGF-Ⅰ水平的升高与男性抑郁症有关。相反，在经历抑郁症的女性中观察到 IGF-Ⅰ水平下降。

参考文献

1. Azziz R，Carmina E，Chen Z，et al. Polycystic ovary syndrome. Nat Rev Dis Primers，2016，2：16057.

2. Azziz R，Marin C，Hoq L，et al. Health care-related economic burden of the polycystic ovary syndrome during the reproductive life span. J Clin Endocr Metab，2005，90：4650-4658.

3. Group REA-SPCW. Revised 2003 consensus on diagnostic criteria and long-term health risks related to polycystic ovary syndrome（PCOS）. Hum Reprod，2004，19：41-47.

4. Group REA-SPCW. Revised 2003 consensus on diagnostic criteria and long-term health risks related to polycystic ovary syndrome. Fertil Steril，2004，81：19-25.

5. Lagana A S，Rossetti P，Buscema M，et al. Metabolism and ovarian function in pcos women：a therapeutic approach with inositols. Int J Endocrinol，2016，2016：6306410.

6. Daniel A. Dumesic SEO，Stener-Victorin E，et al. Scientific statement on the diagnostic criteria，epidemiology，pathophysiology，and molecular genetics of polycystic ovary syndrome. Endocr Rev，2015，36（5）：487-525.

7. Carmina EKT，Chang L，Stanczyk F Z，et al. Does ethnicity influence the prevalence of adrenal hyperandrogenism and insulin resistance in polycystic ovary syndrome? Am J Obstet Gynecol，1992，167（6）：1807-1812.

8. DeUgarte C M，Woods K S，Bartolucci A A，et al. Degree of facial and body terminal hair growth in unselected black and white women：toward a

populational definition of hirsutism. J Clinical Endocrinol Metab, 2006, 91: 1345-1350.

9. O' Reilly M W, Taylor A E, Crabtree N J, et al. Hyperandrogenemia predicts metabolic phenotype in polycystic ovary syndrome: the utility of serum androstenedione. J Clin Endocrinol Metab, 2014, 99: 1027-1036.

10. Dewailly D, Gronier H, Poncelet E, et al. Diagnosis of polycystic ovary syndrome (PCOS): revisiting the threshold values of follicle count on ultrasound and of the serum AMH level for the definition of polycystic ovaries. Hum Reprod, 2011, 26: 3123-3129.

11. Dewailly D, Lujan M E, Carmina E, et al. Definition and significance of polycystic ovarian morphology: a task force report from the androgen excess and polycystic ovary syndrome society. Hum Reprod Update, 2014, 20: 334-352.

12. Dewailly D, Pigny P, Soudan B, et al. Reconciling the definitions of polycystic ovary syndrome: the ovarian follicle number and serum anti-Mullerian hormone concentrations aggregate with the markers of hyperandrogenism. J Clin Endocrine Metab, 2010, 95: 4399-4405.

13. Johnstone E B, Rosen M P, Neril R, et al. The polycystic ovary post-rotterdam: a common, age-dependent finding in ovulatory women without metabolic significance. J Clin Endocr Metab, 2010, 95: 4965-4972.

14. Polson DW AJ, Wadsworth J, Franks S. Polycystic ovaries—a common finding in normal women. Lancet, 1988, 1 (8590): 870-872.

15. Kent SCG C, Kunselman A R, Demers L M, et al. Hyperandrogenism and hyperinsulinism in children of women with polycystic ovary syndrome: a controlled study. Clin Endocrinol Metab, 2008, 93 (5): 1662-1669.

16. Mes-Krowinkel M G, Louwers Y V, Mulders A G, et al. Influence of oral contraceptives on anthropomorphometric, endocrine, and metabolic profiles of anovulatory polycystic ovary syndrome patients. Fertil Steril, 2014, 101: 1757-1765 e1751.

17. Mulders AG tK-BM, Pal R, et al. Influence of oral contraceptive pills on phenotype expression in women with polycystic ovary syndrome. Reprod Biomed Online, 2005, 11 (6): 690-696.

18. Catteau-Jonard S D, D. Pathophysiology of polycystic ovary syndrome: the role of hyperandrogenism. Front Horm Res, 2013, 40: 22-27.

19. Padmanabhan Vea. Dynamics of bioactive follicle-stimulating hormone secretion in women with polycystic ovary syndrome：effects of estradiol and progesterone. Fertil Steril，2001，75：881-888.

20. Lim S S，Davies M J，Norman R J，et al. Overweight，obesity and central obesity in women with polycystic ovary syndrome：a systematic review and meta-analysis. Hum Reprod Update，2012，18：618-637.

21. Luque-Ramirez M，Alpanes M，Sanchon R，et al. Referral bias in female functional hyperandrogenism and polycystic ovary syndrome. Europ J Endocrinol，2015，173：603-610.

22. Yildiz B O，Bozdag G，Yapici Z，et al. Prevalence，phenotype and cardiometabolic risk of polycystic ovary syndrome under different diagnostic criteria. Hum Reprod，2012，27：3067-3073.

23. Legro R S，Dodson W C，Gnatuk C L，et al. Effects of gastric bypass surgery on female reproductive function. J Clin Endocr Metab，2012，97：4540-4548.

24. Gosman G G，King W C，Schrope B，et al. Reproductive health of women electing bariatric surgery. Fertil Steril，2010，94：1426-1431.

25. Glueck C J，Morrison J A，Daniels S，et al. Sex hormone-binding globulin，oligomenorrhea，polycystic ovary syndrome，and childhood insulin at age 14 years predict metabolic syndrome and class iii obesity at age 24 years. J Pediatri，2011，159：308-313 e302.

26. Manneras-Holm L，Leonhardt H，Kullberg J，et al. Adipose tissue has aberrant morphology and function in POCS：enlarged adipocytes and low serum adiponectin，but not circulating sex steroids，are strongly associated with insulin resistance. J Clin Endocrine Metab，2011，96：E304-311.

27. Berg AH CT，Du X，Brownlee M，et al. The adipocyte-secreted protein acrp30 enhances hepatic insulin action. Nat Med，2001，7（8）：947-953.

28. Dunaif A SK，Shelley D R，Green G，et al. Evidence for distinctive and intrinsic defects in insulin action in polycystic ovary syndrome. Diabetes，1992，41（10）：1257-1266.

29. Ek I AP，Bergqvist A，Carlström K，et al. Impaired adipocyte lipolysis in nonobese women with the polycystic ovary syndrome：a possible link to insulin resistance? J Clin Endocrine Metab，1997，82（4）：1147-1153.

30. Joham A E，Teede H J，Ranasinha S，et al. Prevalence of infertility and use of

fertility treatment in women with polycystic ovary syndrome：data from a large community-based cohort study. J Womens Health（Larchmt），2015，24：299–307.

31. Teede HJea. Assessment and management of polycystic ovary syndrome：summary of an evidencebased guideline. Med J Aust, 2011，195：S65–112.

32. Roos Nea. Risk of adverse pregnancy outcomes in women with polycystic ovary syndrome：population based cohort study. BMJ，2011，343：d6309.

33. Sterling L，Liu J，Okun N，et al. Pregnancy outcomes in women with polycystic ovary syndrome undergoing in vitro fertilization. Fertil Steril，2016，105：791–797 e792.

34. Pan M L，Chen L R，Tsao H M，et al. Relationship between polycystic ovarian syndrome and subsequent gestational diabetes mellitus：a nationwide population-based study. PloS one，2015，10：e0140544.

35. Palomba S，de Wilde M A，Falbo A，et al. Pregnancy complications in women with polycystic ovary syndrome. Hum Reprod Update，2015，21：575–592.

36. Roe A，Hillman J，Butts S，et al. Decreased cholesterol efflux capacity and atherogenic lipid profile in young women with PCOS. J Clin Endocrine Metab，2014，99：E841–847.

37. Dumesic D A，Oberfield S E，Stener-Victorin E，et al. Scientific statement on the diagnostic criteria，epidemiology，pathophysiology，and molecular genetics of polycystic ovary syndrome. Endocr Rev，2015，36：487–525.

38. Cibula Dea. Increased risk of non-insulin dependent diabetes mellitus，arterial hypertension and coronary artery disease in perimenopausal women with a history of the polycystic ovary syndrome. Hum Reprod，2000，15：785–789.

39. Mani Hea. Diabetes and cardiovascular events in women with polycystic ovary syndrome：a 20-year retrospective cohort study. Clin Endoerinol(oxf.)，2013，78：926–934.

40. Anderson S A，Barry J A，Hardiman P J. Risk of coronary heart disease and risk of stroke in women with polycystic ovary syndrome：a systematic review and meta-analysis. Int J Cardiol，2014，176：486–487.

第三章

多囊卵巢综合征病因学研究

/第一节/　　**多囊卵巢综合征病因简介**

　　环境、遗传和内分泌等因素均影响 PCOS 的发生和病理生理学表现。S. Franks 等（2006 年）提出的 PCOS 假说中提到，PCOS 是遗传决定的卵巢病理状态，其特征为雄激素合成过量，是遗传倾向与其他基因和环境因素之间相互作用而表现出的异质性特征。以恒河猴为研究对象，发现子宫内胎儿暴露于高水平的雄激素会导致青春期期间 PCOS 的临床表现。在绵羊中的研究同样证实，胎儿过度暴露于雄激素会影响早期卵巢卵泡的活力，从而解释了 PCOS 中卵泡生成变化的原因。可见，胎儿下丘脑 - 垂体 - 卵巢轴暴露于过量雄激素可能会触发其青春期 PCOS 的发生。

　　PCOS 与胎儿时期子宫内环境有关。子宫内胎儿受胎盘芳香酶活性和高浓度母体 SHBG 的保护，因此子宫内雄激素过量不可能来源于母体。尽管 PCOS 患者胎盘中芳香酶的表达量减少，但是可能不足以引起 PCOS 妊娠女性中胎儿睾酮过量，且通过抑制芳香酶的降低来实现睾酮的过量是比较罕见的。子宫内雄激素过量的来源更可能是胎儿卵巢，通常胎儿卵巢是静止的，但是胎儿卵巢可以感应有 PCOS 遗传倾向的母体人绒毛膜促性腺激素（human chorionic gonadotrophin，hCG），从而产生过量雄激素。

　　PCOS 具有遗传倾向，但是对于 PCOS 女性而言，其新生女儿脐血中雄烯二酮水平下降或脐带血中睾酮水平并未升高。因此，在器官分化的关键期，应该把胎儿卵巢看作是妊娠期睾酮过量的主要位点，出生时进行检测可能检测不到激素的差异。此外，PCOS 妊娠女性在妊娠中期胎儿睾酮过量常伴随妊娠糖尿病和胎儿高胰岛素血症。妊娠中期母体睾酮含量升高将预示其女儿青少年期高 AMH 水平。高水平 AMH 是青少年期女性、PCOS 女性及其女儿的特征之一。与相似年龄阶段和相当 BMI 的非 PCOS 女性的女儿相比，PCOS 患者的女儿在儿童期早期（4～8 岁）和青春期早期（9～13 岁）表现出严重的肾上腺功能初现。这些女孩存在肥胖相关的胰岛素抵抗。胰岛素作用于肾上腺和卵巢，引起高雄激素血症、早期肾上腺功能初现和随之而来的 PCOS。这进一步说明母亲高雄激素血症的程度和其女儿 PCOS 的发展之间存在跨代关系，胎儿时期暴露于高雄激素的影响可能到青春期才会显现。

PCOS 与下丘脑 – 垂体 – 卵巢轴激活、胰岛素抵抗、LH 脉冲等内分泌变化密切相关。当下丘脑 – 垂体 – 卵巢轴被激活，青春期就表现出 PCOS 的症状。此时，代谢的改变将导致体脂分布发生变化。青春期生理上胰岛素水平的升高，一方面引起 SHBG 水平的下降，放大了循环雄激素的作用。另一方面直接刺激了卵巢类固醇的生成。在 PCOS 女性中，青春期生理性的高胰岛素血症可能是雄激素过多和无排卵发展的触发因素。青春期发生胰岛素抵抗和超重的女性更有可能发展成早期肾上腺功能初现和随之而来的青春期 PCOS。与正常体重的女孩相比，围青春期肥胖女孩中 LH 脉冲频率增加，但是 LH 脉冲幅度和夜间 LH 脉冲幅度减小，表明高雄激素血症似乎调控促性腺激素水平，同时这些变化可能反映了肥胖对 LH 脉冲的最初作用。随后，高雄激素血症通过孕酮缓解了对促性腺激素释放激素（gonadotropin-releasing hormone，GnRH）脉冲频率的抑制，导致 LH 脉冲频率的快速分泌并进一步促进了卵巢雄激素的产生。

因此，在 PCOS 的发病原因和病理生理特征中，遗传、胎儿、环境和内分泌等均起到重要作用。而在不同种族的女性中，这些因素的作用又不尽相同。在这些因素中，促性腺激素分泌失常、高雄激素血症、胰岛素抵抗和高胰岛素血症、卵巢功能失常及卵泡抑制等对 PCOS 的作用最为显著。

/第二节/　　遗传因素在多囊卵巢综合征中的作用

PCOS 病因以及临床表现的差异，导致 PCOS 病理生理和内在机制的复杂性。这些机制的相互作用又决定了 PCOS 的临床特征，包括高雄激素血症、多囊卵巢以及排卵障碍。PCOS 的发生发展与遗传因素密切相关。若母亲或姐妹患有 PCOS，那么其患 PCOS 的风险为 30%～50%。PCOS 在单卵双胞胎姐妹之间的相关性是异卵双胞胎姐妹之间相关性的 2 倍。根据单变量遗传模型，遗传因素可以解释 66% 的差异。目前，大量的遗传学研究已经发现了约 100 个与 PCOS 相关的易感基因。

一、遗传学方法

PCOS 是一种复杂的多基因疾病，与环境因素、遗传因素等有关。早期 PCOS 遗传学研究显示其为常染色体显性遗传，随后的前瞻性研究揭示 PCOS 的遗传模式更复杂。影响 PCOS 遗传学研究的因素包括：① PCOS 诊断标准的不同；② PCOS 的临床异质性；③只有育龄期女性才能被诊断为 PCOS，对于初潮前女孩、青春期前女孩和绝经后女性的 PCOS 诊断标准仍不确定；④虽然男性也存在雄激素相关疾病和代谢障碍，但是目前没有公认的男性表型；⑤ PCOS 损害了生育力或延迟生育，降低了家庭成员规模，可用于家族遗传学研究的亲属成员有限。

PCOS 具有复杂的遗传特征。细胞遗传学方法未发现 PCOS 中存在显著的染色体畸变，且未受精卵母细胞的非整倍体率在 PCOS 女性和输卵管因素引起的不孕女性间无差异。大多数 PCOS 相关基因的研究是基于遗传学开展的，已经无法满足目前更严格的"加强流行病学观察研究报告——分子流行病学报告"（Strengthening the Reporting of Observational Studies in Epidemiology Molecular Epidemiology）中列出的相关要求。高遗传异质性的创始人群体或者利用家庭关联研究具有较高的研究价值。目前 PCOS 遗传学研究的主要局限包括样本量小、诊断异质性、人口分层、未能检查全部候选基因（通常只检测一个变体）、多次检测不校正（同一个研究或者来自同一队列的报告）以及混杂的表型（如肥胖）等。

全基因组方法可用于评估位点或功能性候选基因在 PCOS 中的作用。最初，研究人员利用等距离微卫星的微阵列进行研究，但是在 20 世纪 90 年代晚期，横跨整个基因组的单核苷酸多态性（single nucleotide polymorphism，SNP）阵列的研究变得普遍。该方法可以对所有外显子或整个基因组测序，为研究 PCOS 遗传背景提供选择。鉴定出重要的变体只是第一步，关键是通过分子遗传学分析 PCOS 相关变体的生物相关性（例如，细胞或其他微生物中的表达分析或靶向基因干扰）。理论上候选基因可以用来探索 PCOS 的基因起源，但是对于这种复杂的多基因疾病来说还不足够。全基因组关联研究（genome-wide association study，GWAS）为这种复杂的多基因疾病的探索提供了一种全面的、以发现为目标的研究手段，因此目前应用较普遍。

二、遗传背景的研究

1. 双胞胎研究　双胞胎为 PCOS 遗传背景的研究提供了一定参考。有两项研究通过比较同卵和异卵双胞胎中的一致程度评估 PCOS 在双胞胎中的遗传性。在 1995 年，S. E. J. Jahanfer 等利用 19 对同卵双胞胎和 15 对异卵双胞胎进行研究，结果表明 PCOS 并非是单个常染色体遗传缺陷引起的，环境因素或者子宫内和子宫外的因素均参与了 PCOS 发病过程。PCOS 可能是 X 染色体相关的疾病，抑或者是多基因导致了 PCOS 的发生。此外，遗传显著影响空腹胰岛素水平、雄甾烷二醇葡萄糖苷酸和 BMI 水平。

2006 年 J. M. Vink 等利用 1332 对同卵双胞胎和 1873 对异卵双胞胎进行相关研究，揭示了遗传因素在 PCOS 中起到重要作用，指出包括遗传因素和独特环境因素在内的模型是最简单的研究模型。之后他们将性别相反的双胞胎与性别相同的双胞胎、姐妹和双胞胎女性配偶之间进行比较，发现这些分组间的 PCOS 流行情况无差异，提示女性胎儿时期雄激素暴露（由与男性胎儿共享子宫内环境引起的）不能引起 PCOS 样特征。

2. 基于家庭的研究　PCOS 具有家族聚集性，PCOS 患者的姐妹更易表现出 PCOS 的特征和症状。PCOS 女性第一直系亲属发生代谢紊乱（包括胰岛素抵抗、β 细胞功能下降、血脂异常和 MetS）的风险增加。一项前瞻性家族研究中，PCOS 患者的姐妹中有 22% 被诊断为 PCOS、24% 表现出高雄激素血症和正常的月经周期。与未患 PCOS 和月经规律的姐妹和对照组相比，PCOS 患者的姐妹中循环 T 水平显著增加。与对照组相比，渊源者和姐妹患 PCOS 者、高雄激素血症患者姐妹同样表现出 DHEAS 和血清 LH 水平升高。此外，在其他研究中发现 PCOS 家族中 HA（有或没有月经稀发）具有家族聚集性，表明 PCOS 具有家族遗传特征。

PCOS 相关的代谢紊乱也表现出家族聚集性的特点，表明其具有遗传易感性。与年龄、体重和种族相似的对照组相比，PCOS 患者的母亲或者姐妹发生高雄激素血症、胰岛素抵抗和 MetS 的概率增加。与正常男性相比，PCOS 患者的男性亲属发生 MetS 和肥胖的概率增加。PCOS 患者男性亲属比女性亲属具有更高的 MetS 患病率，并且与肥胖的发生相关。此外，研究证实糖尿病的种族和家族史对 PCOS 患者的代谢和血糖状态有重大影响。第一直系亲属 2 型糖尿病（T2DM）的发生史似乎是预示 PCOS 患者发生代谢紊乱、糖耐量受损和 T2DM 的重要因素。

3. 基于人群的研究　基于人群（病例对照）的研究比家族研究更加普遍的原因是招募容易（不需要获得父母的信息和样本）、成本低（不需要父母的基因型）以及低水平的家族鉴定。但是人群研究需要检测大量的功能性候选基因，以便与 PCOS 表型相联系，通常阴性结果多于阳性结果。缺少普遍认同的诊断标准使这类研究的比较存在不确定性。而且与 GWAS 相比，病例对照和家族研究中小样本人群是 PCOS 人群遗传研究中的主要局限。

三、候选基因分析

起初，PCOS 遗传学研究主要通过候选基因分析来实现。利用候选基因分析方法鉴定出一些非常有潜力的 PCOS 易感基因或基因位点，如

原纤蛋白 –3（fibrillin–3，FBN3）、胰岛素受体和胰岛素受体底物 1、转录因子 7 类似物 2、钙蛋白酶 10，以及脂肪含量和肥胖相关基因，如 *FTO*、*SHBG* 和 *FSH* 受体基因。但是没有一个基因在所有的研究中被成功重复并被认为是 PCOS 发病的真正原因。比如，有家族研究和病例对照研究鉴定并重复出 *FBN3* 基因中的多态标记——D19S884 与 PCOS 的发生风险有关，但是其相关的变体在二核苷酸的重复标记内。此外，在原纤蛋白 –3 中没有显著相关的 SNP，从而导致 GWAS 中原纤蛋白 –3 与 PCOS 不显著相关；糖尿病的 *TCF7L2* 基因易感区域与 PCOS 感染状态有关，但是其与 PCOS 生殖表型没有显著相关性；在脂肪细胞前体细胞中，*FTO* 等位基因与肥胖抑制线粒体产热有关，而 *FTO* 基因的肥胖易感性变体与体重而非生殖特征有关，该基因的其他区域可能与 PCOS 有关；胰岛素受体也是 PCOS 的易感基因，部分研究发现 IRS–1 与 PCOS 有较好的相关性。但是目前仍然需要更多的研究来筛选和确定相关基因的功能。此外，病例对照研究用于候选基因的筛选在应用上具有一定的局限性，比如样本量有限，缺少重复和易发生选择偏倚。其中缺少重复的原因是样本量不足（这可导致假阳性或者假阴性的结果）和候选基因的覆盖不全面（如许多研究只检测与每个基因的几个变体的关联）。因此，候选基因方法只有在存在 PCOS 病因候选基因前提的假设下才能使用。

四、全基因组关联研究

1. 国内相关研究　2 项关于中国汉族 PCOS 患者的 GWAS 研究发现了 11 种易感基因。在第一项研究中，陈子江教授等以 Roterdam 标准为 PCOS 的诊断标准，率先利用 GWAS 方法鉴定出汉族 PCOS 女性的致病基因。该研究以满足所有三项诊断（排卵障碍、高雄激素血症和多囊卵巢形态）的女性为研究对象，包括 744 例 PCOS 病例和 895 例对照，发现了三个区域——2p16.3、2p21、9q33.3 内的多个 SNP 位点均与 PCOS 有强的相关性，最显著的位点为 LHCGR、THADA 和 DENND1A。之后该团队发表了另一篇关于中国汉族 PCOS 女性的 GWAS 研究（利用 Rotterdam 标准诊断）。研究者对先前队列的数据和一个中国汉人的新队列——1510 例病例和 2016 例对照，以及一个 8226 例病例和 7578 例对照的队列进行了分析，明确了先前鉴定的基因位点并新发现了另外 8 个与 PCOS 有关的基因区域，分别位于 9q22.32（C9orf3）、11q22.1（YAP）、12q13.2（RAB5B 和 SUOX 间）、12q14.3（HMGA2）、16q12.1（TOX3）、19p13.3（INSR）、20q13.2（SUMO1P1）。第二个独立信号在 FSHR 基因的 2p16.3 中。这些相关基因与胰岛素信号、性激素功能、T2DM 以及钙信号和内吞作用有关。其中 FSHR 基因与 PCOS 有关，Ser/Ser FSHR 多态性（定位于 FSHR 细胞内部分 608 的位置）与高血清 FSH 水平有关。因此，FSHR 是正常促性腺激素无排卵患者和 PCOS 女性中的危险基因。有研究支持 DENND1A.V2 亚型在 PCOS 的病理生理中有作用，PCOS 女性膜细胞中该基因变种的水平增加以及在正常女性膜细胞中过表达 DENND1A.V2 亚型可以重现雄激素性膜细胞的功能，并且 DENND1A 和其他蛋白如 LH-CGR 和 INSR 形成的信号级联可以影响膜细胞雄激素合成。因此，PCOS 女性尿液外来体中 DENND1A.V2 变体可能成为未来 PCOS 诊断的手段。

2. 国外相关研究　欧美学者同样开展了相关研究，尽管部分在中国队列研究中发现的 PCOS 显著相关标志物在一项欧洲队列研究中未被全部发现，但是两项研究重复出一些易感基因位点。其中促卵泡激素受体（follicle-stimulating hormone receptor，FSHR）、LH-绒毛膜促性腺激素受体和 FSHR 基因的产物可能与 PCOS 发病有关，与种族无关。孟德尔随机分析显示，PCOS 相关的单核苷酸多态性是 PCOS 患者发生 BMI 增加、胰岛素抵抗以及 SHBG 水平下降的原因。此外，其他早期报道的基因 YAP、THADA 和 FSHB 也被证实与 PCOS 相关。到目前为止，在 GWAS 中发现的参与 PCOS 遗传性的基因座不超过 10%。最新的大型 GWAS 研究以 NIH 为标准（高雄激素症和长期无排卵），对具有欧洲血统的 PCOS 女性中常见的遗传易感基因位点进行检测。发现 3 个基因位点具有全基因组意义，其中 2 个新基因位点分别在 GATA4 和 NEIL2 区域的 chr8p32.1 和在 FSH B 多肽基因区域的 chr11p14.1，另外一个是先前在中国 PCOS 人群中发现的基因——c9orf3/FANCC 区域的 chr9q22.32。此外，Meta 分析表明，在 *FSHB* 多肽基因中的 chr 11p14.1 SNP，rs11031006 有全基因组意义，并发现了两个新基因位点——chr 8p32.1 和 chr11p14.1，以及一个之前在 PCOS 中国人中的 chr 9q22.32 位点，其中 chr 11p14.1 SNP、rs11031006 与 PCOS 诊断和 LH 水平密切相关。

除此之外，GWAS 鉴定出与韩国 PCOS 女性肥胖遗传倾向有关的基因，从而将 *GYS2* 基因与 PCOS 和 BMI 联系起来。*GYS2* 基因的突变与常染色体隐性遗传病糖原贮积病 0 型（autosomal recessive disorder glycogen storage disease type 0，GSD0）疾病有关，而患有糖原贮积病的女性与 PCO 的发生相关。此外，*GYS2* 基因在儿童肥胖和妊娠糖尿病中也发挥作用。

利用 GWAS 研究可以更好地建立基因型 - 表型之间的联系，已发现变体的表型可以为易感基因相关的病理生理特征提供参考（表 3-1）。在中国汉族 PCOS 患者中，*THADA* 和 *DENND1A* 变体与内分泌和代谢紊乱相关。在欧洲人群，*DENND1A* 是雄激素增多以及无排卵的风险基因，*FSHR* 附近的变体与低水平的 FSH 相关，而 *RAB5B* 附近的变体与葡萄糖代谢失常有关。此外，*LHCGR* 和 *INSR* 与无排卵具有遗传相关性，*THADA* 和 *DENND1A* 与多囊卵巢具有遗传相关性，而 C9orf3 和 rs4385527 是 PCOS 的三种特征（高雄激素血症、排卵障碍、多囊卵巢）的风险因子。依据 GWAS 数据进行计算机分析有助于阐明 PCOS 的机制，比如信号通路分析结果显示，*INS*、*GNAQ*、*PLCB3*、*STXBP1*、*SMC3*、*PLCB2* 和 *PLCZ1* 与卵母细胞减数分裂和胰岛素分泌密切相关。

对 GWAS 发现的基因进行功能性的研究可以更好地阐明 PCOS 的发病机制。比如对 11 名中国 PCOS 患者皮下脂肪组织的 GWAS 风险基因座进行 DNA 甲基化和基因表达的检测。结果发现，*LHCGR* 和 *INSR* 的遗传变体可以通过甲基化而改变其表达水平。在 PCOS 非肥胖患者和非 PCOS 肥胖患者中，*LHCGR* 的低甲基化与 *LHCGR* 的过表达水平相一致，而 INSR 的超甲基化与 PCOS 肥胖和非肥胖女性间不同基因表达水平无关。

表3-1　与PCOS相关的基因变体

作用	基因变体
雄激素生物合成	CYP1A1、CYP11A、CYP17A1、CYP19、HSD17B6
雄激素作用	AR、SHBG、SRD5A1
胰岛素信号	INSR、IRS1、IRS2、PPARγ、CAPN10
代谢	ADIPOQ、FTO
卵泡生成	FSHR、LHCGR、AMHR2
炎症	IL1A、IL1B、IL6、Il8、PAI1、FBN3、TNF、MEP1A

五、表观遗传

　　子宫内营养和环境因素引起胎儿成年后疾病的发生，通常涉及表观遗传机制。在 PCOS 女性中同样存在表观遗传现象。胎儿在子宫内暴露于高雄激素，可能诱发胎儿生殖组织表观遗传的重编程，导致胎儿到成年时期发生 PCOS 表型。在生殖细胞系中这一表观遗传的持续改变将促进 PCOS 表型的跨代传递。除母体子宫因素外，有助于 PCOS 表型发生的其他遗传因素（如胰岛素抵抗相关因素）和产后环境因素（如饮食因素）均可能与表观遗传异常有关。

　　关于子宫内环境与表观遗传间关系的研究有很多。大量流行病学和临床研究表明，胎儿期间生长受限与其长大后患 2 型糖尿病和心血管疾病的风险之间密切相关。胎儿期间暴露于不良子宫环境和小于胎龄儿（small for gestational age infant，SGAI）与其代谢性疾病发生风险的增加有关。此外，胎儿生长受限和儿童早期肥胖与胰岛素抵抗的增加密切相关。除了子宫的因素外，基因多态性也参与调控 SGA 的胰岛素抵抗，导致同样暴露于不良子宫环境的个体间胰岛素抵抗程度不同。另外，胎儿营养过度对肥胖和胰岛素抵抗有长期的影响，伴随发生血糖调控紊乱的倾向。妊娠糖尿病母亲的后代发生儿童期肥胖、糖耐量受损和 2 型糖尿病的风险增加，进一步证实了子宫内环境因素对胎儿成年后疾病的影响。鉴于胰岛素对卵巢和肾上腺类固醇生成的调节作用，若子宫内胎儿暴露于高胰岛素，则其在青少年期更易患 PCOS。总之，与成年期 PCOS 表型相关的一些代谢因素，尤其是高脂肪含量、内脏肥胖和胰岛素抵抗在其还在子宫内的时候就已经编程好了。

AR 可能参与表观遗传。AR 基因位于 X 染色体的 Xq 12—13。AR 基因包含外显子 1 中的多态 CAG 重复微卫星。这种 CAG 重复区域数目与 AR 活性呈反比关系。与血清低雄激素水平的患者相比，部分血清高雄激素的患者有更长的重复区域，这跟预期的更长的重复区域与雄激素敏感性的下降有关相矛盾。在 83 名有生育能力女性和 122 名 PCOS 不孕女性中利用 X- 灭活分析，对 CAG 重复等位基因的频率分布和它们的表达模式进行比较，发现与对照组相比，PCOS 女性多态谱上半部中等位基因频率显著增加；与生育对照组和一般人群相比，PCOS 不孕女性显示出高频率的 CAG 等位基因（> 22 重复数目），而 AR 中 GAC 重复的遗传关联研究的 Meta 分析未发现这些对照之间存在差异，说明在 PCOS 中起重要作用的 AR 可能存在表观遗传学改变。

表观遗传可以为 PCOS 的诊断提供帮助。PCOS 患者与对照组之间外周白细胞 DNA 全甲基化无差异，并不能说明 PCOS 中不存在表观遗传，原因可能是全基因组甲基化分析没有靶向特定基因的分析方式敏感性高，或者白细胞中甲基化谱可能检测不到存在于不同组织间的重要差异。应该研究特定基因或区域和关键组织（如人类卵巢、脂肪组织或肾上腺）而非外周白细胞的甲基化情况。除此之外，异常的 DNA 甲基化模式可以作为 PCOS 早期检测表观遗传的生物标志物。因此，了解 PCOS 表观遗传机制可以为 PCOS 的诊断和治疗提供新的途径。

第三节　环境因素在多囊卵巢综合征中的作用

PCOS 的发病率和病理生理表现都存在显著的种族差异性。种族差异性往往与饮食、体育锻炼、生活方式等环境因素有关。研究表明，不同地区的高加索女性中 PCOS 的发生率不同，分别为：阿拉巴马州

4.7%，西班牙 6.5%，希腊 6.8%。在美国，亚裔人群中 PCOS 和 2 型糖尿病的发生更加普遍。因此，环境因素在 PCOS 的发生、发展中具有重要作用。

经济发达国家中代谢紊乱发生率的增加可能与人类生存进化过程及环境的改变有关。比如，胰岛素抵抗的发生增加了可用于脑代谢的葡萄糖水平。胰岛素抵抗还可以通过体液滞留和增加交感神经张力的机制使血压升高，并诱导以炎症为特征的凝血因子修饰和肥胖的发生。这些改变使得人类在面对压力（如食物减少、创伤、流行病）时抵抗不良环境和生存的能力增加。此外，女性不孕的发生延长了生育周期并且减少了孩子的数量，从而有利于母亲和孩子的生存。而在没有压力、物资丰富的发达国家，这些环境因素可能引起心血管疾病和动脉粥样硬化。

环境因素也可能成为内分泌干扰因子。研究发现，普通的家居用品（比如增塑剂）与肥胖、青春期改变、排卵障碍有关，尤其是一种雌激素模拟物——双酚 A（bisphenol A，BPA）。研究人员发现在排卵障碍的女性中 BPA 水平升高。BPA 水平的升高可能有助于 PCOS 的发病。新生大鼠暴露于双酚 S 会发生 PCOS 样症状和葡萄糖代谢异常。大鼠卵巢间质细胞经 BPA 孵育后，可能通过上调类固醇合成途径相关酶的 mRNA 水平使 T 合成增多。此外，一项关于瘦型和超重的 PCOS 女性的研究表明，分别与相应的对照组相比，两组 PCOS 女性中的 BPA 水平均升高。该研究同样证明 BPA 与胰岛素抵抗呈正相关，可见环境因素可以影响女性的内分泌功能。

/第四节/　高雄激素血症在多囊卵巢综合征中的作用

PCOS 患者中雄激素的水平通常高于正常人群，高雄激素血症是 PCOS 中典型的激素改变。在生化水平上，高雄激素血症可以通过检测血清中总睾酮（total testosterone，TT）、游离睾酮（free testosterone，FT）、SHBG、A、17-OHP 和 DHEAS 水平以及计算游离雄激素指数［FAI

=（TT/SHBG）×100］进行诊断。雄激素可通过雄激素受体发挥作用，通过刺激毛囊中鸟苷酸脱羧酶合成，促进多胺合成。多胺是毛囊中毛发生长等细胞增殖中不可或缺的多功能阳离子胺。因此，高雄激素血症的结局之一就是多毛症。此外，高水平的雄激素会阻碍卵泡发育，导致卵泡闭锁，抑制减数分裂，从而影响卵巢功能。

高雄激素血症是由多因素共同导致的，小部分归因于脂肪组织，大部分归因于卵巢和肾上腺。PCOS 卵巢组织中雄激素合成增多主要是由于卵泡膜细胞中雄激素合成增加，表现为编码类固醇合成酶基因表达水平的增加。雄激素的生物合成由具有催化 17-20 裂合酶活性的微粒体 P450c17 介导。研究发现，PCOS 患者中抑制 17-20 裂解酶活性导致 17-OHP / A 比率增加，口服 GnRH 或 hCG 可以使 PCOS 患者中 17-OHP 合成过多。此外，PCOS 患者中参与雄激素转化为雌激素的颗粒细胞酶——芳香酶活性下降。

PCOS 患者中的高雄激素来源于卵巢和肾上腺。PCOS 的候选基因 *DENND1A* 在 PCOS 患者膜细胞中表达升高，提示至少在一些 PCOS 患者中卵巢雄激素的升高可能是 PCOS 的遗传特征。除此之外，PCOS 患者膜细胞中雄激素合成限速酶的编码基因（*CYP17A1*）的表达水平增加，这可能有助于孕激素前体转化为雄激素。与健康对照相比，PCOS 患者分离的膜细胞对胰岛素和 LH 引起的雄激素分泌具有更高的反应性。PCOS 患者中高胰岛素血症除了可以直接刺激卵巢雄激素分泌外，还可以通过抑制肝合成 SHBG，导致游离睾酮水平增加。虽然在 PCOS 中，卵巢是雄激素过多的主要来源，但是 20%～30% 的 PCOS 患者显示肾上腺雄激素过量，表明肾上腺皮质功能异常也参与了 PCOS 的发生发展。

一、不同年龄段高雄激素血症的影响

（一）胎儿期

雌性哺乳动物的研究表明，从啮齿动物到灵长类动物，胎儿时期 T 过量将诱导雌性哺乳动物 PCOS 样的生殖和代谢特征。然而，在全部的模型中所表现出的 PCOS 特征并非都相同。

　　啮齿动物模型简单、便宜，并且在子宫暴露于 T、DHT 或者 DHEA 后可以表现出 PCOS 的不同表征，包括不规则或延长的发情周期、LH 波动增加、HA 和代谢改变。用绿色荧光蛋白标记 GnRH 的啮齿动物模型显示，用 DHT 处理后，孕酮对 GnRH 脉冲的抑制作用受损，并增加了 GnRH 神经元的兴奋性输入。通过产前雄激素化小鼠的研究进一步确定下丘脑弓状核中孕激素受体表达显著降低，并伴随 GABAergic 对 GnRH 神经元的神经支配作用增加，表明产前雄激素化是 PCOS 的神经内分泌性起源。在小鼠模型中，产前 T 暴露可以改变胎盘类固醇生成，包括雌激素受体 α 和 β、雄激素受体以及 17β- 羟基类固醇脱氢酶 -2 表达量的增加，并导致成年雌性后代脂质代谢失常。

　　羊 PCOS 模型为更好地理解激素调控提供了参考。羊暴露于产前 T 可以使 LH 脉冲增加，雌激素 / 孕酮反馈机制受损，导致排卵和卵泡动力学改变以及发情周期的丧失。此外，羊 PCOS 模型同样表现出胰岛素抵抗样卵巢的表型。

　　猴子和人类具有相似的下丘脑 - 垂体 - 卵巢和下丘脑 - 垂体 - 肾上腺轴，以猴子为动物模型可以更好、更全面地了解 PCOS。在猴子 PCOS 样动物模型中，过量胎儿 T 可以导致激素、生殖和代谢的失常。T 暴露猴子的后代在青春期后显示 LH 超分泌、排卵障碍、高雄激素血症和胰岛素抵抗。除此之外，大约 50% 的后代出现卵巢增大及卵泡数目增多。第二代雌性后代同样显示下丘脑类固醇负反馈增加引起的 LH 脉冲增加、T 对绒毛膜促性腺激素的过分应答、卵巢储备下降、肾上腺雄激素产生过量以及腹部脂肪特征的改变，提示其中一些改变在子宫内就已经编程好了。此外，产前雄激素化与婴儿时期胰岛形态和功能的显著改变（被认为是胰岛发育异常引起的）有关，是导致其成年后在胰岛功能方面出现差异的原因。

　　部分早期人类临床研究发现，在天生肾上腺男性化疾病的女孩中出现卵巢囊状样和 PCOS 样症状。因此，先天性男性化肾上腺增生疾病，尤其是 21- 羟化酶缺乏，可作为研究产前雄激素暴露的人类对象。基于先天性男性化肾上腺增生的女性中 LH 分泌增加，B-R. B. Barnes 等假设，产前雄激素暴露改变了下丘脑 – 垂体编程，引起青春期 LH 超分泌趋势增加，导致患有先天性男性化肾上腺增生的青春期和成年女性卵巢的高雄激素血症。

PCOS 患者在妊娠过程中母源 T 的增加是否导致胎儿 T 暴露的增加还不明确。究其原因，一方面是由于妊娠期间 SHBG 水平增多并且胎盘芳香酶活性丰富，另一方面是由于脐静脉样本中血液来源于胎儿还是母亲还有待研究。通常情况下，胎儿出生时脐带血作为评估雄激素水平的样本。用羊水来评价 T 水平，发现 PCOS 女性的女性胎儿（非男性）羊水中 T 水平升高。尽管男性胎儿羊水中 T 的水平高于女性胎儿，但是在两种性别胎儿的妊娠过程中 T 的水平无变化。关于妊娠期母亲体内的雄激素水平对胎盘类固醇合成影响的研究还不深入。有研究表明，高母体雄激素水平可以上调胎盘中 3β 羟基类固醇脱氢酶 1 并下调细胞色素 P450 的蛋白质表达。部分说明在类固醇反馈和其他调控机制的最终编程之前，胎盘和胎儿类固醇生成组织的过量分泌仍然可能使发育中的下丘脑暴露于过量的雄激素，影响胎儿生长的子宫内环境。

（二）青春期前及青春期

在女孩（6 ~ 8 岁）中，肾上腺功能初现的增加可以刺激生长发育，激活下丘脑 – 垂体 – 卵巢轴。肾上腺功能早现与之后的卵巢 HA、PCOS 和胰岛素抵抗有关。肾上腺功能初现具有特发性，反映了胰岛素和 IGF– I 水平的升高，雄激素对 ACTH 应答的增强。在青春期阶段，具有肾上腺功能早现发生史的女孩会表现出雄激素前体对 GnRH 激动剂的过度应答，并与细胞色素 P450C17α 活性的增加相一致。到青春期中期，LH 分泌的增加刺激了卵巢中雄激素的合成。

青春期前及青春期肥胖与 HA 有关。65% 的肥胖，青春期前和围青春期女孩（BMI ＞同等年龄理想体重的第 95 百分位数）血清中游离 T 水平升高。在 2012 年，大约 17% 的 2 ~ 19 岁女孩的体重＞第 95 百分位数理想体重。肥胖症的增加促进了肾上腺和卵巢雄激素分泌的增加，并进一步促进了 PCOS 的发展。

越来越多的研究关注 PCOS 女性的女儿在青春期前及青春期发生代

谢异常的情况。T. Sir-Petermann 等发现，与对照组相比，PCOS 女性的女儿在青春期前（30 名）和青春期（69 名）卵巢体积和 2 h 胰岛素均增加。在青春期发育的第Ⅳ和Ⅴ期，PCOS 女性女儿的基础 T 和 GnRH刺激后 LH 和 T 以及 17 羟孕酮水平均升高，表明 PCOS 女性的女儿在青春期晚期出现代谢异常。同时，与对照组相比，PCOS 女性的女儿在青春期前和青春期阶段脂联素水平下降；在青春期起始阶段基础和刺激后的 DHEA 水平增加；在童年和围青春期（9 ~ 13 岁），骨龄适度增加。这些研究均表明，在性征发育早期，PCOS 女性的女儿就存在生殖异常。此外，T. Sir-Petermann 等的研究表明，PCOS 女性的女儿在青春期发育过程中所有时期都显示出 AMH 水平升高，在具有最高水平 AMH的女孩中代谢紊乱也最显著。

（三）青春期晚期和成年期

在青春期晚期和成年期，卵巢是应答 LH 和高胰岛素血症引起 T合成过量的主要组织。其中 LH 是导致卵巢 T 过量的首要因素，利用GnRH 激动剂使 LH 无反应并抑制其分泌时，T 出现显著下降。此外，胰岛素可以通过促进卵巢膜细胞雄激素分泌引起 T 合成过量。利用饮食、二甲双胍或曲格列酮缓解高胰岛素血症可以改善排卵率，使血浆 T水平降低约 20%。除卵巢外，肾上腺也是 T 的来源。成年 PCOS 患者中肾上腺可以持续促进 HA，因此与对照相比，成年 PCOS 患者中基础和 ACTH 刺激的雄激素应答提高，直到更年期。对于 PCOS 发生较晚的患者，其青春期阶段普遍存在 HA，并且通常与肥胖同时发生。升高的雄激素可增加代谢紊乱和无排卵的风险，并引起下丘脑中类固醇调控LH 分泌的改变。

二、高雄激素血症对下丘脑 - 垂体轴的作用

LH 脉冲的分泌频率增加（快速的 GnRH 脉冲分泌频率），导致成年 PCOS 女性中 LH 水平升高，并伴随卵巢类固醇水平增多。在大鼠中，GnRH 脉冲的分泌频率可以调节促性腺激素合成，高频率脉冲有

利于 LHα 亚基和 β 亚基合成，低频率脉冲有利于 FSHβ 亚基合成。在 PCOS 女性中，LH 脉冲的频率持续在最高水平，且存在 GnRH 脉冲发生器负调控受损。表现为在雌二醇存在的条件下，GnRH 脉冲对孕酮抑制作用的敏感性下降。利用氟他胺阻断雄激素受体，可以逆转 GnRH 脉冲对孕酮的不敏感性，暗示 T 是诱发胆固醇激素反馈改变中的一个因素。

患有高雄激素血症的青春期女孩，在其月经初潮之前具有与 PCOS 患者相似的高频率的 LH 脉冲分泌。与成年女性青春发育Ⅲ期类似，在正常青春期早期的女孩中，孕酮对 GnRH–LH 脉冲分泌的抑制作用高度敏感，随着青春期进程其敏感性下降。与 PCOS 成年人类似，一些 HA 女孩到了青春期中期和晚期，其孕酮反馈受损，大约 50% 的 HA 青少年期女孩对孕酮的抑制作用不敏感。关于青春期孕酮不敏感的机制尚不明确，但是研究发现在孕酮敏感和不敏感的女孩中游离 T 升高的程度与初潮来临时间有关，唯一的区别是在孕酮不敏感 HA 青少年中，空腹胰岛素水平增加，表明高胰岛素血症在中枢神经系统中有作用。

HA 女孩青春期成熟的加速可能与日/夜 GnRH–LH 分泌方式有关。在青春期早期（Tanner 分期Ⅰ和Ⅱ期），日间 LH 脉冲少，振幅低，夜间 LH 的频率和振幅增加。有趣的是，睡眠相关 LH 分泌的频率从青春期早期到晚期保持恒定，大约是每 2 h 一个脉冲。然而，随着青春期进程的发展，日间 GnRH–LH 分泌增加。到了 Tanner 分期Ⅲ期，日间 GnRH–LH 分泌等于睡眠时的脉冲频率。在 Tanner 分期Ⅳ到Ⅴ期，日间 GnRH–LH 分泌超过睡眠时的脉冲频率。因此，在青春期晚期，日/夜 LH 分泌模式与成年女性在卵泡期脉冲频率下降的模型相一致。正常情况下，从青春期到成年期间，GnRH 脉冲分泌逐渐延长。在肥胖 HA 女孩中这种正常分泌变得加速，在 Tanner 分期Ⅲ期后，日间 LH 脉冲频率超过睡眠时的脉冲频率，青春期晚期全天 24 h 的脉冲频率高于正常女孩。

关于控制日/夜 GnRH 分泌的机制尚不明确，可能是由于类固醇激素对中枢神经系统的作用影响了 GnRH 的分泌。在正常青春期早期女孩（Tanner 分期Ⅰ—Ⅲ期）中，孕酮和 T 的水平一夜间增加 2 倍，并且可以被地塞米松抑制，表明肾上腺来源的激素可用于应答夜间 ACTH 的增高。C-J. S. P. Collins 等 2012 年的研究表明，孕酮对 GnRH 的抑制反馈作用具有差异性，孕酮抑制日间 GnRH 的分泌而非睡眠相关的 GnRH 分泌。正常青春期 T 的逐渐增加损害了孕酮对日间 GnRH 分泌的抑制作用。当 T 增加时，孕酮作用的降低可以导致日间 GnRH 和 LH 分泌的延长，推测可能是由于 T 抑制了下丘脑孕酮受体的表达，导致 GnRH 分泌的不同。T 的增加可能参与调控正常青春期进程。肥胖高雄激素血症女孩中 LH 的分泌模式表明 T 在青春期的成熟中有一定作用。一项研究将雌性猴子从 1 岁开始暴露于升高的外源 T（3 倍）。3 年后，与胆固醇处理的对照组相比，T 暴露猴子的 LH 脉冲频率增加 2.7 倍。因此，T 升高可加速 GnRH 脉冲分泌的正常进化模式，参与青春期进程。

第五节 性腺功能障碍在多囊卵巢综合征中的作用

PCOS 患者存在神经内分泌失常：GnRH 脉冲频率增加导致 LH 脉冲频率和幅度的增加超过了 FSH 的合成，从而引起 LH/FSH 比值升高。神经内分泌失常经常出现在 PCOS 瘦型患者而非肥胖患者中。高雄激素血症的女孩，早在青春期早期就出现 LH 脉冲的增加以及白天 LH 脉冲分泌的现象，表明 GnRH 脉冲释放异常可能是 PCOS 发病的基础。

目前尚不清楚 PCOS 中下丘脑 - 垂体轴的改变是否可以影响类固醇激素的分泌。通常，未成熟卵细胞在激素尤其是 FSH 的作用下发育，在 LH 的刺激下最终发育成熟并排卵。FSH 的作用是募集卵巢卵泡并且刺激卵泡生长：$2 \sim 5$ mm 的卵泡对 FSH 敏感，但是 $6 \sim 8$ mm 的卵泡需要芳香酶活性，在晚期卵泡阶段可能出现雌二醇（estradiol，E_2）和抑制素 B 水平的上调，以及 FSH 水平的下调。另外，PCOS 患者（LH 和 FSH 水平分别高于或低于正常水平）中积聚早期分化和过早的生长停滞的窦卵泡（$2 \sim 8$ mm）。因此，LH/FSH 比值的增加以及卵巢对 FSH

的抵抗进一步促进卵巢卵泡膜细胞中雄激素的分泌，阻碍卵泡发育，通过孕酮减弱了对 GnRH 脉冲频率的抑制作用，从而促进 PCOS 的发生、发展。

在生殖轴中，吻素已经成为 GnRH 神经元重要的上游调节因子，在生殖方面，如脑性别分化、青春期起始、促性腺激素分泌、排卵和生育代谢调节中起到了不可或缺的作用。吻素是 *Kiss1* 基因编码的由不同氨基酸长度的相似多肽组成的家族（如 Kp-54 和 Kp10），其成员可通过 G 蛋白偶联受体 Gpr54（也称吻素受体，Kiss1R）发挥作用。Kiss1 在人类和啮齿动物卵巢中均有表达，卵巢中 Kiss1 的表达受性腺激素以及一些局部介质调控。抑制前列腺素合成会导致排卵功能障碍，显著抑制围排卵期卵巢 Kiss1 mRNA 的表达。此外，抑制前列腺素合成阻断促性腺激素对卵巢中 *Kiss1* 基因表达的正调控作用，说明局部产生的吻素可以调控排卵，但是改变吻素的局部作用是否会导致排卵障碍仍需进一步研究。

/第六节/ 卵巢功能异常和卵泡生长停滞

一、卵巢功能异常

PCOS 中 LH、FSH、胰岛素样生长因子（IGF1）、AMH、雄激素转化相关酶等相关因子间作用的紊乱会引起排卵功能障碍。FSH 分泌不足以及局部抑制 FSH 的功能均导致优势卵泡（每个周期排卵的卵泡）选择的不定期发生。卵巢内 FSH 功能调节因子可以导致卵泡 FSH 抵抗，比如 AMH 水平的增加会降低卵巢卵泡中 FSH 的敏感性，并且会通过抑制芳香酶活性阻碍雄激素转化成为雌激素，从而促进高雄激素血症。此外，FSH 及其受体的遗传变异可能导致 PCOS 患者和健康人群间 FSH 敏感性的差异，说明卵巢功能的失常在 PCOS 的发生、发展过程中起到重要作用。

二、卵泡生成、卵泡募集和卵母细胞发育能力的改变

排卵作用是在下丘脑、垂体、卵巢膜细胞、卵巢颗粒细胞和卵泡发育的协同信号作用下发生的。始基卵泡生长是促性腺激素依赖的，在窦前卵泡阶段，LH 受体表达，导致 LH 刺激膜细胞中雄激素分泌，为颗粒细胞中 E_2 的合成提供原料。除此之外，LH、FSH、胰岛素、IGF、AMH、类固醇生成酶的功能以及其他因子的相关协调可以促进排卵。在 PCOS 女性中，这些因素相互作用的紊乱将引起卵泡发育失常和优势卵泡选择失败，从而导致无排卵。研究表明，PCOS 中卵泡生成的早期缺陷发生在卵泡募集之前。PCOS 中排卵障碍的特征为卵泡激活增加，但是这些卵泡在成熟之前停止生长。因此，PCOS 女性中始基卵泡数目增加，相应激活的生长卵泡的数目也增加。PCOS 女性中低卵泡闭锁率以及低水平的循环 FSH 可能是造成卵泡发育停滞的原因，FSH 水平不够高，不足以刺激正常的成熟过程。

PCOS 女性中，LH 超分泌不利于卵泡生长和排卵，并且可能通过降低 FSH 的敏感性引起颗粒细胞过早黄体化，通常在排卵后出现肥大、脂质沉积以及卵泡其他变化。在 PCOS 无排卵患者月经周期的黄体期，卵泡在雌、孕激素更替后恢复生长的原因可能与 LH/FSH 比值降低和卵巢 FSH 抵抗有关。LH 的过度刺激会诱导膜细胞来源雄激素的超分泌，通过促进始基卵泡生长和增加小窦卵泡数目进一步损害卵泡成熟。而胰岛素通过胰岛素受体或者 IGF-I 受体实现对膜细胞的促雄性激素作用，从而进一步加剧 LH 对膜细胞的过度刺激。

正常情况下，成熟卵泡数目的增加以及每个卵泡合成 AMH 水平的增加使循环中的 AMH 水平上升。而在 PCOS 无排卵患者中，始基卵泡和过渡性卵泡中 AMH 水平的降低可以促进其他生长卵泡的招募，窦卵泡颗粒细胞中 AMH 超分泌可通过抑制 FSH 和芳香酶的作用而进一步损害卵泡生长。而在无排卵 PCOS 患者中，低循环 FSH 水平不足以缓解窦卵泡中 AMH 对芳香酶的抑制作用，从而影响卵泡生长。

在 PCOS 患者的各项临床诊断中，表现最一致的生化紊乱就是雄激素的超分泌，说明卵巢膜细胞内在功能存在障碍。在促性腺激素依赖的

早期阶段，雄激素通过刺激始基卵泡和增加窦卵泡数目导致卵泡生长受损。PCOS 女性中 LH 超分泌通过促进膜细胞合成雄激素，降低膜细胞中 FSH 水平，从而抑制卵泡生长。血浆 17- 羟孕酮对 GnRH 激动剂的高应答进一步说明雄激素对卵泡生长具有抑制作用，而雄激素水平正常的 PCOS 女性对 GnRH 激动剂同样表现出高雄激素应答。除此之外，胰岛素对卵泡成熟同样具有抑制作用，尤其是胰岛素联合 LH 可抑制颗粒细胞增殖并干扰雌激素和孕酮合成。通过口服抗雌激素或者芳香酶抑制剂降低雄激素转化合成雌激素的方法来降低脑下垂体水平的负反馈作用会导致 FSH 释放增多，从而恢复无排卵 PCOS 患者的卵泡生长。

虽然雄激素过多不利于 FSH 刺激的卵泡生成，但是有证据表明低水平的雄激素有利于卵泡生成。低水平的雄激素可以上调具有抑制促细胞凋亡蛋白表达作用的 miR-125b 的表达，缓解卵泡闭锁。此外，雄激素以不依赖于转录的方式增强 FSH 受体的表达，加强 FSH 调控的卵泡生长和发育，表明在雄激素过量和循环雄激素减少之间微妙的平衡对卵泡生长发育有重要的调节作用。

三、卵巢内影响卵泡募集和生长的因子

多种生长因子参与卵巢组织内卵泡的募集和生长，包括 TGF-B、AMH、抑制素、激活素、骨形态发生蛋白（bone morphogenetic protein，BMP）和生长分化因子（growth differentiation factor，GDF）在内的生长因子和细胞因子也可能参与了 PCOS 中卵泡发育和功能障碍。这些生长因子和细胞因子中的大部分成员由卵母细胞和周围的颗粒细胞生产，并对卵泡生长起到重要作用。比如，AMH 是由颗粒细胞产生的糖蛋白，具有抑制雄性苗勒管发育、调节两性生殖细胞和性腺发育的作用，其基因表达及调控对卵泡发育有重要影响；卵母细胞来源的 GDF9 和 BMP-15 对正常卵泡生成至关重要，是卵泡正常发育必需的细胞因子，可以促进窦前期卵泡的正常生长、卵母细胞的有丝分裂、颗粒细胞的增殖和卵泡膜的形成；而抑制素、激活素、卵泡抑素以及 IGF- I 均对于正常卵泡生成至关重要。

/第七节/　卵巢相关因素在多囊卵巢综合征中的作用

一、表皮生长因子

表皮生长因子（epidermal growth factor，EGF）可以通过表皮生长因子受体［epidermal growth factor receptor，EGFR（ErbB1，ErbB2—4）］调控细胞生长、增殖以及分化。EGF 存在于人类卵巢的卵泡液（follicle fluid，FF）中，具有调控卵泡发育和卵母细胞成熟的作用。PCOS 患者 FF 中 EGF 水平高于正常排卵女性。在 PCOS 条件下，EGF 可能抑制颗粒细胞中雌激素合成，从而抑制卵泡生长。

二、胰岛素样生长因子

胰岛素样生长因子（IGF）是具有胰岛素活性的多功能多肽，在调控卵泡和卵母细胞发育方面具有重要作用。循环 IGF 由肝产生。卵巢组织也可以合成和分泌 IGF，其中 IGF–Ⅰ由膜细胞分泌，IGF–Ⅱ由颗粒细胞合成。IGFBP 存在于 FF 中并且在颗粒细胞和膜细胞中均有表达。与正常人群相比，PCOSFF 中 IGF–Ⅰ升高，但是 IGFBP-1 水平下降，从而抑制了卵泡的生长。

三、神经生长因子

神经生长因子（NGF）不仅与神经系统的发育有关，也作用于人类和其他哺乳动物的卵巢组织。NGF 在卵泡生成和卵母细胞成熟过程中起到重要作用。研究发现，NGF 可促进卵母细胞细胞核和细胞质成熟，并且对高质量卵母细胞和胚胎的发育起到重要作用。在 PCOS 患者的 FF 中 NGF 水平升高。

四、转化生长因子

转化生长因子（TGF）-β 家族在卵泡生长和卵母细胞发育过程中起到重要作用，主要包括 AMH、激活素、卵泡抑素（follistatin，FS）、抑制素、BMP15 及生长分化因子 9（growth differentiation factor-9，GDF9）等。这些生长因子大部分由卵母细胞和其周围的颗粒细胞产生。在不同条件下，分别起到促进或阻碍卵泡生长和（或）分化的作用。

1. 抗苗勒管激素（AMH） AMH 也称为苗勒管抑制因子（Müllerian inhibiting factor，MIF）、苗勒管抑制激素（Müllerian inhibiting hormone，MIH）或者 MIS，是大小为 140 kD 的同型二聚糖蛋白。在男性胚胎中，AMH 可以抑制苗勒管的发育。在育龄期女性的卵巢颗粒细胞中表达有 AMH。AMH 可以通过 FSH 抑制卵泡募集和原始卵泡生成，因此 AMH 在卵泡生成中起到重要作用。有研究表明，AMH 的水平可以反映卵巢功能，并作为评估 PCOS 和卵巢早衰（premature ovarian failure，POF）的潜在指标。与对照组相比，PCOS 患者血清和 FF 中 AMH 水平的升高与 PCOS 患者窦卵泡增多和卵泡抑制密切相关。此外，血清 AMH 水平的升高与 PCOS 患者的睾酮和（或）LH 水平的增加有关。

AMH 水平的升高使卵母细胞发育能力受损，胚胎质量降低。与子宫内膜异位症或骨盆粘连女性相比，PCOS 患者 FF AMH 升高与未成熟卵母细胞增多和受精率降低密切相关，此结果与动物模型中相一致。R. Pabuccu 等（2009）的研究显示，具有高 FF AMH 的 PCOS 患者其受精、植入和临床妊娠率均低于其他低 AMH 组。低 FF AMH 的 PCOS 患者的卵母细胞成熟、受精和胚胎发育情况与正常女性类似。FF AMH 水平与卵母细胞质量和植入率紧密相关，与卵母细胞受精、胚胎卵裂和胚胎形态无关。可见，AMH 水平的变化可能预示卵泡发育和卵母细胞成熟生理条件的不同，而对于接受辅助生殖的女性和 PCOS 患者而言，AMH 可能无法提供有价值的预测。

2. 激活素、卵泡抑素（follistatin，FS）、抑制素 激活素、FS 及抑制素是卵巢 FF 中的多肽。其中 FS 是由卵巢颗粒细胞合成的激活素/抑制素结合蛋白，可以通过自分泌或旁分泌途径调控细胞的生长和分化。过表达 FS 与卵泡生长抑制和卵母细胞发育能力下降有关。激活素主要是由小卵泡分泌，通过上调颗粒细胞对 FSH 刺激的反应、降低雄激素合成以及促进卵母细胞成熟来促进卵泡发育。与之相反，抑制素主要由优势卵泡合成，刺激膜细胞雄激素生成，为合成 E_2 提供底物。尽管 FF 中抑制素 A、抑制素 B 和激活素 A 的水平可以反映卵泡大小的变化，但并不是卵母细胞完成受精和妊娠的独立标志物。

FS/ 激活素比值增加（高 FS 和低激活素水平）会促进 PCOS 的病理生理进程。FS 和激活素可以影响卵母细胞成熟和发育，激活素促进受精后发育，而 FS 抑制受精后发育。除此之外，高水平抑制素 B 与 PCOS 风险的增加密切相关。与正常女性同等大小的卵泡中 FF 相比，PCOS 患者 FF 中抑制素 A 和 B 水平显著下降。因此，激活素、FS 和抑制素水平的紊乱与 PCOS 的病理过程密切相关，并参与卵母细胞成熟，影响胚胎质量和妊娠结局。

3. 生长分化因子 9 和骨形态发生蛋白 15 GDF-9 和 BMP-15（也称为 GDF-9b）是 TGF-β 家族中密切相关的两个成员，在生长或成熟的卵母细胞中高表达。BMP-15 和 GDF-9 可以通过调控有丝分裂、增殖、凋亡、黄体化和代谢过程来影响卵丘细胞（cumulus cell，CC）功能，并通过促有丝分裂信号传导机制进行级联放大。体外模型的数据表明，卵丘 - 卵母细胞复合体（cumulus-oocyte complex，COC）和 BMP-15 或 GDF-9 共孵育可以促进卵母细胞成熟和囊胚生成，增加滋养外胚层细胞和小鼠胚胎内细胞团数目。小鼠胚胎移植后，暴露于 BMP-15 或 GDF-9 的胎儿，其存活率增加 2 倍。BMP-15 和 GDF-9 是人类卵泡生成所必需的，其表达失常与包括 PCOS 在内的女性不孕有关。在不孕女性的 FF 中，BMP-15 水平升高与卵母细胞质量改善和高受精率以及胚胎发育密切相关，提示 BMP-15 可能是卵母细胞成熟和受精能力的指示标志。SH. Y. Zhao 等（2010）的研究表明，与对照组相比，PCOS 患者卵丘颗粒细胞中 GDF-9 表达的降低可能与 PCOS 中卵泡发育不良有关。PCOS 患者 CC 中 GDF-9 表达下降，可能导致过早黄体化、卵母细胞发育能力下降和黄体生成，并与 PCOS 患者流产率增加有关。因此在卵母细胞和 CC 中，BMP-15 和 GDF-9 可能参与调控卵母细胞成熟过程中卵泡微环境。研究 BMP-15 和 GDF-9 在卵泡生长和卵母细胞减数分裂成熟过程中的作用，对于探索 PCOS 的发病机制有重要意义，并有助于改善卵子体外成熟培养（in vitro maturation, IVM）技术。

五、血管内皮生长因子

血管内皮生长因子（vascular endothelial growth factor，VEGF）是同型二聚体糖蛋白，属于 VEGF/ 血小板衍生生长因子（platelet-derived growth factor，PDGF）家族。VEGF 可以与三种受体相结合，分别为 VEGFR-1/Flt-1、VEGFR-/KDR/Flk-1 和 VEGFR-3/Flt-4，并通过信号传导系统发挥作用。在卵巢中，VEGF 在颗粒细胞（granulosa cell，GC）和膜细胞中表达，在基质细胞中表达量较低，在 FF 中也存在 VEGF。VEGF 参与调控血管生成、卵泡血管形成和卵泡内氧生成，从而影响卵泡成熟、卵母细胞质量、受精和胚胎发育能力。

体外研究表明，在 IVM 过程中 VEGF 可以刺激牛卵母细胞成熟，从而增加受精率和胚胎发育。在正常女性 FF 和血清中 VEGF 下降可以改善卵巢反应，从而增加获卵数，改善受精和妊娠率。在 PCOS 女性中，FF 中 VEGF 升高与卵巢过度刺激综合征（ovarian hyperstimulation syndrome，OHSS）、卵母细胞未成熟以及受精率差有关。而 E. V. Bokal 等（2004）的研究得出相反结论：与低 FF VEGF 相比，卵泡中高 FF VEGF 浓度可以保证更高质量的 M II 卵母细胞。在 PCOS 患者中，延长 hCG 作用可以上调 FF VEGF 水平，从而增加高质量卵母细胞和胚胎的数目，并改善受精率。与给予激动剂的 PCOS 女性相比，给予 GnRH 拮抗剂后，PCOS 女性 FF 中 VEGF 和 E_2 水平的降低不利于滤泡发育，从而导致卵母细胞和胚胎质量的下降。FF VEGF 可以作为评估卵泡成熟度的指标，用来预测 PCOS 患者卵母细胞成熟度、受精成功和胚胎发育情况。综上所述，仍需要进一步的研究来揭示 PCOS 患者中 VEGF 与妊娠成功的关系。

六、细胞因子家族

机体中不同胚层来源的细胞均可以生成细胞因子，细胞因子家族包括可溶性多肽调节因子，如 IL1-35、白血病抑制因子、TNFα、可溶性 Fas（soluble Fas，sFas）和 sFas 配体（sFas ligand，sFasL）。在卵巢内，细胞因子可以通过自分泌和旁分泌行使其功能，而非通过内分泌。研究发现，存在于 FF 中的细胞因子由颗粒细胞合成，对卵泡成熟和胚胎发育有调控作用。在 PCOS 患者中，细胞因子参与卵巢过度刺激和高雄激素血症。

1. 白细胞介素（IL） 白细胞介素是白细胞表达的一组细胞因子（蛋白质或信号分子）。研究表明，IL 即 IL-1、IL-2、IL-6、IL-8、IL-11、IL-12 和其他细胞因子在卵泡生成、排卵和黄体功能方面具有多重作用。其中 FF 中 IL-12 水平在未成熟和排卵前卵泡中变化较大，与受精成败有关。G-A. Gallinelli 等（2003）的研究表明，PCOS 患者 FF 中 IL-12 水平的下降和 IL-13 水平的升高与卵母细胞成熟率、受精和妊娠率的无统计学意义的下降有关。2019 年，乔杰等的研究发现 PCOS 患者粪便移植的小鼠血清中 IL-22 水平下降，外源添加胆汁酸可以缓解 DHEA 诱导的小鼠 PCOS 表型。

2. 肿瘤坏死因子 α（TNFα） TNFα 是一种多功能的激素样多肽，具有广泛的生理作用，参与调控卵巢功能，包括细胞增殖、分化、卵泡成熟及类固醇生成等。在卵巢卵母细胞、膜细胞、颗粒细胞和黄体均可以表达 TNFα。在 IVM 模型中，猪卵母细胞与高浓度 TNFα 共孵育后卵母细胞成熟下降，异常染色体排列和细胞骨架结构的卵母细胞的比例增加。IVF 女性 FF 中 TNFα 水平的增加与卵母细胞质量差有关，可以引起受精率下降，影响胚胎发育和妊娠结局。此外，PCOS 女性 FF 中 TNFα 水平的升高与 FF 中 E_2 水平呈显著负相关。

3. 可溶性 Fas 和 sFas 配体 sFas 和 sFasL 是 TNF 亚家族的跨膜蛋白，分别具有抗凋亡和促凋亡作用。sFasL 结合其受体可以诱导细胞凋亡，而 sFas 作为功能性拮抗剂，可以结合 sFasL，通过阻碍死亡信号转导，抑制 sFasL 调控的细胞凋亡。在人的血清、输卵管液和 FF 中均能检测到 sFas。sFas 在 FF 中的水平与体外受精（in vitro fertilization，IVF）患者卵母细胞成熟和存活有关。在 PCOS 患者中，sFas-sFasL 系统参与膜细胞和颗粒细胞凋亡。接受 IVF 的 PCOS 患者血清中 sFas 和黄体化颗粒细胞 DNA 片段化水平均下降。利用二甲双胍治疗 PCOS 患者，发现血清中 sFas 水平升高而 FF 中 sFasL 水平下降，表明二甲双胍可以起到抗凋亡作用，同时颗粒细胞 DNA 片段化水平的下降增加了移植率和临床妊娠率。因此，可以推测 PCOS 中 sFas-sFasL 系统的紊乱与卵母细胞质量下降、受精率下降以及流产率增加有关。

七、其他微环境因子

1. 同型半胱氨酸（homocysteine，Hcy） Hcy 是半胱氨酸的同源物，与半胱氨酸不同的是多了亚甲基组，在维生素 B 存在的条件下可以再循环生成甲硫氨酸或转化成半胱氨酸。许多研究表明，血清和 FF 中 Hcy 水平的升高与卵母细胞和胚胎质量呈负相关，导致 IVF 的 PCOS 患者的受精率和妊娠率下降，流产率升高。前期研究证实，FF 中高水平 E_2 可以改善 IVF 患者卵母细胞的受精率、卵裂和移植率。而 FF 和血清中 Hcy 水平的升高可能抑制 E_2 合成，干扰 PCOS 女性卵巢卵泡发育、卵母细胞成熟和受精。因此，FF 中高水平的 Hcy 对卵母细胞和胚胎质量有不良作用，同时 FF 中 Hcy 水平可以作为 PCOS 患者 IVF 成功与否的潜在指示物。

2. 瘦素 瘦素是大小为 16 kD 的蛋白质激素，在调节能量摄入、能量消耗及两者间平衡中起重要作用。瘦素也是身体脂肪水平的生物标志物之一，在辅助生殖领域，常用于预测卵母细胞成熟和胚胎质量。PCOS 患者血清和 FF 中高水平的瘦素与卵母细胞成熟、受精率、胚胎质量、妊娠率的下降密切相关。除此之外，PCOS 女性中瘦素水平的升高在 PCOS 的发病过程中起到重要作用。C. S. Mantzoros 等（2000）的研究表明，卵巢中瘦素水平升高可能抑制 E_2 合成，干扰卵泡发育和卵母细胞成熟。在 PCOS 患者中，高瘦素血症或者 FF 中瘦素水平升高会损害胚胎质量，降低妊娠率。而 C. K. Welt 等（2003）以及 E. Plati 等（2009）的研究发现，

PCOS 女性 FF 中瘦素水平降低，瘦素并不是预测卵母细胞质量、受精或者胚胎发育的有效标志物。因此，瘦素在 PCOS 病理生理中的作用，尤其是对卵母细胞成熟能力的影响仍需进一步研究。

3. 促减数分裂甾醇　FF 中促减数分裂甾醇（meiosis-activating sterol，MAS）是内源性信号分子，作为胆固醇合成途径的中间体，存在于 FF 中。在 IVM 中，暴露于 FF-MAS 可以促进卵母细胞细胞核和细胞质成熟，改善人类和其他哺乳动物受精和早期胚胎发育。此外，FF-MAS 可以增加 PCOS 女性获卵数，加大 IVM 成功率。E. V. Bokal 等（2006）的研究表明，hCG 处理后 10～14 h 和 34～38 h 内的围排卵期 FF-MAS 的浓度显著增加，可能与 PCOS 患者 M Ⅱ 阶段获卵数增加有关。

4. 免疫反应性促肾上腺皮质激素释放激素（immunoreactive corticotrophin-releasing hormone，IrCRH）、金属蛋白酶和内脂素　IrCRH 是 41 个氨基酸的神经肽，由膜细胞和（或）成熟的卵母细胞合成。研究表明，PCOS 女性 FF 中 IrCRH 水平下降与卵母细胞失常有关。与正常女性相比，PCOS 女性 FF 中金属蛋白酶组织抑制剂（tissue inhibitor of metalloproteinase，TIMP）1、2 水平降低。PCOS 患者 FF 中基质金属蛋白酶（matrix metalloproteinases，MMP）2 和 9 水平的升高可能与卵泡闭锁有关。E. Plati 等（2009）开展的关于内脂素的研究表明，PCOS 患者血清内脂素的水平升高，但是 FF 中内脂素无差异。可以明确 IrCRH、MMP、内脂素参与 PCOS 的病理生理过程，但是评估这些因子在 PCOS 中的具体作用还需要很多研究。

5. 肾素和抵抗素　肾素也称血管紧张素原，参与机体肾素 - 血管紧张素系统。卵巢中肾素与人卵母细胞的发育和受精能力有关，FF 中肾素水平的下降与卵母细胞成熟和受精率增加以及良好的胚胎质量有关。

抵抗素是大小为 12.5 kD、富含半胱氨酸的蛋白质激素，由脂肪组织合成。K. M. Seow 等（2005）的研究表明，PCOS 患者与对照组之间血清或 FF 中抵抗素的浓度无显著性差异。此外，其与 PCOS 患者受精率、植入率、临床妊娠率或早期流产率均无显著相关性。因此，抵抗素可能不是预测 IVF PCOS 患者卵母细胞发育能力的有效指标。

6. 热休克蛋白 热休克蛋白（heat shock proteins，HSPs）是一类高度保守的分子家族，参与蛋白质折叠，还参与调控许多与存活和凋亡相关的信号通路。研究发现，PCOS 患者卵巢颗粒细胞中 Hsp10、Hsp27 和 Hsp60 的蛋白质水平降低，并促进了卵巢卵泡的凋亡。此外，G. Chazenbalk 等（2012）研究表明，PCOS 患者脂肪中 Hsp60 的基因水平降低。

/第八节/ 交感神经活动增加在多囊卵巢综合征中的作用

代谢失常和心血管疾病均与自主神经功能障碍有关。此外，许多 PCOS 相关的临床特征包括 HA、高胰岛素血症或胰岛素抵抗、向心性肥胖、高血压、阻塞性睡眠呼吸暂停和抑郁，均与交感神经系统活动增加有关。其中胰岛素可以通过加强下丘脑神经元的葡萄糖代谢来增加肌肉交感神经活动，抑制下丘脑与脑干交感神经中枢之间的抑制途径。此外，肥胖也与高交感神经活动有关。与总脂肪和皮下脂肪相比，内脏脂肪与交感活动之间联系得更紧密。因此，交感神经系统活动的改变可能通过胰岛素抵抗和肥胖与 PCOS 进程建立关联。

与年龄和 BMI 相当的对照组相比，PCOS 正常体重患者肌肉交感神经活动增加。针刺疗法结合低频率电刺激和锻炼可以降低 PCOS 女性中高水平的交感神经活动。除了直接检测交感神经活动外，还可以通过间接方法评估自主神经活动，如交感神经活动或心率变异性（heart rate variability，HRV）和心率复苏（heart rate recovery，HRR）。HRR 的研究显示，PCOS 患者自主神经反应降低，交感活动激活和外周血管阻力增加。由于 HRR 被认为是副交感神经活动的间接标志物，因此推测 PCOS 患者的迷走神经活动较低。

交感神经系统参与 PCOS 的发病还体现在 PCOS 女性中儿茶酚胺神经纤维增多和青少年 PCOS 患者中儿茶酚胺代谢改变。卵巢中交感神经活动可能通过刺激雄激素分泌加重 PCOS 的症状。目前研究已经鉴定出啮齿动物和人类卵巢中交感神经活动的标志物——NGF，并发现 NGF 的受体定位于发育卵泡的膜细胞中。研究表明，在雌二醇戊酸酯处理的大鼠中卵泡囊状发展与无排卵和卵巢 NGF 合成有关，因此，卵巢交感神经活动系统的变化与排卵障碍和卵巢类固醇合成紊乱有关。此外，抑制 NGF 的生物活性（在卵巢中注射 NGF 抗体和反义寡核苷酸，或者腹腔注射 NGF 抗体）可以部分恢复雌二醇戊酸酯处理大鼠的发情周期和排卵能力障碍。利用卵巢旁神经（与卵巢分泌细胞相关的神经）的交感神经去除手术同样证实了以上结论。

参考文献

1. Franks S M C M，Hardy K. Development of polycystic ovary syndrome：involvement of genetic and environmental factors. Int J Androl，2006，29：278-285.

2. Abbott D H D D，Franks S. Developmental origin of polycystic ovary syndrome —a hypothesis. J Endocrinol，2002，174：1-5.

3. Maliqueo M L H，Sanchez F，Echiburu B，et al. Placental steroidogenesis in pregnant women with polycystic ovary syndrome. Eur J Obstet Gynecol Reprod Biol，2013，166：151-155.

4. Hertig A L P，Chabbert-Buffet N，Fort J，et al. Steroid profiling in preeclamptic women：evidence for aromatase deficiency. Am J Obstet Gynecol，2010，203：477-479.

5. Jobe S O T C，Magness R R. Aberrant synthesis，metabolism，and plasma accumulation of circulating estrogens and estrogen metabolites in preeclampsia implications for vascular dysfunction. Hypertension，2013，2013：480-487.

6. Anderson H F N，Grebe S K，Singh R J，et al. Infants of women with polycystic ovary syndrome have lower cord blood androstenedione and estradiol levels. J Clin Endocrinol Metab，2010，95：2180-2186.

7. Hickey M S D，Atkinson H C，Doherty D A，et al. The relationship between maternal and umbilical cord androgen levels and polycystic ovary syndrome in

adolescence: a prospective cohort study. Clin Endocrinol Metab, 2009, 94: 3714–3720.

8. Beck-Peccoz P P V, Baggiani A M, Cortelazzi D, et al. Maturation of hypothalamic–pituitary–gonadal function in normal human fetuses: circulating levels of gonadotropins, their common alpha–subunit and free testosterone, and discrepancy between immunological and biological activities of circulating follicle–stimulating hormone. J Clin Endocrinol Metab, 1991, 173: 525–532.

9. Crisosto N E B, Maliqueo M, Perez V, et al. Improvement of hyperandro-genism and hyperinsulinemia during pregnancy in women with polycystic ovary syndrome: possible effect in the ovarian follicular mass of their daughters. Fertil Steril, 2012, 97: 218–224.

10. Munzberg H, Morrison C D. Structure, production and signaling of leptin. Metabolism, 2015, 64 (1): 13–23.

11. Maliqueo MS-PT, Perez V, Echiburu B, et al. Adrenal function during childhood and puberty in daughters of women with polycystic ovary syndrome. J Clin Endocrinol Metab, 2009, 94: 3282–3288.

12. Jabbar M P M, Fort P, Recker B, et al. Excess weight and precocious pubarche in children: alterations of the adrenocortical hormones. J Am Coll Nutr, 1991, 10: 289–296.

13. McCartney C R P K, Blank S K, Helm K D, et al. Maturation of luteinizing hormone (gonadotropin–releasing hormone) secretion across puberty: evidence for altered regulation in obese peripubertal girls. J Clin Endocrinol Metab, 2009, 94: 56–66.

14. Rosenfield R L B B. Evidence that obesity and androgens have independent and opposing effects on gonadotropin production from puberty to maturity. Brain Res, 2010, 1364: 186–197.

15. Blank S K M C, Chhabra S, Helm K D, et al. Modulation of gonadotropin-releasing hormone pulse generator sensitivity to progesterone inhibition in hyperandrogenic adolescent girls—implications for regulation of pubertal maturation. J Clin Endocrinol Metab, 2009, 94: 2360–2366.

16. Navarro V M T-SM. Neuroendocrine control by kisspeptins: role in metabolic regulation of fertility. Nat Rev Endocrinol, 2012, 8: 40–53.

17. Pinilla L A E, Dieguez C, Millar R P, et al. Kisspeptins and reproduction:

physiological roles and regulatory mechanisms. Physiol Rev, 2012, 92: 1235–1316.

18. Legro R S K A, Demers L, Wang S C, et al. Elevated dehydroepiandrosterone sulfate levels as the reproductive phenotype in the brothers of women with polycystic ovary syndrome. J Clin Endocrinol Metab, 2002, 87 (5): 2134–2138.

19. Carey A H C K, Short F, White D, et al. Evidence for a single gene effect causing polycystic ovaries and male pattern baldness. Clin Endocrinol (Oxf), 1993, 38 (6): 653–658.

20. Sam S C A, Sung Y A, Legro R S, et al. Metabolic phenotype in the brothers of women with polycystic ovary syndrome. Diabetes Care, 2008, 31 (6): 1237–1241.

21. Parker R M P, Rajan R, Goodner D M, et al. Clinical and cytogenetic studies of patients with polycystic ovary disease. Am J Obstet Gynecol, 1980, 1379(6): 656–660.

22. Sengoku K T K, Takuma N, Yoshida T, et al. The chromosomal normality of unfertilized oocytes from patients with polycystic ovarian syndrome. Hum Reprod, 1997, 12 (3): 474–477.

23. Kosova G U M. Genetics of the polycystic ovary syndrome. Mol Cell Endocrinol, 2013, 373: 29–38.

24. Kahsar-Miller M D N C, Boots L R, Go R C, et al. Prevalence of polycystic ovary syndrome (PCOS) in firstdegree relatives of patients with PCOS. Fertil Steril, 2001, 75 (1): 53–58.

25. Joharatnam J B T, Webber L, Conway G S, et al. Determinants of dyslipidaemia in probands with polycystic ovary syndrome and their sisters. Clin Endocrinol (Oxf), 2011, 74 (6): 714–719.

26. Yildiz B O Y H, Oguz H, Bayraktar M. Glucose intolerance, insulin resistance, and hyperandrogenemia in first degree relatives of women with polycystic ovary syndrome. J Clin Endocrinol Metab, 2003, 88 (5): 2031–2036.

27. Unluturk U H A, Kocaefe C, Yildiz B O. The genetic basis of the polycystic ovary syndrome: a literature review including discussion of pparγ. PPAR Res, 2007, 2007: 49109.

28. Villuendas G E–M H, Tosi F, Sancho J, et al. Association between the d19s884 marker at the insulin receptor gene locus and polycystic ovary syndrome. Fertil Steril, 2003, 79（1）: 219–220.

29. Ruan YM, Xie X. Association of irs–1 and irs–2 genes polymorphisms with polycystic ovary syndrome: a metaanalysis. Endocr J, 2012, 59（7）: 601–609.

30. Biyasheva ALR, Dunaif A, Urbanek M. Evidence for association between polycystic ovary syndrome（pcos）and tcf7l2 and glucose intolerance in women with pcos and tcf7l2. J Clin Endocrinol Metab, 2009, 94（7）: 2617–2625.

31. Chen ZJZH, He L. Genome–wide association study identifies susceptibility loci for polycystic ovary syndrome on chromosome 2p16.3, 2p21 and 9q33.3. Nat Genet, 2011, 43（1）: 55–59.

32. McAllister JMLR, Modi BP, Strauss JF 3rd. Functional genomics of POCS: Fromgwasto molecular mechanisms. Trends Endocrinol Metab, 2015; 26（3）: 118–124.

33. Azziz R. Pcos in 2015: new insights into the genetics of polycystic ovary syndrome. Nat Rev Endocrinol, 2016, 12: 183–183.

34. Wang RGM, Xiong T, Wang D, et al. Negative association between androgen receptor gene cag repeat polymorphism and polycystic ovary syndrome? A systematic review and meta–analysis. Mol Hum Reprod, 2012; 18（10）: 498–509.

35. Murri ML–RM, Insenser M, Ojeda–Ojeda M, et al. Circulating markers of oxidative stress and polycystic ovary syndrome（PCOS）: a systematic review and meta–analysis. Hum Reprod Update, 2013, 19: 268–288.

36. Castellano J M G M, Roa J, Vigo E, et al. Expression of kiss–1 in rat ovary: putative local regulator of ovulation? Endocrinology, 2006, 147: 4852–4862.

37. Gaytan FGM, Castellano JM, Romero M, et al. Kiss–1 in the mammalian ovary: distribution of kisspeptin in human and marmoset and alterations in kiss–1 mrna levels in a rat model of ovulatory dysfunction. Am J Physiol Endocrinol Metab, 2009, 296: 5520–5531.

38. Liu H L, Li T T, Yu A Q, et al. Plasma level of peroxiredoxin 3 in patients with polycystic ovarian syndrome. BMC Endocr Disord, 2019, 19（1）: 32.

39. Nestler JEea. Insulin stimulates testosterone biosynthesis by human thecal cells

from women with polycystic ovary syndrome by activating its own receptor and using inositolglycan mediators as the signal transduction system. J Clin Endocrinol Metab, 1998, 83: 2001-2005.

40. Laven JSE, Mulders AGMGJ, Visser J A, et al. Anti-Müllerian hormone serum concentrations in normoovulatory and anovulatory women of reproductive age. J Clin Endocrinol Metab, 2004, 89: 318-323.

41. Visser J A, Durlinger ALL, Peters IJJ, et al. Increased oocyte degeneration and follicular atresia during the estrous cycle in anti-Müllerian hormone null mice. Endocrinology, 2007, 148: 2301-2308.

42. Catteau-Jonard SDD. Pathophysiology of polycystic ovary syndrome: the role of hyperandrogenism. Front Horm Res, 2013, 40: 22-27.

43. Ehrmann D A, Liljenquist D R, Kasza K, et al. Prevalence and predictors of the metabolic syndrome in women with polycystic ovary syndrome. J Clin Endocrinol Metab, 2006, 91: 48-53.

44. McAllister J M, Legro R S, Modi B P, et al. Functional genomics of PCOS: from GWAS to molecular mechanisms. Trends in Endocrinol Metab, 2015, 26: 118-124.

45. Azziz R, Carmina E, Chen Z, et al. Polycystic ovary syndrome. Nat Rev Dis Primers, 2016, 2: 16057.

46. Walters K A, Allan C M, Handelsman D J. Rodent models for human polycystic ovary syndrome1. Biol Reprod, 2012, 86.

47. Moore AMPM, Marshall C J, Yip S H, et al. Enhancement of a robust arcuate gabaergic input to gonadotropin-releasing hormone neurons in a model of polycystic ovarian syndrome. Proc Natl Acad Sci USA, 2015, 112 (2): 596-601.

48. Padmanabhan V, Veiga-Lopez A. Sheep models of polycystic ovary syndrome phenotype. Mol Cell Endocrinol, 2013, 373: 8-20.

49. Abbott D H. Androgen excess fetal programming of female reproduction: a developmental aetiology for polycystic ovary syndrome? Hum Reprod Update, 2005, 11: 357-374.

50. Abbott D H, Nicol L E, Levine J E, et al. Nonhuman primate models of polycystic ovary syndrome. Molec Cell Endocrinol, 2013, 373: 21-28.

51. Keller E, Chazenbalk G D, Aguilera P, et al. Impaired preadipocyte

differentiation into adipocytes in subcutaneous abdominal adipose of PCOS-like female rhesus monkeys. Endocrinology, 2014, 155: 2696-2703.

52. Sir-Petermann TMM, Angel B, Lara H E, et al. Maternal serum androgens in pregnant women with polycystic ovarian syndrome: possible implications in prenatal androgenization. Hum Reprod, 2002, 17 (10): 2573-2579.

53. Palomba S, Marotta R, Di Cello A, et al. Pervasive developmental disorders in children of hyperandrogenic women with polycystic ovary syndrome: a longitudinal case-control study. Clin Endocrinol, 2012, 77: 898-904.

54. Azziz R, Carmina E, Chen Z, et al. Polycystic ovary syndrome. Nat Rev Dis Prim, 2016, 2: 16057.

55. Karthik S, Vipin V P, Kapoor A, et al. Cardiovascular disease risk in the siblings of women with polycystic ovary syndrome. Hum Reprod, 2019, 34(8): 1559-1566.

56. Satyaraddi A, Cherian K E, Kapoor N, et al. Body composition, metabolic characteristics, and insulin resistance in obese and nonobese women with polycystic ovary syndrome. J Hum Reprod Sci, 2019, 12 (2): 78-84.

第四章

多囊卵巢综合征发病机制的最新研究进展

一、肠道微生物简介

人体内有数以万亿计的微生物细胞，这些微生物的协同作用在人类整个生命周期起到至关重要的作用。微生物细胞群在肠道中密度最高，并形成了一个复杂的微生物群落，称为肠道微生物群。肠道微生物主要由细菌、古细菌、真菌和病毒组成，它们与人类宿主建立了从寄生到共生复杂的营养关系。人类肠道微生物群由原生微生物（也称为本土微生物）和外来微生物组成。在这种情况下，只有相对少量的病原体被认为是肠道微生物群的成员。它们不受肠道宿主微生物群的干扰，只有当肠道生态系统受到干扰，肠道微生物群的稳态受到破坏时，才会对宿主构成健康威胁，导致疾病，包括肥胖、糖尿病和炎症性肠病（inflammatory bowel disease，IBD）等的发生。

肠道中丰富多样的微生物群在维持人类健康方面发挥着至关重要的作用，包括分解食物，释放宿主所需的营养物质，促进细胞分化，保护宿主免受致病菌的侵染，以及刺激或调节免疫系统。胃肠道微生物群的组成受到许多环境参数的影响，如 pH、氧化还原状态、营养物质、水活性、温度、宿主、激素等因素，使不同的群体在与环境相互作用时能够发挥不同的作用。

人类不同生长发育阶段，菌群存在动态变化。在新生儿阶段，肠道菌群多样性和组成主要与分娩方式和胎龄有关。在婴幼儿时期，肠道菌群的多样性和组成与喂养方式、居住环境、家庭成员、母亲饮食和辅食添加等密切相关。肠道菌群在成年时期达到稳定状态。流行病学研究发现，儿童时期肠道微生物群紊乱可以影响今后的免疫和代谢。越来越多的实验数据证实婴儿肠道菌群稳态对健康有益，早期人类肠道菌群可调节成人期的健康状况。

二、微生物菌群测定技术

微生物数量丰富且无所不在，但我们目前对微生物在自然界中扮演的许多关键角色仍缺乏认识，包括存在于人体内的微生物。目前只有一小部分人类肠道微生物群被分离、培养和研究，大部分肠道菌群是未被分离和培养的。非培养方法的发展，即元基因组学、元转录组学和元蛋白质组学，为研究那些未被分离培养的肠道微生物群的身份和功能提供了新的途径。

1. 16S rRNA 基因的高通量测序　16S rRNA 基因的高通量测序（即基于 16S rRNA 基因的微生物谱分析）作为保守的系统发育标记，代表了当前描述复杂微生物群落的标准方法。基于 16S rRNA 基因的微生物分析方法依赖于通用引物扩增 16S rRNA 基因的单个或多个高变区。对从下一代测序（next-generation sequencing，NGS）平台检索到的扩增子序列，利用生物信息方法进行处理（如 Qime 或 Mothur 软件），从而重建样品中的微生物组成。这种方法也可以基于微生物群落独特的高变区序列进行识别，以区分未知微生物菌群。此外，宏基因组学的方法可以更好地研究肠道微生物群的系统发育和功能基因。然而，宏基因组方法具有局限性，即不能提供特定时间内基因表达的信息。为了克服这一缺陷，开发了其他组学方法，包括对样本的整个微生物 RNA 进行序列分析，例如，利用转录组学对蛋白质含量或利用蛋白组学对蛋白质组进行分析。

2. 微生物菌群测定的标准方法　许多人类肠道微生物群的研究依

赖于基于 16S rRNA 基因的微生物分析。16S rRNA 基因包含 9 个不同的可变区域，即 V1 到 V9，每个区域两侧都有高度保守的适合与引物结合的 DNA 序列。PCR 引物的选择通常根据文献或用途确定，缺少标准的方法来选择对生物样本中存在的所有分类群和系统类型扩增部分 16S rRNA 编码基因同样有效的 PCR 引物。此外，在目前可用的 DNA 测序技术中，缺少一种能够检测足够深度的全长基因测序，以便在一次运行中对多个样本进行检测的测序技术。如前所述，除 16S rRNA 基因微生物图谱外，可利用宏基因组鸟枪法测序对人类肠道微生物群进行分类。鸟枪法避开基因特异性扩增，可对从分析环境样本中提取的所有（片段）DNA 进行测序，包括未分类的细菌和病毒。与基于 16S rRNA 基因的微生物分析相比，鸟枪法宏基因组测序提供了更多的生物信息，包括微生物菌群的功能。此外，鸟枪法数据可用于探索肠道微生物相关的代谢途径，如生物化合物的合成（如短链脂肪酸）或营养物质分解代谢（如碳源）途径。通过使用特定的数据库，对鸟枪法宏基因组测序结果进行功能分类，还可以深入了解肠道微生物群的多种功能，如抗生素耐药性、胆汁酸盐降解、噬菌体的存在、负责黏附的细胞外结构以及免疫调节等。

3. 基于 NGS 方法 基于 16S rRNA 基因的微生物谱分析在一定程度上提供了人类肠道菌群在分类水平上的微生物组成，但是通常高于种水平。为了了解肠道菌群更加详细的分类和组成，以及在种甚至亚种水平上的变化，有必要靶向一种比 16S rRNA 基因更可变的分子标记。内部转录间隔区（internal transcribed spacer，ITS）序列代表了在 rRNA 基因座内 16S rRNA 与 23S rRNA 基因之间的一个间隔区，是一个有价值的遗传标记。基于 ITS 的测序方法又称为 ITS 双歧杆菌谱分析，用于获得双歧杆菌群落的详细图像。这种基于 ITS 的方法可以在亚种水平上区分密切相关的双歧杆菌类群，从而可以明确包括人类肠道在内的复杂生态系统中的双歧杆菌群落组成。利用这种 ITS 方法，可以从婴儿微生物菌群中鉴定出通过垂直传播获得母体的双歧杆菌菌株。此外，NGS 方法不仅提供了关于菌株特性的分类学信息，还提供了与生物体遗传组成相关的数据，从而提供了新陈代谢和进化方面的信息。

另外一种测定方法是通过高分辨率（株水平）确定人类肠道菌群组成的方法，被命名为 MetaPhlAn。该软件依赖于通过对所有公开的细菌基因组序列进行比较、分析，从而生成菌株特异性标记基因数据库。该方法可以实现精确的菌群分类，准确估计物种的相对丰度，实现菌株鉴定与追踪。这种方法也存在缺陷，即只有测序过的物种才能被描述，忽略了尚未被发现或未被培养的微生物。

三、婴儿肠道菌群的建立和发育

1. 婴儿肠道菌群定植　与子宫内无菌环境的认识相反，菌群定植过程是从婴儿出生时开始的。越来越多的证据表明，健康足月妊娠的胎盘、脐带和羊水中存在细菌，说明胎儿在分娩之前就暴露于微生物环境，从而导致母体微生物在胎儿肠道中定植。肠道微生物群的发育和成熟是一个动态的、非随机的过程。在这个过程中，优势微生物菌群之间发生了正向和负向的调控作用。这一过程受各种围产期条件的影响，如分娩方式、喂养方式和抗生素的使用。此外，母体因素（如饮食、母亲的年龄、代谢状况）、家庭遗传和生活方式也会影响婴儿的微生物菌群。

2. 婴儿肠道微生物定植的影响因素

（1）分娩方式：在足月分娩的婴儿中，分娩方式是早期肠道菌群组成的重要影响因素。阴道分娩的婴儿与母体阴道和粪便微生物菌群接触，优势菌群为 *Lactobacillus*、*Prevotella* 等。相比之下，剖宫产分娩的婴儿不会直接接触母体微生物，更容易受到来自母体皮肤、医院工作人员或医院的环境微生物的影响，因此，剖宫产婴儿的肠道菌群与皮肤菌群类似，主要为葡萄球菌、棒状杆菌等。研究发现，在剖宫产分娩的婴儿中，出生前几天婴儿肠道中优势菌群为变形菌门和拟杆菌门。出生后 7 ~ 15 天，婴儿的粪便中出现了放线菌门。与阴道分娩的婴儿相比，剖宫产分娩的婴儿的肠道菌群多样性降低，并且双歧杆菌和拟杆菌丰度较低，而 *Clostridum sensustricto* 和梭状芽孢杆菌丰度较高。随着婴儿生长发育，阴道分娩和剖宫产婴儿之间肠道菌群的差异逐渐缩小。在 12 个月龄时，在肠道菌群上剖宫产婴儿仍比阴道分娩婴儿更具异质性。到

7 岁时，肠道菌群差异减少。

阴道分娩与剖宫产婴儿之间的肠道菌群差异与自然分娩的保护作用有关，特别是与健康相关。剖宫产婴儿中多种细胞因子（IL-6、IL-1β、IFN-γ、TNF-α 等）水平显著降低。此外，剖宫产也增加了患哮喘、过敏和 1 型糖尿病等免疫紊乱、肥胖的发生风险。

（2）胎龄：胎龄是影响婴儿肠道微生物群的另一个重要因素。妊娠 37 周之前出生的新生儿被称为早产儿。早产儿通常表现为肠道发育不成熟，并伴有免疫、呼吸和神经方面的问题。此外，早产儿往往需要人工喂养。以上因素可能导致肠道微生物群建立异常。早产儿和足月新生儿粪便微生物群具有差异。早产儿的肠道菌群中共生厌氧菌（*Bifidobacterium* 和 *Bacteroides*）的定植时间延迟，而其粪便中致病微生物（如肠杆菌和肠球菌）的含量明显高于足月新生儿。在出生后第一个月内的极早产婴儿的肠道中，优势菌群为革兰氏阳性菌，如葡萄球菌、肠球菌和梭状芽胞杆菌。在极低出生体重（very low birth weight，VLBW）早产儿中可观察到肠道菌群从杆菌（*Bacilli*）到丙种球蛋白杆菌（*Gammaproteobacteria*）到梭状芽孢杆菌（*Clostridia*）的定植和演变。

虽然胎龄是婴儿早期肠道微生物群建立的最重要的驱动因素之一，但是在个体间存在一定差异。早产儿肠道微生物的变化可能与免疫系统发育不全之间具有一定的相互作用，包括引起炎症反应。研究发现，早产儿肠道菌群的组成与急性坏死性小肠结肠炎（necrotizing enterocolitis，NEC）或败血症发生风险的增加有关。此外，早产儿肠道菌群不仅在组成上有所不同，在功能上也有一定差异。与足月婴儿相比，在早产儿和极低出生体重儿的粪便样本中短链脂肪酸（short-chain fatty acid，SCFA）的含量降低。此外，早产还影响代谢途径，包括外源生物降解、脂质代谢、辅酶和维生素生物合成。早产儿尿液样本中维生素 D 和 E 的水平升高。

（3）喂养方式：喂养方式是决定早期微生物定植的另一个主要因素，可影响新生儿肠道菌群的组成和胃肠功能。母乳喂养和配方奶喂养婴儿在肠道微生物组成上具有一定差异。母乳喂养新生儿肠道微生物中双歧杆菌的含量增加。母乳喂养提供了多种营养物质、益生元和抗菌物质，这些物质有利于肠道菌群的发育。此外，母乳来源的 IgA 可促进免疫系统的调节和耐受。母乳低聚糖（human milk oligosaccharides，HMO）可以促进有益微生物的生长和功能的发挥。

母乳喂养婴儿的肠道微生物群的多样性低于配方奶喂养的婴儿。母乳喂养婴儿粪便中双歧杆菌和乳酸杆菌的含量高于配方奶粉喂养的婴儿，而潜在致病菌群的水平低于配方奶喂养的婴儿。配方奶粉喂养的婴儿接触不同的碳水化合物、细菌和（微量）营养素，导致不同微生物在肠道中定植。配方奶粉喂养婴儿肠道菌群多样性的增加与葡萄球菌、杆菌梭状芽孢杆菌、肠球菌、肠杆菌和阿托伯菌属丰度的增加有关。

在纯母乳喂养过程中，婴儿的肠道微生物群存在波动，且存在细菌演替现象，期间肠道菌群逐渐多样化，直到断奶，然后向成人微生物群转变并逐渐稳定和复杂。与早期母乳喂养阶段相比，断奶阶段对肠道菌群影响的研究较少。在断奶期间，由于食物和营养物质的补充，肠道菌群 α 多样性增加，导致变形菌门和 *Actinobacteria* 被 *Firmicutes* 和 *Bacteroidetes* 门取代，成为婴儿肠道菌群的主要群体。

婴儿出生后 8～9 个月（补充喂养阶段），肠道微生物群的调查显示，在科水平上，一些肠道菌群的丰度增加，包括毛螺菌科、瘤胃菌科、优杆菌科、理研菌科和萨特氏菌。相比之下，双歧杆菌科、放线菌科、威氏菌科、肠杆菌科、乳酸杆菌科、肠球菌科、梭状牙孢杆菌科和梭杆菌科的相对丰度在从婴儿到幼儿的过渡期间下降。蛋白质摄入量的增加与毛螺菌科的增加和糖化细菌（*Bifidobacteriaceae* 科的成员）的减少相关，而摄入纤维则与 *Prevotellaceae* 科丰度增加有关。此外，普拉梭菌和嗜黏蛋白阿克曼菌在婴儿早期表现为没有或丰度非常低，在 12 个月龄和 24 个月龄时分别增加到成人水平，可能与婴儿时期黏蛋白的低水平有关。

停止母乳喂养和食用更多种类的固体食物会导致婴儿肠道菌群 α 多样性的增加。此外，从母乳到配方奶的转变也对肠道菌群的组成有一定影响。断母乳 5 天后，在属水平上，拟杆菌、布劳特氏菌和瘤胃球菌的丰度增加，双歧杆菌、乳杆菌和肠细菌的丰度减少，并伴随 α 多样性和粪便 pH 增加。肠道菌群多样性增加有助于其功能的改变，包括 SCFA，特别是丁酸盐水平的增加。从母乳到固体饮食的变化可以促进负责碳水化合物、淀粉和外源性降解以及维生素合成相关的肠道菌群的发育。

（4）母体 BMI：越来越多的研究表明，母体 BMI 对婴儿肠道菌群具有一定影响。超重母亲分娩的婴儿在出生前 6 个月的粪便样本中拟杆菌和葡萄球菌丰度增加，非肥胖母亲分娩的婴儿粪便中双歧杆菌丰度增加。

（5）环境（家庭生活方式和地理位置）：家庭成员和近亲（兄弟姐妹）是影响婴儿肠道菌群定植的环境因素之一，尽管相关研究尚不充分，但是荷兰出生队列的研究表明，与没有兄弟姐妹的 1 个月大婴儿相比，有哥哥姐姐的婴儿肠道菌群中的双歧杆菌丰度更高。丹麦队列的研究发现，在幼年时期，哥哥姐姐的存在与肠道微生物多样性和丰富增加有关，而家庭宠物对肠道菌群的影响不显著。"同胞效应"概念对肠道菌群的影响仍需要进一步研究。

由于不同地区饮食习惯差异，肠道菌群的差异与特定地区的饮食模式和生活方式有关。因此，地理位置也可能对微生物群产生影响。例如，生活在非洲农村的儿童与意大利城市地区儿童的肠道菌群组成不同。孟加拉国贫民窟儿童的粪便样本中肠道微生物群与美国郊区中上阶层社区的同年龄段儿童的肠道菌群组成和结构不同。与美国儿童相比，孟加拉国儿童的肠道菌群中富含普氏菌，而拟杆菌水平降低。与北欧婴幼儿相比，非洲东南部婴幼儿肠道菌群中拟杆菌属 - 普雷沃氏菌属丰度增加。

（6）遗传因素：宿主遗传可以影响婴儿肠道微生物群的发生和发育。针对 10 岁以下儿童的研究表明，同卵双胞胎肠道菌群的相似性水平高于异卵双胞胎和对照。大群体（1539 人；年龄范围：18 ~ 84 岁）的分析表明，宿主基因型与菌群的相对丰度之间存在显著关联，位于 *LCT* 基因座（负责人类乳糖酶产生）的单核苷酸多态性（SNP）与双歧杆菌的丰度有关，表明宿主遗传因素与乳制品摄入量之间存在关联，进一步证明了研究人类基因型、饮食和肠道菌群之间相互作用的必要性。

3. 孕前生殖道微生物　随着我们对人类微生物的了解越来越多，发现微生物与宿主间复杂的相互作用多发生在上皮和黏膜表面（包括过去被认为在生理条件下是无菌的器官）。在阴道中定植的生殖道微生物群在健康和疾病中起重要作用，生殖道微生物与妊娠过程密切相关。例如，最常见的阴道疾病——细菌性阴道病，不仅与羊膜内感染的发病率、早产和自然流产的发病率增加有关，还与妊娠能力有关。

与阴道和宫颈的情况不同，孕期胎儿环境（包括输卵管、子宫内膜、胎盘和羊水）被认为是无菌的。自20世纪初以来，普遍认为胎儿在子宫内处于无菌环境，新生儿在出生时和出生后开始微生物定植的观念已经被广泛接受。因此，在出现与不良妊娠结局（如胎膜早破、绒毛膜羊膜炎、流产和早产）有关的感染迹象时，寻找与其相关的环境微生物具有一定意义。然而，目前多项研究报道了在与人类生殖有关的各个器官和阶段都存在着微生物群，包括女性（如卵巢、卵泡、卵母细胞、输卵管、子宫、宫颈和阴道）、男性（如睾丸、精液和精子）以及胎儿（如胎盘和脐带）。这些细菌在人类生殖道中形成自己的生物膜，允许与配子、胚胎或胎儿以及母体组织界面发生复杂的相互作用。这一认知可能会为生殖领域提供一定帮助，促进辅助生殖技术的进步。

4. 子宫内膜微生物　如上所述，传统上认为子宫在没有感染的情况下是无菌的。1989年，H-D. L. Hemsell从55个没有子宫感染史的无症状女性的子宫内膜样本中分离出了多达231种细菌。

2016年H. Verstraelen研究发现，用16S rRNA基因微生物谱分析了19例宫腔镜检查的非妊娠女性子宫内膜组织和黏液样本的微生物群组成，发现所有样本中都存在微生物，进一步证实在子宫中存在天然微生物群。此外，16S rRNA测序同样发现在单胚胎移植的女性子宫内膜中存在微生物。对33例患者（其中18例怀孕，15例未怀孕）的样本进行了微生物分析，发现在这两组患者中都存在一些优势细菌属，如黄杆菌和乳杆菌，但是菌群相对丰度在两组患者之间没有统计学显著性差异。

2016年，I. Moreno研究证实，体外受精的患者子宫内膜微生物群的组成影响着床成功率，并且子宫内膜液和阴道分泌物样本中微生物群落存在差异。子宫内膜液中的微生物群可大致分为"乳酸菌为主"或"非乳酸菌为主"，其中"非乳酸菌为主"的子宫内膜微生物的存在与着床、妊娠、持续妊娠、活产出生率有关。

子宫微生物群可能影响孕期免疫环境。据报道，感染会影响参与子宫内膜容受性和胚胎发育的细胞因子。因为在胚泡黏附到子宫内膜壁的过程中涉及炎症反应，因此，子宫内膜液中微生物群的改变可能会触发子宫内膜的炎症反应，从而影响胚胎着床。此外，研究发现（E. Pelzer等，2015年），子宫内膜样本中存在活菌和细菌 DNA，而子宫微生物群中的生物失调可能与多种妇科疾病有关，包括子宫内膜炎、子宫内膜异位症、子宫内膜息肉和子宫内膜癌。

综上所述，在复杂的受孕和受精卵着床过程中，妊娠的成功不仅取决于子宫内膜组织学和真核基因表达，还与微生物群有关。

5. 胎盘微生物群　1927 年，从剖宫产孕产妇采集的样本中首次发现羊水中存在细菌。研究进一步证实，21% 的未感染的足月分娩后的胎盘中存在细菌。随后越来越多的研究证明在健康的胎盘中存在细菌或细菌 DNA。此外，在阴道分娩或剖宫产出生的健康新生儿的胎粪样本中分离出共生菌。这些发现表明足月胎儿并不是完全无菌的，胎儿体内的微生物可能由胎盘介导，从母体而来。除胎粪外，从剖宫产新生儿的脐带血中同样分离出微生物，包括粪肠球菌、痤疮丙酸杆菌、表皮葡萄球菌和血链球菌。细菌计数在 30～300 CFU/ml，表明脐带血中初始细菌数量极低。这些微生物在胎儿出生后立即定植于胎儿体内，与脐带相关的已鉴定物种在出生后立即自然存在于婴儿体内，与健康婴儿宿主共生。此外，利用荧光探针靶向 16S rRNA 基因高度保守区进行原位杂交或全基因组鸟枪法从人胎盘样本中分离得到细菌。胎盘微生物菌群随足月新生儿出生体重的变化而变化。

6. 羊水和胎粪微生物群　在子宫内，胎儿被羊水包围并不断被胎儿吞咽。不仅在无感染或炎症的人类脐带血、羊水或胎膜中存在微生物，在胎儿胎粪样本中同样有微生物的存在。胎粪中的微生物与脐带血或胎盘中的微生物种类相似，但是与母体阴道中的细菌群落不同，且与分娩方式无关。对 15 名健康足月儿阴道分娩后第一次分泌胎粪的微生物群组成进行评估，结果表明，约 66% 的婴儿胎粪中携带有活菌。每个新生儿都包含 1~5 个微生物群，其中常见的为双歧杆菌、肠杆菌科、肠球菌科和拟杆菌属 – 普雷沃氏菌属，进一步支持了肠道微生物在出生前就定植在胎儿体内的观点。

7. 妊娠相关微生物群的起源　关于微生物在妊娠期间定植于子宫腔的途径有很多种，包括腹腔或羊膜穿刺术等。在宫内感染和不良妊娠结局的情况下，主要有两种主要途径：①阴道和（或）泌尿道；②消化道（口腔和肠道）。早期研究表明，母体阴道是致病菌的来源。致病菌可通过绒毛膜 – 蜕膜板的易位到达胎盘和胎儿。从剖宫产婴儿的胎粪样本中检测到的乳酸杆菌 DNA 水平较低，表明婴儿肠道中乳酸杆菌的主要来源可能是母体阴道和直肠微生物群，部分解释了婴儿粪便微生物群与分娩方式有关。

此外，部分生殖道中的微生物类型在胎盘中没有检测到，却常见于消化道，推测胎盘中微生物的另一种来源可能是母体口腔或肠道。虽然消化道上皮屏障通常阻止微生物进入循环系统，但是树突状细胞可以穿过消化道上皮细胞，从管腔吸收细菌，并将活细菌输送到全身。因此，口腔或消化道微生物可能通过细胞间通透性和（或）树突状细胞进行运输，从而到达胎盘和胎儿体内。母鼠口服带有遗传标记的粪肠球菌，在母鼠的羊水和胎粪中培养出来粪肠球菌，而在对照小鼠的幼崽未发现。此外，在小鼠水平上的研究发现，口腔与胎盘微生物群落之间有显著相似性，表明至少部分胎盘微生物群来自血液转移。

四、婴儿肠道病毒体在调节肠道菌群稳态中的作用

肠道病毒组是肠道微生物组的一部分，主要以靶向真核宿主细胞（真核病毒组）、细菌（细菌病毒组）或古细菌（古细菌病毒组）的病毒为代表，还包括整合在宿主染色体中的所有病毒源遗传元素（原噬菌体或内源性病毒元素）。据估计，人类肠道内有超过 10^{12} 个细菌细胞，其中噬菌体对细菌的捕食作用在肠道菌群结构中起着重要作用。生命早期肠道微生物群的异常可能会影响免疫系统发育，从而引起生命晚期的

一系列后果。因此，了解肠道菌群与相关病毒组之间的相互作用，对于研究新生儿肠道菌群的发育或将异常肠道菌群恢复到"正常"菌群有很大帮助。

与细菌微生物组研究相比，病毒组的研究仍处于初级阶段。病毒组 DNA 占总肠道微生物组 DNA 的 2%～5%，可利用下一代测序技术（如全基因组乌枪法）和其他生物信息学手段对病毒组进行分析。最近的一项研究证实，靶向细菌的病毒大量存在于婴儿肠道中。在肠道中可能存在病毒与细菌之间的相互作用，并通过调节相对组成来影响宿主的健康状况。以婴儿早期成长到成年期为例，婴儿出生后至 2～3 岁时，肠道微生物群表现出极强的动态性，经历了快速扩张和多样化的过程，最终形成了类似成人的微生物群。肠道病毒体在这种动态微生物（再）形成过程中起着与细菌菌群类似的重要作用。病毒组在婴儿微生物群发育过程中表现出高度的动态性，在婴儿出生后的前几个月观察到噬菌体的多样性最高，尤其是尾状病毒（即尾状噬菌体）。随后，噬菌体病毒组（或噬菌体组）多样性降低，并向噬菌体科为主的成分转变。肠道微生物的发育和多样性变化是以牺牲噬菌体为代价，肠道病毒组数量减少有助于胃肠道细菌菌群多样性的建立。与之相反，在一项涉及 4 对双胞胎的研究中，真核病毒组在生命的最初几天（平均 2.6 天）的多样性较低，在 24 个月的时间里丰富程度有所增加。这表明真核病毒主要来自环境。其中，指环病毒科为婴儿粪便样本中最常见的真核 DNA 病毒，其在 6 月龄和 12 月龄婴儿的粪便样本中的流行率增加，但在 3 个月之前很少发现，表明环节病毒的增多与母体抗体减少后婴儿免疫力下降有关。肠道中的病毒组成受多种因素的影响，其中地理因素和饮食习惯的影响最大。

肠道病毒组中噬菌体相关序列也可作为细菌染色体内整合遗传元素或原噬菌体而被检测到，因此，病毒组参与了肠道细菌菌群的构成。此外，病毒组在宿主染色体上的持久性以及通过细菌群落成员之间的横向转移，也是种内多样性的重要来源。将温和噬菌体基因组整合到其细菌宿主的染色体上，可通过溶原性转化调控肠道微生物群。这种溶原性转化会导致宿主细胞表型改变，从而提供竞争优势（例如，以噬菌体抗性的形式）。因此，细菌携带原噬菌体有助于其在与其他竞争菌株共存时获得优势，这一现象可以解释人类肠道中"杀死优势菌群"噬菌体的缺乏。此外，噬菌体可能进入溶解循环，从而调节肠道中双歧杆菌的定殖及其在肠道中的相对丰度，影响双歧杆菌在婴儿肠道中的建立和流行。因此，病毒组在细菌微生物群的组成和建立中起着作用。

五、肠道菌群与肥胖

细菌是肠道菌群中的优势菌群。据估计，成人胃肠道中含有 500～1000 种不同的细菌。其中大约 90% 的粪便细菌属于硬壁菌门和拟杆菌门，而史密斯产甲烷短杆菌是消化系统微生物中占优势的产甲烷古生菌种。肠道微生物菌群可分为拟杆菌门（23%）（包括拟杆菌属）、厚壁菌门（64%）（包括杆菌、梭状芽孢杆菌和柔膜细菌）（该门的大多数微生物与链球菌属和梭状芽胞杆菌属密切相关）、变形菌门（8%）、革兰氏阴性菌（如大肠杆菌和幽门螺杆菌）、梭杆菌属、疣菌属和放线菌（3%）（包括双歧杆菌等）。目前报道，拟杆菌门中有超过 20 多个属，其中拟杆菌属研究的最多。厚壁菌门是革兰氏阳性菌，分为三类：梭状芽孢杆菌、杆菌和柔膜细菌。

胃肠道位置不同，微生物菌群组成也不同。因此，在肠腔和肠隐窝黏液层中微生物组成不同。从数量上讲，食管和胃携带的细菌量最低，优势菌为来自口腔的兼性厌氧菌（如链球菌和乳酸杆菌）。随着氧化还原电位的降低，细菌在肠道中逐渐增加，其中空肠中的代表菌群为链球菌属，小肠中杆菌亚群（厚壁菌门，主要是链球菌科）含量丰富。此外，含量较多的还包括放线菌门（8%），尤其是放线菌科和棒状杆菌科。在回肠和结肠的远端，人类肠道中细菌数量最多，微生物多样性最大（$10^{11}～10^{12}/ml$ 管腔内容物），大部分由严格厌氧菌组成，通常不形成孢子，主要是革兰氏阳性（拟杆菌和梭状芽孢杆菌）。此外，还有兼性厌氧菌，如乳酸杆菌、肠球菌和肠杆菌科。

L-R. E. Ley 等（2005 年）通过大规模 DNA 测序方法筛选整个肠道微生物组，首次证实了肥胖与肠道微生物之间存在联系。他分析了瘦素缺乏小鼠肠道微生物群在门水平上的变化。16S rRNA 基因测序结果表明，最丰富的 2 个细菌门是厚壁菌门（60%～80%）和拟杆菌门（20%～40%）。瘦素基因敲除小鼠与野生型或杂合子小鼠相比，盲肠中细菌比例不同。瘦素基因敲除小鼠中拟杆菌门数量减少了 50%，而厚壁菌门数量成比例增加（$P<0.05$）。全基因组乌枪法测序证实，肥胖小鼠盲肠菌群中厚壁菌门与拟杆菌门的比例高于瘦型小鼠。此外，瘦素基因敲除小鼠盲肠微生物群落中的古菌比例较高。与瘦型小鼠肠道菌群相比，肥胖小鼠肠道菌群中参与从食物中摄取能量的基因较高。

肥胖患者经过饮食治疗后，拟杆菌门的相对丰度增加，而厚壁菌门的相对丰度减少。F. Armougom 等通过实时 PCR 评估了不同受试者肠道菌群的表达谱，发现肥胖患者与瘦型（$P<0.01$）或厌食症（$P<0.05$）相比，类杆菌门水平显著降低，而三组中的厚壁菌门丰度相似。随后，M. Million 等在一项大型病例对照研究中评估特定细菌种类（如乳酸杆菌或双歧杆菌）与肥胖的关系。该研究使用了 F. Armougom 等调查的队列中的部分患者，发现肥胖患者中类杆菌水平降低，但与对照组的差异没有达到统计学意义（$P=0.25$）。此外，这项研究显示了肥胖中乳酸菌的物种特异性变异，其中副干酪乳杆菌与瘦身状态显著相关，而格氏乳杆菌与肥胖显著相关。

六、肠道菌群与多囊卵巢综合征

1. 性激素与肠道菌群　性别与肠道菌群间的关联可以归因于遗传（性染色体）或者激素。如果性激素与肠道菌群有关，则肠道菌群在青春期前类似，在青春期后发生变化。与相同性别相比，不同性别的异卵双胞胎青春期肠道菌群组成不同，而在胎儿时期组成类似。在啮齿动物中的研究进一步证实，青春期（3 周龄）不同性别小鼠肠道菌群组成类似，青春期后肠道菌群以性别依赖的方式变化，表明不同发育时期性激素的变化可能与肠道菌群变化相关。

性激素影响肠道菌群的多样性和丰度。雄激素（1992 年）或雄性小鼠肠道菌群暴露（2013 年）可以降低雌性小鼠患 1 型糖尿病的风险，表明性激素可能作用于肠道菌群，从而影响疾病进程。与男性相比，女性肠道菌群 alpha 多样性更高。男性肠道菌群中拟杆菌门（包括普氏菌和多形拟杆菌）丰度高于女性，梭菌、甲烷再生杆菌和脱硫弧菌丰度低于女性。此外，在啮齿动物中也发现肠道菌群分布与性别有关。与人类相似，雌性小鼠 alpha 多样性高于雄性。与雌性小鼠相比，雄性小鼠拟杆菌门丰度增高。卵巢切除的大鼠和小鼠肠道菌群 alpha 多样性下降。与对照相比，卵巢切除小鼠肠道菌群拟杆菌门丰度降低，厚壁菌门丰度升高。此外，卵巢切除导致瘤胃球菌、理研菌、梭菌、S24-7、拟杆菌类和普雷沃菌丰度降低，乳杆菌和双歧杆菌丰度升高。有相反的研究报道，卵巢切除大鼠的有氧能力较低，拟杆菌门（拟杆菌、巴恩斯氏菌和普雷沃菌）丰度增加，而厚壁菌门丰度降低。

肠道菌群影响性激素。用抗生素治疗后，尿液和粪便中排出的结合雌激素与去结合雌激素的数量发生了变化。许多肠道细菌会合成 β- 葡萄糖醛酸酶。这种酶能解耦联宿主来源的分子，如胆红素、神经递质和结合在肝中的激素，从而促进了肠肝循环的再吸收。在这一过程中，释放葡萄糖醛酸，产生能量以供细菌使用。因此，推测性类固醇可以通过改变 β- 葡萄糖醛酸酶的活性和能量产物，直接影响肠道微生物群的组成。

性类固醇除了对肠道微生物有潜在的直接作用外，还可以通过激活宿主体内的类固醇受体间接调节肠道微生物群。虽然类固醇激素在神经和免疫系统中的信号传导已经得到了广泛研究，但是对于雌激素或雄激素受体在胃肠系统中的作用知之甚少。雌激素受体 β 在肠上皮细胞中的表达水平高于雌激素受体 α。与野生型小鼠相比，雌激素受体 β 基因敲除后肠道微生物群发生了改变，而雄激素受体在人结肠黏膜和结肠间质细胞中表达。因此，雌激素或雄激素的变化有可能通过调节胃肠系统、大脑和（或）外围的类固醇受体信号而导致肠道功能改变，如收缩性、转运或肠激素分泌，而粪便的稠度（反映转运时间和水的可用性）同样是人类肠道微生物群差异的重要因素。

大多数免疫细胞表达类固醇受体，且免疫系统存在性别差异。因此，性类固醇激素的变化可能通过调节宿主免疫系统或肠道免疫而影响肠道微生物群的组成，其机制可能与树突细胞中类固醇激素信号转导有关。树突细胞是抗原呈递细胞，对促进共生菌的耐受性和连接先天性和适应性免疫具有重要意义。研究表明，通过雌激素受体α的雌激素信号传导对树突状细胞的发育和功能非常重要，而肠道微生物菌群的性别依赖性差异影响免疫功能，导致肠道菌群和免疫系统间的关联变得复杂。例如，将雄性或雌性小鼠的粪便移植到无菌小鼠体内，派尔斑和肠系膜淋巴结中特异性免疫细胞的百分比因供体的性别而异。因此，性类固醇激素的变化也可能通过调节肠屏障的完整性间接改变免疫反应。肠道屏障完整性的降低与革兰氏阴性菌渗入循环和脂多糖（lipopolysaccharide，LPS）激活外周炎症反应有关。研究表明，卵巢切除导致结肠上皮细胞通透性增加，而紧密连接蛋白的表达减少。与健康女性相比，PCOS 患者血清中肠屏障功能障碍的标志物，包括紧密连接调节因子——人连蛋白和 LPS 结合蛋白升高。

2. 肠道菌群与 PCOS　PCOS 的诊断标准之一是高雄激素血症，而性激素水平与肠道菌群变化密切关。P. J. Torres 等（2018）的研究发现，肠道菌群 alpha 多样性与总睾酮和多毛症呈负相关。beta 多样性与高雄激素血症密切相关。越来越多的研究证实，雄激素是肠道菌群重塑和变化的影响因素之一，也可能是调控 PCOS 的途径。因此，可以推测菌群失衡可能会促进 PCOS。近年来，以 Rotterdam 标准为诊断标准的中国、澳大利亚、波兰和西班牙的研究都证实了肠道菌群与 PCOS 之间存在密切联系。在 PCOS 患者中肠道菌群变化显著，包括 alpha 多样性和 beta 多样性改变。菌群多样性下降会影响生态环境的稳定性，导致肠道功能失常，促进 PCOS 女性代谢障碍。除了菌群整体的变化外，越来越多的研究关注特定菌群的变化，其中拟杆菌门和厚壁菌门的变化与PCOS 有关，包括拟杆菌门中的拟杆菌科、紫单胞菌科和 S24-7 科，以及厚壁菌门中的梭状芽孢菌科、丹青丝菌科、毛螺菌科、乳杆菌科和瘤胃球菌科。其中很多细菌可以产生丁酸盐和丙酸，因此，PCOS 患者中拟杆菌门和厚壁菌门丰度的变化影响短链脂肪酸合成，从而调控代谢、肠屏障完整性和免疫。此外，研究发现 PCOS 患者中与肥胖和代谢异常有关的细菌——无菌门丰度下降。疣微菌门中的嗜黏蛋白阿克曼菌在饮食诱导肥胖小鼠和 PCOS 中均降低。

3. PCOS 啮齿动物模型中肠道菌群的研究 人类和啮齿动物肠道菌群分布在门水平上相似，80% 为拟杆菌门和厚壁菌门，10% 为放线菌门和变形菌门。其他门包括软壁菌门和疣微菌门的丰度较低。因此，啮齿动物模型可以为菌群变化在 PCOS 中作用机制的研究提供途径。啮齿动物构建的 PCOS 模型有很多种，包括胎儿发育时期、产后、青春期和成年期诱导高雄激素血症。芳香酶抑制剂来曲唑可以抑制睾酮向雌激素的转化，从而增加睾酮水平，诱导 PCOS 表型。来曲唑诱导的啮齿动物表现出多种 PCOS 样特征，包括高雄激素血症、慢性无排卵、卵巢多囊样改变、LH 水平增加，以及体重增加、高胰岛素血症和胰岛素抵抗等代谢异常，但是来曲唑诱导的 PCOS 表型不包括低雌二醇和出血性卵巢囊肿。其他的 PCOS 动物模型利用孕期，产后 1 天后利用睾酮处理来研究雄激素对成年期微生物组学和代谢的影响。与人类类似，雄激素处理可以导致啮齿动物肠道菌群多样性和丰度的变化。鼠孕期雄激素暴露、来曲唑处理小鼠、新生大鼠雄激素暴露中，肠道菌群 beta 多样性发生改变。其中拟杆菌科、梭菌科、丹青丝菌科、毛螺菌科、乳杆菌科、紫单胞菌科、瘤胃球菌科和 S24-7 在 PCOS 女性和 PCOS 啮齿动物模型中均发生变化，而普雷沃氏菌科只在 PCOS 啮齿动物模型中变化显著。普氏菌在男性中的丰度高于女性，普氏菌优势的肠道菌群与短链脂肪酸合成的变化有关。与中国 PCOS 女性类似，在孕期雄激素化大鼠模型中，嗜黏蛋白阿克曼菌水平降低。

4. 益生菌或益生元对 PCOS 的改善作用 联合国粮食及农业组织（Food and Agriculture Organization，FAO）和世界卫生组织将益生菌定义为"活的微生物"。足够数量的益生菌可以发挥治疗疾病的作用。罗伊氏乳杆菌 GMNL-263 可以显著缓解 IR，增加饱腹感，促进肠道糖异生，减少脂肪堆积，降低非酒精性脂肪肝的炎症水平。食用益生菌还可以逆转高脂饮食诱导的肠道微生态异常。一项随机、双盲、安慰剂对照临床研究同样证实，连续 12 周益生菌（嗜酸乳杆菌、干酪乳杆菌、双歧杆菌）治疗，显著下调 PCOS 患者的 BMI、血清胰岛素和血脂水平。此外，益生菌治疗还可以显著升高 PCOS 患者的血清 SHBG，下调血清 TT，降低 Ferriman-Gallwey（mFG）评分，以及下调血清超敏 C 反应蛋白（high-sensitivity C-reactive protein，hs-CRP）和丙二醛含量。在动物水平上，同样证实，益生元，包括菌粉和水苏糖，均可降低 PCOS 大鼠的血清睾酮，改善卵巢功能。提示我们，针对肠道菌群稳态的维持可能是未来 PCOS 治疗的方向之一。

5. 肠道菌群参与 PCOS 进程的分子机制 肠道菌群可能通过改变营养来源的能量摄入、肠道渗透性、肠 - 脑轴参与脂质合成代谢进程。无菌的 C3H 雌性和雄性小鼠（8 周龄）体重、血清中甘油三酯、游离脂肪酸、胆固醇、白色脂肪组织中的脂肪细胞大小均低于传统小鼠。其体重或体脂的变化可能与 WAT 中的脂质合成代谢、炎症和棕色脂肪组织活性有关。与传统小鼠相比，无菌（germ free，GF）小鼠附睾脂肪组织中脂质合成代谢相关基因——$p\text{-}AKT$ 和 $SREBP2$ 的蛋白质表达增加。而无菌小鼠中定植 $E.coli$ $W3110$，可显著上调 LPS 水平及 WAT 重量，使脂肪细胞增大，并上调 WAT 中 TNFα、Saa3、Mgl1、IL-10 的 mRNA 水平，表明菌群可以影响 WAT 的代谢能力和炎症水平。除影响 WAT 功能外，肠道菌群还能影响 BAT 的功能。BAT 亲水性提取物的 1H NMR 波谱结果显示，与传统小鼠相比，无菌小鼠中 BAT 中乳酸水平降低，肝、血浆和 BAT 中 D-3- 羟丁酸脱氢酶水平增加，VLDL 水平下降。在 C57BL/6J 小鼠中，无菌或抗生素（antibiotic，ABX）处理诱导的肠道菌群缺失可损伤 BAT 的产热功能，降低 UCP1 蛋白表达，弱化白色脂肪棕色化进程，而细菌代谢物丁酸盐可以缓解 ABX 诱导的小鼠产热能力下降，表明缺失肠道菌群具有减脂以及促进脂肪产热的作用。在小鼠模型中，移植普通拟杆菌不仅导致小鼠动情期紊乱和卵巢多囊样改变，还增加 WAT 和 BAT 中的脂肪细胞大小，下调脂肪组织中的 UCP1、PGC1α、Cited1、Cox8b、Nr2f6、Prdm16 的 mRNA 水 平。在一定程度上表明，特定菌群的变化可能通过调控脂肪功能参与 PCOS 进程。

肠道菌群还可以通过影响机体循环中代谢物参与 PCOS 进程。2021年，T. Li 的研究表明，Tempol 处理可以改善 DHEA 诱导的大鼠 PCOS 表型，下调血清睾酮，改善卵巢功能，恢复排卵功能。16s rDNA 测序联合非靶向代谢组学技术将筛选到的 52 种血清差异代谢物与 33 种细菌进行关联分析，发现水苏糖与 15 种细菌均有显著的相关性。进一步用水苏糖处理 PCOS 大鼠，可以改善其症状，表明 PCOS 中菌群可能通过调控血清代谢物参与 PCOS 进程。

此外，肠道组织作为肠道菌群定植的位点，可通过与肠道菌群的相互作用参与 PCOS 进程。X. Qi 等（2020 年）的研究发现，在 DHEA 诱导的 PCOS 小鼠小肠组织中，IL-22 的 mRNA 水平低于对照组，IFNγ、IL-1β 的 mRNA 表达高于对照组。IL-22 治疗可以缓解普通拟杆菌诱导的小鼠 PCOS 表型。IL-22 是一种具有独特生物学特征的细胞因子，其作用具有双面性，一方面可以促进炎症损伤的修复，另一方面可以加重炎症损伤。在肠道中 IL-22 具有激活 STAT2 通路来促进黏膜屏障完整性抗菌肽和黏蛋白的表达，从而促进肠上皮细胞再生和增强上皮细胞屏障功能，表明菌群可能通过调控肠道组织炎症参与 PCOS 进程。

/第二节/ 线粒体功能与多囊卵巢综合征

在过去 10 年中，关于线粒体功能障碍在人类疾病中作用的研究与日俱增。尽管线粒体以其在细胞能量代谢中功能而闻名，但它在调节细胞凋亡、钙信号、先天免疫和磷脂合成方面也有重要作用。线粒体的这些功能使其对所有类型的细胞都很重要。

线粒体来源于一种古老原核生物，通过与早期真核生物发生内共生而形成。这种进化起源的证据来自对线粒体基因的系统发育分析，包括核糖体 RNA，分析发现线粒体与 α 蛋白细菌的同源性。经过 10 多亿年的进化，大多数原始原核基因组在宿主基因组中定植。

一、线粒体 DNA

线粒体是通过氧化磷酸化（oxidative phosphorylation，OXPHOS）产生细胞能量（ATP）的重要细胞器。这一过程由一系列蛋白质复合体参与完成。线粒体呼吸链（mitochondrial respiratory chain，MRC）由核 DNA（nuclear DNA，nDNA）和线粒体 DNA（mitochondrial DNA，mtDNA）编码。哺乳动物 mtDNA 基因组只有 13 个蛋白质编码基因，而这 13 种多肽都是 OXPHOS 机制的重要组成部分，OXPHOS 比无氧糖酵解产生更多的能量。mtDNA 还编码 2 个核糖体 RNA（有丝分裂核糖体的组成部分）以及 22 个用于翻译的 tRNA。但是，绝大多数线粒体蛋白质（大约 1000 种）由核基因组编码。这些蛋白质在细胞质中合成后进入细胞器，可见 mtDNA 的表达、拷贝数调节和修复过程依赖于核基因组。与 nDNA 不同，mtDNA 是母系遗传的，存在多种拷贝。多拷贝为其异质性提供条件，即同一细胞、组织或生物体中存在多个基因型（存在 2 种或 2 种以上 mtDNA，如野生型和突变型）；同质性是指所有 mtDNA 拷贝携带相同的等位基因。

二、线粒体的特征

线粒体是非常活跃的细胞器。在成纤维细胞中存在几十到几百个线粒体，每个线粒体至少包含一个线粒体 DNA 基因组。单个线粒体具有多种形态，包括小球体、短或长的小管、相互连接的小管。线粒体的形态由分裂和融合过程控制，例如，短小管可以融合在一起形成长小管，而小管可以分裂成小球，因此线粒体的形态处于动态过程。线粒体的另一个动态方面体现在选择性去除功能失调的线粒体，作为一种质量控制机制，可确保线粒体群体健康。在许多细胞中，线粒体具有高度的运动性，并通过细胞骨架的运输在细胞质中移动。线粒体的融合、分裂、选择性降解和运输过程都是线粒体动态学的特征。

1. 线粒体融合　线粒体融合是两个线粒体合并成一个。在典型的线粒体融合反应中，两个线粒体末端发生碰撞，碰撞部位发生膜融合。融合反应也可以发生在线粒体末端 – 侧面，或单个线粒体内形成的环状结构。线粒体具有双层膜，因此线粒体融合包括外膜融合和内膜融合。内、外膜融合发生的时间很近。线粒体膜融合的最终结果是内容物混合，基质成分扩散到新的线粒体中。一些线粒体融合非常短暂，原始线粒体在内容物交换后很快分离。虽然线粒体 DNA 位于基质中，但融合后线粒体 DNA 基因组的混合似乎有限。

每种细胞类型都有其特征性的线粒体形态，线粒体形态往往由融合和分裂之间的平衡来维持。例如，培养的间期成纤维细胞中为管状线粒体，从短管到长管再到相互连接的管状网络。当融合被阻断时，小管会迅速分裂成小球；当裂变被阻断时，小管会变长。

线粒体融合需要三种 GTP 水解酶。融合蛋白 Mfn1 和 Mfn2 位于线粒体外膜上，是外膜融合所必需的。融合蛋白存在于相反的线粒体上时才能发生融合，通常认为融合蛋白之间的相互作用在融合过程中介导线粒体的"栓连"。因此，在结构研究的基础上，提出了外膜栓连模型。鸟嘌呤核苷酸依赖的融合蛋白二聚化介导线粒体栓连。

内膜融合由视神经萎缩相关蛋白 1（optic atrophy 1，Opa1）介导。Opa1 也是动力蛋白超家族的成员。Opa1 与内膜融合有关，缺乏 Opa1 的细胞显示线粒体外膜融合，未发现线粒体内膜融合。与融合蛋白不同，Opa1 只需要存在于相邻线粒体中的一个上即可发生内膜融合。在人类细胞中，Opa1 的 8 种 RNA 剪接形式由外显子 4、4b 和 5b 的差异剪接形成。所有 RNA 剪接形式都编码含有 N 端线粒体靶向序列（mitochondrial targeting sequence，MTS）和由通用外显子 5 编码的 S1 蛋白水解位点的多肽。在将 N 末端导入线粒体基质的过程中，MTS 被基质处理蛋白酶（matrix processing protease，MPP）去除。如果 S1 位点保持完整，Opa1 长异构体通过跨膜段固定在内膜上，大部分蛋白质面向膜间空间。如果 S1 位点被 Oma1 蛋白酶切割，则产生短型 Opa1。短型 Opa1 无法锚定到膜上，原则上可以溶解，但它们与膜结合的长型 Opa1 形成复合物，以调节线粒体融合活性。Opa1 的四种剪接形式（4、6、7 和 8）还包含 S2 蛋白水解位点（由差异剪接的外显子 5b 编码），可被 Yme1L 蛋白酶切割以产生变异短亚型。可见，Oma1 和 Yme1L 蛋白酶通过作用于 Opa1 而调节线粒体的融合活性以响应细胞环境的变化。Opa1 蛋白水解过程的多样性在线粒体融合过程中的作用与病理生理条件有关。在基础条件下，线粒体融合需要长异构体和短异构体的结合。例如，当 Opa1 缺失细胞与只表达长 Opa1 或短 Opa1 的完整 DNA

重组时，很少检测到线粒体融合。当这两种亚型的 Opa1 同时表达时，就会产生大量的线粒体融合。在病理条件下，如线粒体内膜电位消失，Oma1 被激活，并促进 Opa1 转向短型 Opa1，则导致线粒体无法融合。然而，一些证据表明长型 Opa1 本身能够介导线粒体融合，也有证据表明短型 Opa1 可以调节或介导融合。添加短型 Opa1 可增强长型 Opa1 的体外膜融合活性。因此，Opa1 的长型和短型都能显示出一定的融合活性。在基础条件下，单独的长型或短型 Opa1 显示出很少或没有融合活性。在应激条件下，长型 Opa1 的融合活性被未知机制激活。短型 Opa1 可以调节长 Opa1 的融合活性。除了内膜的融合外，Opa1 在维持嵴结构方面也发挥作用。在缺乏 Opa1 的情况下，嵴的超微结构被严重破坏，呼吸链超复合体减少，且 Opa1 在嵴结构中的作用与其融合活性无关。

2. 线粒体分裂　线粒体分裂是线粒体分裂成两个较小的线粒体。线粒体分裂的主要调控因子是动力相关蛋白 1（dynamin-related protein 1，Drp1）。作为一种 GTP 水解酶，Drp1 从细胞质被招募到线粒体表面，完成自我组装形成螺旋结构，缠绕并收缩线粒体小管以进行分裂。除了在线粒体分裂中的作用外，Drp1 还存在于过氧化物酶体，Drp1 的缺失导致过氧化物酶体的延长。动力蛋白超家族的生物物理特性与其结构有关。

Drp1 从细胞质募集到线粒体表面需要位于线粒体外膜上的 Drp1 受体的作用。酵母外膜蛋白 Fis1 通过 Mdv1 和 Caf4 招募 Dnm1（Drp1 的酵母同源体）。在缺乏 Fis1 或 Mdv1 和 Caf4 的情况下，酵母 Dnm1 仍定位于细胞质中。哺乳动物也含有 Fis1，但其在 Drp1 招募和线粒体分裂中的作用似乎很小。哺乳动物 Fis1 在线粒体分裂中不起核心作用，酵母 Fis1 缺乏则表现出很少或未分裂。另外三种外膜蛋白——Mff、MiD49 和 MiD51 在 Drp1 募集到线粒体的过程中具有更重要的作用。这些分子中任何一种的缺失都会导致线粒体显著延长，全部缺失会导致与 Drp1 缺失类似的线粒体分裂失常。Mff 缺失减少 Drp1 向线粒体的募集，并损害线粒体分裂，Mff 的过表达则增强了线粒体的分裂。相比之下，MiD51 的作用较复杂。低水平表达 MiD51 促进线粒体分裂，过表达则导致线粒体显著延长。

3. 线粒体与其他细胞器间的相互作用 内质网（endoplasmic reticulum，ER）与线粒体之间的相互作用可能参与了线粒体分裂位点的确定。线粒体和 ER 之间的接触位点对于调控磷脂合成和钙信号传导非常重要。一部分内质网膜，称为线粒体相关内质网膜（mitochondria-associated endoplasmic reticulum membranes，MAMs），参与钙稳态、氧化应激和线粒体形态功能的调控。在酵母和哺乳动物细胞中，大多数线粒体分裂位点显示内质网小管穿过或缠绕线粒体，且 Mff、MiD49、MiD51 和 Drp1 通常与内质网标记位点共定位，而内质网标记位点处发生线粒体收缩和分裂。

除动力蛋白和 ER 外，线粒体分裂位点也受到 mtDNA 动态的影响。mtDNA 与许多调节其结构或代谢的蛋白质有关，包括单链 DNA 结合蛋白、转录因子 A 和解螺旋酶（twinkle helicase，PEO1）。mtDNA 被压缩成拟核结构，在线粒体内表现出动态行为。在野生型细胞中，大多数线粒体分裂发生在拟核附近，缺乏 Drp1 的细胞出现由拟核聚集形成的大 mtDNA 拟核。这些增大的拟核导致 Drp1 基因敲除细胞中线粒体小管的局部膨胀。在心肌细胞中，这些拟核形态的缺陷导致呼吸链功能降低，表明 mtDNA 参与线粒体分裂。

三、线粒体融合和分裂的作用

1. 线粒体形态的调节 线粒体融合与分裂之间的平衡控制着线粒体的大小、数量和形状。例如，分裂的增加或融合的减少将导致更小、更多数目的短管或球形的线粒体。在某些细胞中，线粒体形态与功能有关。在神经元中，小线粒体比长线粒体被更有效地转运到神经末梢。当线粒体分裂在神经元中被阻断时，细长线粒体进入神经元的效率较低。细长线粒体无法被转运到神经末梢可能是由于长线粒体在细胞中缠绕所致。然而，小线粒体并不总是表现出有效的转运，由于融合受损而断裂的线粒体同样表现出转运障碍。

线粒体的形状可能会直接影响线粒体的生物功能，长线粒体有时与更高效的 ATP 生成相关。解偶联剂或病理引起的线粒体功能障碍都会导致线粒体断裂。在某些情况下，线粒体功能障碍会激活 Oma1 蛋白酶。能量不足会导致 AMP 活化蛋白激酶的激活。该激酶使 Mff 磷酸化，从而促进线粒体分裂。虽然线粒体功能障碍通常会导致线粒体碎片，但碎片化的线粒体并非等同于低 ATP 生成。

2. 促进内容物交换　线粒体融合和分裂可以促进线粒体之间膜和内容物的交换，而不影响线粒体的形态。内容物交换对线粒体的作用包括：①促进线粒体群体的同质化。线粒体 DNA 只编码 13 种蛋白，线粒体所需的蛋白质大部分从细胞质中输入，而线粒体融合有助于减少细胞器之间的异质性。②线粒体融合有助于改善异质性 mtDNA 突变的有害影响。在 mtDNA 突变引起的线粒体疾病中，突变通常是隐性的，在细胞发生呼吸链功能障碍之前，mtDNA 突变负荷常常达到高水平，而细胞耐受高水平 mtDNA 突变的能力依赖于线粒体融合。

3. 维持线粒体 DNA 的含量　线粒体融合和分裂都是维持 mtDNA 所必需的。在没有线粒体融合的情况下，细胞中 mtDNA 数量急剧减少。在许多细胞类型中，线粒体融合的缺失导致 OXPHOS 活性降低。线粒体分裂缺失导致 mtDNA 拟核聚集，从而改变线粒体小管。拟核聚集引起线粒体内 mtDNA 分布不均匀，影响心肌细胞 OXPHOS。

4. 分离受损的线粒体　线粒体自噬即通过自噬降解线粒体，是线粒体质量控制的主要机制。功能失调的线粒体被自噬机制识别，被自噬体吞噬并运输到溶酶体进行降解。线粒体自噬途径有多种，包括由 Pink1 和 Parkin 介导的线粒体自噬途径。为了清除功能失调的线粒体，必须将它们与正常线粒体分离。首先，功能失调的线粒体不能与正常线粒体融合。线粒体内膜去极化导致 Oma1 激活，并诱导 Opa1 失活。其次，线粒体分裂促进线粒体的分离，这对产生合适大小的线粒体片段以供自噬体吞噬很重要。在酵母中，Atg32 与 Atg11 形成复合物，将线粒体与自噬体连接起来。Atg11 还招募 Dnm1，从而直接调控线粒体的分裂及其与自噬体的结合。在哺乳动物细胞中，抑制 Drp1 降低了 Parkin 介导的线粒体自噬。最后，在 Parkin 介导的线粒体自噬中，许多外膜蛋白被泛素-蛋白酶体系统降解，包括线粒体融合蛋白和 Miro。去除这些蛋白质会阻止线粒体融合和运输。

尽管线粒体分裂可以促进受损线粒体的分离，但这一过程可能会被线粒体融合干扰。在含有异质性 mtDNA 缺失的果蝇模型中，线粒体融合蛋白水平的降低下调了突变 mtDNA 水平，表明线粒体融合降低了清除缺陷 mtDNA 的效率。

四、线粒体的功能

线粒体在细胞中参与疾病病理过程。①它们通过 OXPHOS 以 ATP 的形式为细胞提供能量，产生并调节 ROS，平衡胞浆钙（cytosolic calcium，Ca^{2+}），并通过线粒体通透性转换孔调节细胞周期、细胞信号和凋亡。②氧自由基（如 ROS）是线粒体 OXPHOS 过程中产生的有毒副产物，可能影响线粒体和细胞 DNA、蛋白质、脂质和其他分子，导致 OS 和线粒体功能障碍。③线粒体功能异常会引发 ROS 的过度产生和 ATP 水平的普遍降低。与此同时，线粒体跨膜电位丧失。过量的 ROS 和 Ca^{2+} 积累导致线粒体外膜通透性化，导致线粒体膜间隙内的细胞毒性蛋白质释放到细胞质中，引起细胞凋亡或坏死。

五、线粒体与多囊卵巢综合征

1. 线粒体拷贝数与PCOS 每个哺乳动物细胞包含 $1000 \sim 10\,000$ 个 mtDNA 拷贝。mtDNA 的转录水平主要取决于 mtDNA 拷贝数。在高能量消耗的组织中往往含有更多的 mtDNA 拷贝，如心脏拥有大量的 mtDNA 拷贝，成熟卵母细胞通常包含至少 $100\,000$ 个 mtDNA 拷贝。一般情况下 mtDNA 的数量保持稳定，其对线粒体功能和细胞生长至关重要。mtDNA 拷贝数的变化在一定程度上反映了线粒体功能异常，是疾病的危险因素。首先，mtDNA 拷贝数的变化与 PCOS 的发生和发展有关。例如，有研究发现，PCOS 患者线粒体 DNA 拷贝数低于对照组，且 PCOS 中 mtDNA 拷贝数与 IR 水平、腰围和甘油三酯水平呈负相关，与 SHBG 水平呈正相关。其次，mtDNA 的改变在 ROS 的增加中起作用，外周白细胞中 mtDNA 含量的降低与 T2DM 的发生有关。T2DM 是 PCOS 的晚期并发症。此外，线 mtDNA 拷贝数也是受精潜能和卵母细胞成熟的指标。在哺乳动物中，初始卵母细胞有 500 个 mtDNA 拷贝，M Ⅱ 卵母细胞有 150 000～700 000 个 mtDNA 拷贝数。在卵母细胞成熟期间，mtDNA 拷贝数增加了 30 多倍。可见线粒体拷贝数和充足的 ATP 水平（至少 2 pMol）是卵泡正常发育和成熟的先决条件，以确保受精后囊胚具有良好的发育潜力。mtDNA 拷贝数较低的卵母细胞的发育潜能显著降低，胚泡形成减少。这种表现与 PCOS 患者的常见症——无排卵和不孕一致。然而，有研究发现 PCOS 与 mtDNA 拷贝数增加有关。分离 PCOS 患者的体细胞，诱导多能干细胞（pluripotent stem cell，iPSC）模型，与非 PCOS 患者来源的 iPSC 相比，来自 PCOS 患者的 iPSC 表现出线粒体呼吸功能和糖酵解能力受损，线粒体拷贝数和生物合成增加。此外，与 mtDNA 拷贝数的增加一致，PCOS 患者 iPSC 中线粒体生物合成相关基因的表达水平较高，包括 PPAR、PGC-1α、TFAM 和 NRF-1。NRF-1 是线粒体呼吸复合物细胞核编码亚单位的重要调节因子。PGC-1α 是核调节蛋白家族的成员，参与线粒体基因转录调控。PGC-1α 可以结合并共同激活 TFAM 启动子上 NRF-1 的转录功能，并调节 mtDNA 的复制和转录。PCOS 中 mtDNA 拷贝数的增加可能是作为一种反馈调节，以补偿线粒体功能障碍和呼吸链损伤或线粒体 DNA 突变。因此，PCOS 患者 mtDNA 拷贝数异常可能在 PCOS 的发病机制中起一定作用。

2. 线粒体基因突变与 PCOS　PCOS 的家族聚集性表明遗传因素在其病因中起着重要作用。线粒体由双基因控制，这些基因的突变可能导致呼吸链功能障碍，进而引起 ATP 生成减少和 ROS 生成过量。编码线粒体转移 RNA（mitochondrial transfer RNA，mt-tRNA）的基因中的点突变可能参与多种疾病的发生。mt-tRNA 的突变影响线粒体 RNA 的结构和功能，包括破坏 mt-tRNA 的三级结构、改变 RNA 前体加工、核苷酸修饰缺失和氨酰化不足。Zhou 等（2012 年）在 PCOS 患者的外周血中发现了 6 种线粒体 tRNA 基因变体，如 tRNA^{Gln}、tRNA^{Cys}、tRNA^{Asp}、tRNALys、tRNA^{Arg} 和 tRNA^{Glu}，以及 7 种 12S 核糖体 RNA （ribosomal RNA，rRNA）基因变体，3 种 16S rRNA 变体。这些突变出现在对 tRNA 的稳定性和生化功能至关重要的高度保守的 tRNA 核苷酸中。该团队进一步研究了 PCOS 患者线粒体基因组 tRNA^{Leu} 中的 C3275T 突变、tRNA^{Gln} 中 T4363C 突变和 tRNA^{Lys} 中 A8343G 突变，发现这些 mt-tRNA 突变的患者线粒体膜电位（mitochondrial membrane potential，MMP）水平、ATP 生成和 mtDNA 拷贝数降低，ROS 生成增加。表明线粒体基因突变引起的线粒体功能障碍可能是 PCOS 的诱发因素。

线粒体 DNA D 环（displacement loop，D-loop）是线粒体基因组中唯一的非编码区，包含 mtDNA 重链和轻链复制的起始位点和启动子。因此 D-loop 在 mtDNA 复制和转录中起着重要作用。D-loop 突变将通过改变 mtDNA 复制和转录而导致线粒体功能障碍。D-loop 点突变与乳腺癌、晚期子宫内膜异位症及 PCOS 有关。T. V. Reddy 等（2019 年）对 118 名 PCOS 患者和 114 名南印度对照的 D-loop 环进行了测序，发现 D310（$P=0.042$）和 A189G（$P=0.018$）单核苷酸多态性（single-nucleotide polymorphisms，SNPs）与 PCOS 之间存在显著相关性。此外，具有 D310 和 A189G 等位基因的 PCOS 患者的 mtDNA 拷贝数明显低于非携带者。

线粒体生物发生和线粒体 ETC 相关基因在 PCOS 患者中异常表达。Vibe Skov（2007 年）利用基因集富集分析（gene set enrichment analysis，GSEA 1.0）以及基因图谱注释和途径分析软件（gene map annotator and pathway profiler，GenMAPP 2.0）发现，PCOS 患者的肌肉中线粒体相关成分下调，从泛素到细胞色素 C 的电子传递的生物过程下调，细胞核编码的 OXPHOS 相关基因（*NDUFA3*、*SDHD*、*UCRC*、*COX7C* 和 *ATP5H*）减少。其中 *NDUFA3* 的表达与 mtDNA 拷贝数显著相关；*COX7C* 基因敲除导致心肌脂肪组织的积累。此外，T. V. Reddy（2018 年）发现 PCOS 患者中 PGC-1α Gly482Ser 多态性和等位基因频率与对照组显著不同，且 PGC-1α rs8192678 "Ser" 等位基因携带者患 PCOS 的风险增加。

3. 线粒体异常和肥胖　大约 50% 的 PCOS 患者超重或肥胖。肥胖对女性的生育能力有负面影响，并与无排卵、流产和妊娠并发症有关。

腹部肥胖与 PCOS 患者 IR、高雄激素血症、慢性无排卵和炎症有关。线粒体可能是导致肥胖合并 PCOS 患者能量代谢受损的主要靶点。OS 可通过促进前体脂肪细胞增殖和脂肪细胞分化、增加成熟脂肪细胞的大小、刺激下丘脑神经元以减少饱腹感和增加饥饿感而诱发肥胖。肥胖（BMI > 33 kg/m^2）女性骨骼肌中线粒体 OXPHOS 偶联效率降低，肥胖女性的线粒体 H_2O_2 生成量高于瘦型（BMI<23 kg/m^2）女性。在肥胖条件下，卵巢、卵母细胞和周围卵丘细胞中的脂质和脂肪酸积累增加，干扰卵母细胞代谢，阻碍线粒体功能，促进线粒体损伤而损害卵母细胞质量。因此，PCOS 肥胖患者需要更长的时间才能成功妊娠，并且流产的风险增加。与正常饮食小鼠相比，暴露于高脂饮食的肥胖小鼠的卵母细胞形态异常，ATP、柠檬酸盐和磷酸肌酸水平较低，活性氧自由基（reactive oxygen species，ROS）水平较高，表明肥胖小鼠的卵母细胞和受精卵中 OS 增加。此外，在瘦型小鼠的卵细胞质中，线粒体均匀分布，但在肥胖小鼠的卵细胞质中线粒体呈现不连续分布，并高密度簇集在卵皮质和细胞核周围。细胞中线粒体结构与受精有关。因此，PCOS 肥胖患者容易出现无排卵和不孕。

　　线粒体能量的平衡受供需调控。因此，能量限制可以减少氧化剂的生产，提高抗氧化能力，减轻 DNA 和蛋白质的氧化损伤。利用减肥手术使体重减轻可显著减少丙二醛（malondialdehyde，MDA），增加维生素 E、A 和 β– 胡萝卜素的水平。利用饮食限制短期减肥，可以减少肥胖者白细胞产生的 ROS，脂质、蛋白质和氨基酸的氧化损伤也显著减少。表明减肥可以逆转线粒体功能障碍。肥胖是 PCOS 的常见表现，与线粒体功能障碍和 OS 升高密切相关，因此，减重后 PCOS 症状的显著改善可能部分源于 ROS 生成的减少和抗氧化能力的提高。

　　4. 线粒体异常和胰岛素抵抗　PCOS 常伴有胰岛素抵抗和高雄激素血症。胰岛素抵抗是指胰岛素对靶组织中葡萄糖、蛋白质和脂质代谢的作用受损。胰岛素抵抗是影响 PCOS 患者生殖和代谢功能的风险因素，可以增加雄激素水平、代谢紊乱、心血管疾病和肿瘤的风险。高雄激素血症是 PCOS 的诊断标准。患有功能性卵巢高雄激素血症的患者，其基础胰岛素分泌率显著升高，饮食刺激的胰岛素作用减弱。胰岛素抵抗和高雄激素血症与线粒体功能障碍密切相关。胰岛素是 OXPHOS 的主要调节因子，其分泌可直接影响线粒体功能。反之，线粒体在胰岛素的正常功能中起着至关重要的作用。胰岛素有效性的降低源于增加的 ROS。ROS 可诱导丝氨酸 / 苏氨酸激酶信号通路的异常激活，如 c-Jun 氨基末端激酶（c-Jun N-terminal kinases，JNK）、核因子 κB（nuclear factor kappa-B，NF-κB）和 p38 丝裂原活化蛋白激酶（p38 mitogen-activated protein kinase，MAPK），并增加胰岛素受体和胰岛素受体底物（insulin receptor substrate，IRS）蛋白质的磷酸化。可见，线粒体功能异常可能是胰岛素抵抗和 PCOS 的重要原因。PCOS 中 MDA 增加和还原型谷胱甘肽（reduced glutathione，GSH）减少与胰岛素敏感性受损和胰岛素抵抗有关，其中胰岛素抵抗可通过抑制 GSH 还原酶系统的激活来降低 GSH 水平。

一些与线粒体 OXPHOS 相关的基因突变参与 PCOS 患者胰岛素抵抗的发生。Y. Ding（2016 年）发现，转移 RNA$^{Leu（UUR）}$ 基因的受体臂中存在同源 *A3302G*。该基因破坏了 PCOS 患者的高度保守碱基配对（2T-71A）、mt-tRNA$^{Ser（UCN）}$ 基因中的同源突变 C7492T 和 ND5 T12338C 突变。这些突变对 mt-tRNA 代谢的影响可能导致线粒体蛋白质合成效率低下，并可能是 PCOS 和胰岛素抵抗线粒体功能障碍的原因。V. Skov（2007 年）发现，PCOS 胰岛素抵抗患者骨骼肌活检标本中 OXPHOS 相关基因（*NDUFA3*、*SDHD*、*UCRC*、*COX7C*、*ATP5H* 和 *PGC-1α*）和核糖体蛋白的表达水平降低。作为一种 PPAR-γ 激动剂，吡格列酮可诱导脂肪生成和增敏胰岛素敏感性，并具有抗糖尿病作用。它能显著上调肥胖 PCOS 患者中与 OXPHOS 和核糖体蛋白生物合成相关的基因表达，表明线粒体基因表达的改变可能是 PCOS 胰岛素抵抗中的关键因素。

5. 线粒体异常和高雄激素血症 高雄激素血症和线粒体功能异常存在相互作用。雄激素过度暴露通过诱导 OS 升高和胰腺 β 细胞衰竭导致雌性小鼠胰岛素抵抗。在双氢睾酮（DHT）诱导的 PCOS 大鼠中耗氧率、ATP 生成和线粒体拷贝数低于对照组大鼠，其中 mtDNA 拷贝数的减少幅度最大，减少了约 40%。在 DHT 处理的大鼠胰岛中，TFAM、PGC-α、NRF1 以及烟酰胺腺嘌呤二核苷酸脱氢酶亚单位 1、NADH 脱氢酶亚单位 3、线粒体呼吸链复合物 II、线粒体呼吸链复合物 IV 和 ATP 合酶亚单位 b 等基因的表达水平降低。在体外，雄激素可诱导线粒体功能紊乱，并以雄激素受体依赖的方式导致 β 细胞衰竭。当雄激素受体被阻断时，OS 不会增加，β 细胞功能也不会受损。

6. 线粒体异常和卵泡发育异常 PCOS 占无排卵性不孕患者的 75% 以上，往往伴随卵泡成熟度受损、无排卵和生化妊娠。卵母细胞有大量线粒体。这些线粒体在卵母细胞成熟、受精和植入前胚胎发育中起着重要的调节作用。在月经周期伊始，一组卵母细胞开始一起生长和发育，但是最终只有一个卵母细胞完成第一次减数分裂。这个卵母细胞是优势卵母细胞。这个过程伴随着活性氧水平的升高和抗氧化剂合成的抑制。相反，第二次减数分裂的成功需要抗氧化剂的保护，如 CAT、SOD、GSH、转移酶和对氧半乳糖，表明在卵泡发育和排卵过程中存在 ROS 和抗氧化剂之间复杂的相互作用。卵泡中的活性氧主要来源于巨噬细胞、中性粒细胞和粒细胞。在大多数卵泡中，活性氧促进凋亡，GSH 和 FSH 具有平衡卵泡凋亡的作用。卵泡发育异常与 OXPHOS 有关。卵母细胞成熟期间 MMP 的急剧增加与 OXPHOS 的增加率有关。MMP 的减少与卵母细胞发育潜能受损有关。PCOS 患者卵泡液中三羧酸途径（tricarboxylic acid pathway，TCA）和烟酰胺腺嘌呤二核苷酸（nicotinamide adenine dinucleotide，NAD）分解代谢水平的变化伴随着 CC 中氧化还原电位紊乱和 OS 增加。此外，PCOS 患者 CC 中的线粒体生物合成率、mtDNA 含量和 MMP 均显著低于对照组。在 PCOS 组中，PGC-1α 基因表达下调，PGC-1α 启动子甲基化率高。DNA 甲基化是一种表观遗传修饰，主要通过破坏转录因子结合和甲基结合蛋白，启动染色质压缩和基因沉默来影响基因表达。因此，PGC-1α 启动子的甲基化将通过抑制 PGC-1α 的转录来降低线粒体生物发生率。线粒体中的自噬作用称为线粒体自噬。PCOS 患者中自噬基因 ATG9 和 ATG12 以及线粒体自噬受体 NIX 和 Rheb 的表达水平明显高于对照组。颗粒细胞（granulosa cells，GCs）中 ROS 水平的增加可能会诱导 GC 中线粒体自噬。卵泡液中氧化还原电位失衡和高 OS，伴随 CC 线粒体自噬增强和 CC 中重要基因的甲基化，可能是 PCOS 无排卵的潜在病理机制。

/第三节/　　氧化应激与多囊卵巢综合征

一、活性氧自由基 / 氧化应激简介

1. 活性氧自由基　细胞内 ROS 的来源有多种，细胞内的酶促、线粒体呼吸链以及某些催化反应过程中均伴有 ROS 的产生。此外，紫外线照射、吸烟、电磁辐射等都可以诱导 ROS 的生产。ROS 具有多种生理功能，并参与许多信号通路的调控。低中浓度的 ROS 和活性氮自由基（reactive nitrogene species，RNS）与多种生理作用有关，包括抗感染、参与细胞信号通路、维持细胞增殖和分化等。而当 ROS 和活性氮自由基（reactive nitrogen Species，RNS）过多，超过机体抗氧化系统负荷时，就会损伤 DNA、脂质和蛋白质，从而影响其正常功能。

ROS 对细胞功能产生如下影响：

（1）激活氧化还原敏感转录因子：氧化还原敏感转录因子，如 AP-1、p53 和 NF-κB，可调节促炎症和其他细胞因子的表达、细胞分化和凋亡。ROS 可以影响蛋白激酶的激活。随着蛋白激酶的激活，细胞对各种细胞外信号和应激做出响应，从而导致更广泛的细胞损伤，通过坏死或凋亡导致细胞死亡。ROS 影响参与多种生理过程的丝裂原活化蛋白激酶信号通路。这些通路是通过促进受体酪氨酸激酶、蛋白酪氨酸激酶、细胞因子受体和生长因子的作用来应对氧化应激的基因转录的主要调节器。

（2）离子通道开放：ROS 的增加导致内质网和其他储存物释放 Ca^{2+} 离子，并失去细胞内 Ca^{2+} 稳态。过多的细胞质 Ca^{2+} 离子浓度会对线粒体膜的不稳定性以及三磷酸腺苷（adenosine triphosphate，ATP）合成产生不利影响，最终导致细胞坏死。

（3）蛋白质氧化：蛋白质和游离氨基酸都是氧化损伤的目标。侧链的直接氧化导致羰基产物的形成，从而导致蛋白质功能丧失。

（4）脂质过氧化：脂质过氧化发生在质膜或任何含有脂质的细胞器的多不饱和脂肪酸侧链中。这些脂肪酸侧链与 O_2 发生反应并产生

超氧自由基，超氧自由基可从另一种脂肪酸中获得 H^+，从而产生连续反应。

（5）DNA 氧化：发生在鸟嘌呤残基上，因为这种碱基的氧化电位高于胞嘧啶、胸腺嘧啶和腺嘌呤。由于 O_2^- 由电子传递链产生，缺乏组蛋白保护，修复机制的缺乏，因此线粒体 DNA 特别容易受到 ROS 攻击。

2. 氧化应激 OS 是由氧化还原状态失衡引起的，当机体组织或细胞内高活性分子活性自由基产生增多和（或）清除能力下降时，活性氧在体内蓄积，引起组织氧化损伤，从而引发疾病的发生。参与 OS 过程的自由基包括 ROS 以及 RNS。氧化应激除损伤 DNA 等外，还可激活库普弗（Kupffer）细胞，参与炎症反应。氧化应激还可诱导肝细胞线粒体 UCP-2 基因表达，导致肝细胞坏死增多。氧化应激可以促进 I 型胶原和IV型胶原细胞的沉积，生成的瘢痕组织取代整个肝组织而导致肝的纤维化。过多的活性氧还会损伤内皮细胞，诱导细胞凋亡，促进血管平滑肌细胞增殖和迁移，导致动脉粥样硬化，参与调控心血管疾病。

常用的氧化应激标志物包括丙二醛和一氧化氮（nitric oxide，NO）。机体内含有抗氧化酶和抗氧化物质，酶性抗氧化物质如超氧化物歧化酶（superoxide dismutase，SOD）、过氧化氢酶、谷胱甘肽（glutathione，GPx）和还原型谷胱甘肽，以及非酶性抗氧化物质如维生素、泛醌还原物和过度金属蛋白等。目前可以通过检测总氧化状态（total oxidant status，TOS）和总抗氧化能力（total antioxidant capacity，T-AOC），计算氧化应激指数（OSI，TOS/T-AOC）来评价体内氧化还原水平。

二、活性氧自由基／氧化应激和多囊卵巢综合征

1. 活性氧在卵巢功能中的作用 ROS 在卵巢的多种生理作用中发挥重要作用，包括卵巢中类固醇合成、卵母细胞成熟、排卵、胚泡形成、植入，以及妊娠过程中的黄体溶解和黄体维持。在哺乳动物的卵巢中，ROS 是一把双刃剑，具有有益和有害两种作用。在卵巢中，ROS

参与卵母细胞的成熟和受精。卵泡液中的巨噬细胞、白细胞和细胞因子是 ROS 的主要来源，而卵泡液中的 ROS 在卵母细胞成熟和卵巢类固醇合成过程中起到重要作用。此外，在卵泡发生、优势卵泡选择、黄体（corpus luteum，CL）形成和胚胎形成过程中的重要过程之一是血管生成。雌激素可以通过调控多种细胞因子如 VEGF 等调控血管生成，而 NADP（H）氧化酶可调控 VEGF 通路和参与血管生成，因此可以推测，ROS 可能通过调控血管生成参与卵泡生长。

排卵过程需要一定浓度的 ROS 参与，排卵前卵泡产生的 ROS 是排卵过程的重要诱导因子，抑制 ROS 可扰乱排卵。缺氧可以刺激卵泡血管生成，维持卵泡的生长和发育。从原始卵泡到窦卵泡的卵泡发育过程中，颗粒细胞的代谢能力增加，类固醇激素合成增加并伴随细胞色素 P450 酶活性增加。排卵前，由于前列腺素、细胞因子、蛋白水解酶和类固醇水平的变化，可诱导 ROS 生成，导致血流变化，引起排卵。除了优势卵泡用于受精外，其余的卵泡都要经历凋亡。该过程也可以由 ROS 介导。此外，CL 中也可以生成 ROS，生成的 ROS 还参与功能性黄体溶解。在黄体阶段，ROS 及抗氧化剂与孕酮合成有关。可见，过多的 ROS 可以影响激素合成、卵泡生长发育而影响卵巢功能，参与 PCOS 过程中的卵巢功能损伤。

PCOS 女性 FF 中 ROS 水平增加，总抗氧化能力和 SOD 水平下降。这些与卵母细胞成熟率和受精率的下降、胚胎质量不良以及妊娠率降低有关。ROS 可以降解多不饱和脂质，形成 MDA。FF 中 MDA 水平升高与增加未成熟卵母细胞获卵数、降低受精率及胚胎发育有直接关系。此外，FF 中 MDA 水平升高可导致 PCOS 患者妊娠率的下降，因此 ROS 可以通过改变卵泡微环境的平衡损伤卵母细胞质量。此外，具有抗氧化作用的 SOD 在卵巢组织中表达，而 Cu–Zn SOD 表达于生长中的卵泡颗粒细胞和格拉夫卵泡中，Mn SOD 表达于黄体细胞中。

2. 氧化应激标志物在PCOS中的变化

（1）MDA 是多不饱和脂肪酸的脂质过氧化的产物，是氧化应激的重要标志物之一。目前，多项研究报道了 PCOS 患者中 MDA 水平发生变化。Meta 分析结果显示，与相当年龄和 BMI 对照相比，PCOS 患者中 MDA 水平增加 47%。Kuscu 等发现，在 PCOS 患者血液中 MDA 的水平高于对照，且与肥胖无关。除 PCOS 患者血液中 MDA 水平增加外，与对照相比，PCOS 患者血液红细胞中的 MDA 也呈现升高的变化（表 4-1）。

表4-1　PCOS患者中氧化应激标志物的变化

氧化应激标志物	来源	与对照相比，PCOS中氧化应激标志物的变化
MDA	血清、红细胞	增加
NO	血清	增加或相似
AGEs	血清	增加
XO	血清	增加

（2）NO 是一种活性氧自由基，参与多种生理和病理过程，是一种重要的信号分子，但是过量的 NO 是有毒性的，内源性 NO 是以 L-Arg 为底物，在一氧化氮合酶（nitric oxide synthase，NOS）的作用下合成。Meta 分析结果显示，与对照相比，PCOS 患者 NO 水平无变化。利用 NO 合成前体——L- 精氨酸处理 Wistar 大鼠，大鼠的卵巢表现出多囊样改变，表明 NO 在 PCOS 的发生、发展中发挥一定作用。C. Meng 于 2019 年发表的 Meta 分析中纳入了 12 篇文章，共计 895 名患者，发现血清或血浆中亚硝酸盐水平降低，且与 PCOS 密切相关。

（3）晚期糖基化终产物（advanced glycation end product，AGE）也是氧化应激的标志物之一。多项研究发现，AGE 可能通过影响酶的功能、诱发炎症改变和胰岛素抵抗从而引起类固醇激素合成障碍参与 PCOS。PCOS 中类固醇激素合成障碍可以导致雄激素合成增多和卵泡生成异常。血清中 AGE 水平和单核细胞中 AGE 受体 RAGE 的表达水平与睾酮水平有关。与对照相比，PCOS 血清中 AGE 和 RAGE 的水平增加。Wistar 大鼠喂食高（H）和低浓度（L）的 AGE 6 个月，在 H-AGE 大鼠中，AGE 沉积于卵巢膜细胞中，而 RAGE 在卵巢颗粒细胞中的表达增加。此外，与 L-AGE 相比，H-AGE 血浆中睾酮水平增加，进一步证明 AGE 与 PCOS 的发生、发展具有一定的相关性。

（4）氧化和抗氧化能力维持体内氧化还原平衡，TAC 表示血清清除自由基的能力。有研究发现，与相当 BMI/ 年龄的对照相比，PCOS 患者中 TAC 的水显著下降。也有研究显示，与对照相比，PCOS 患者中 TAC 的水平增加。因此，需要更多的研究来进一步证实氧化应激与 PCOS 之间的关联。

（5）SOD 是清除超氧阴离子的酶，可以催化超氧阴离子形成 H_2O_2，并被 GPx 进一步催化形成水。有多项研究报道了 SOD 在 PCOS 中的变化。与对照相比，PCOS 患者血液中 SOD 活性增加。此外，PCOS 患者卵泡液中 SOD 活性下降。

3. 氧化应激参与 PCOS 的可能机制　氧化应激参与多种病理生理进程，包括胰岛素抵抗、肥胖、2 型糖尿病和心脑血管疾病等，其中高葡萄糖和高水平游离脂肪酸是 ROS 的主要来源。胰岛素抵抗和肥胖是 PCOS 的重要临床特征，因此胰岛素抵抗和肥胖可能是 PCOS 患者氧化应激水平增加的重要因素。Hilali 等的研究表明，PCOS 患者血清中脯氨酰氨基酶的活性增加，总氧化水平增加，线粒体 O_2 消耗和 GSH 水平降低，伴随 ROS 合成增多，表明 PCOS 患者中线粒体功能失常。此外，相似的研究发现，PCOS 女性 FF 中 ROS 水平升高，总抗氧化能力和超氧化物歧化酶水平下降。作为卵巢生殖细胞和基质细胞生理机能的重要调节因子，PCOS 中 ROS 的增多与肥胖、IR 和高血糖水平密切相关。高血糖可诱导单核细胞 ROS 合成，上调 TNF-α，激活 NFκB。NFκB 是胰岛素抵抗的重要调节因子。NFκB 的激活进一步促进胰岛素抵抗，引起卵巢细胞外重塑异常、囊肿形成和慢性无排卵，从而导致不孕。高血糖水平引起的脂肪酸的增加同样会诱导 ROS 合成。与正常对照相比，在非肥胖、无胰岛素抵抗的 PCOS 女性中，氧化水平同样升高，说明其他因素同样参与了 PCOS 中氧化应激的增加。此外，在胰岛素抵抗和糖尿病大鼠中，高血糖、游离脂肪酸（free fatty acid，FFA）和某些细胞因子如 TNFα 等均可以诱导线粒体中 ROS 生成。ROS 激活丝氨酸 / 苏氨酸激酶，如 p38 促分裂素原活化蛋白激酶（mitogen-activated protein kinase，p38 MAPK）、JNK 和 IKK，随后诱导 IRS-1 表达，降解 IRS-1，下调 IRS-1 酪氨酸磷酸化水平，抑制胰岛素信号通路。过多 ROS 积累可引起氧化损伤。氧化应激可引起胰岛 β 细胞功能失常，导致胰岛素合成和分泌失常，损伤胰岛素信号通路，进一步促进胰岛素抵抗。因此，ROS 积累可通过影响胰岛素敏感性，导致胰岛素抵抗，参与 PCOS 的发生、发展。此外，雄激素水平与氧化应激程度密切相关，因此，高雄激素可能是 PCOS 中氧化应激的重要影响因子。

综上所述，ROS 在卵巢功能和胰岛素等方面发挥重要作用，是今后 PCOS 诊断和治疗的重要生物标志物之一。一定浓度的 ROS 在排卵和受精过程中至关重要，参与血管生成和卵泡发生，而由高血糖、高脂肪酸水平诱导的 ROS 会激活 NFκB，损伤胰岛素信号通路，引起排卵功能障碍。因此适当增强体内抗氧化能力，降低高血糖、高脂肪水平诱导的线粒体电子传递链中 ROS 合成对缓解 PCOS 有重要作用，可能对预测 PCOS 及远期并发症具有重要的临床应用价值。

4. 抗氧化治疗在临床上的应用前景　临床研究发现，硒联合益生菌、白藜芦醇、维生素联合益生菌、葛根素、镁和锌、辅酶 Q 和维生素 E、omega-3 和维生素 D、虾青素、N-乙酰半胱氨酸、叶酸、钙和维生素 D、铬等治疗具有改善氧化应激和缓解 PCOS 症状的作用，包括调控睾酮水平、胰岛素抵抗及脂质水平。动物研究证实 SOD 模拟物 tempol、番红花及隐丹参酮等可以显著降低氧化应激并改善 PCOS 表型。可见，抗氧化治疗是缓解 PCOS 的有效手段。

第四节　微小 RNA 与多囊卵巢综合征

一、微小 RNA 简介

微小 RNA（microRNA，miRNAs）是一类新的内源性非编码单链 RNA 分子，含有 20～25 个核苷酸，通过与靶信使 RNA（message RNA，mRNA）的 3′ 非翻译位点结合来调节转录后基因表达，从而抑制 mRNA 表达并阻断转录后蛋白质翻译。miRNA 广泛存在于人体内，从尿液、血浆、精液和唾液中均可分离，也可以包裹在微泡中。miRNA 在不同的器官中表达，包括肝、脂肪和肌肉组织。miRNA 参与调节各种生物学过程，包括细胞生长、凋亡、代谢、应激反应和造血分化。单个 miRNA 有可能调节多种靶基因的功能和表达，通过调节反馈机制放大或抑制 miRNA 信号可能导致 miRNA 表达的显著改变，从而导致不同疾病，包括卵巢癌、子宫内膜异位症、心血管疾病和卵巢反应不足。

二、微小 RNA 与卵巢功能

卵巢中卵泡的选择、生长、闭锁、排卵和黄体溶解作用受内分泌和旁分泌因子的调控。这些因子由卵巢中多种基因的调控网络控制。miRNA 是卵巢中含量最丰富的小 RNA。作为一类主要的基因调控因子，这些 miRNA 被认为参与了卵巢基因的调控。使用微阵列、高通量定量聚合酶链反应和下一代测序技术，在人类和其他物种中确定了卵巢中的 miRNA 群体，揭示了几种 miRNA 在不同物种卵巢中的优势表达。在不同物种的卵巢组织中，let-7 家族、miR-21、miR-99a、miR-125b、miR-126、miR-143、miR-145 和 miR-199b 是最常见、最丰富的miRNA 群体。在哺乳动物的卵巢中主要表达的 miRNA 参与细胞周期调节、细胞死亡、细胞间信号传导、细胞生长、发育和增殖、内分泌系统紊乱及卵巢功能等多种途径。

1. Dicer 在卵母细胞中的作用 miRNA 在卵巢功能中作用的研究主要通过 Dicer 得以实现。Dicer 是一种 RNase Ⅲ 细胞质酶，用于加工小的调节性 RNA，包括 miRNA。随着 Dicer 及其产物（miRNAs 和 siRNAs）在女性生殖道功能中的作用，这种转录后基因调控在女性生育中的重要作用逐渐被揭示出来。卵母细胞和受精卵中含有比其他任何细胞和（或）组织高 10~15 倍的 Dicer 转录本。在卵泡发育期间，以及在生发泡（germinal vesicle，GV）期间和减数分裂中期 Ⅱ 阶段，Dicer 转录本在小鼠卵母细胞中的表达保持稳定。受精后，二细胞胚胎中 Dicer mRNA 的数量减少约一半，并在整个囊胚期保持较低水平。同一时期，成熟卵母细胞和单细胞合子中的总 miRNA 表达最高，而在二细胞胚胎中则减少一半。与母体 mRNA 的降解类似，在一细胞和二细胞阶段，母体总 miRNA 的损失显著。在小鼠中，Dicer 基因敲除（knockout，KO）会导致植入后的胚胎死亡；条件性敲除（conditional knockdown，cKO）Dicer 的小鼠显示卵巢重量减少，排卵率降低。Dicer1 cKO 小鼠因卵巢功能的多种缺陷而不孕，包括动情周期紊乱、动情期缩短、动情后期延长、输卵管旁囊肿、对促性腺激素的反应异常以及排卵问题。同样，在卵巢颗粒细胞中，小鼠 Dicer1 cKO 影响原始卵泡池，加速早期卵泡募集，并导致 cKO 卵巢中更多卵泡退化。其中一些卵泡发育相关基因的表达存在显著差异，如 *Amh*、*Inhba*、*Cyp17a1*、*Cyp19a1*、*Zps*、*Gdf9* 和 *Bmp15*，表明 miRNA 在调节卵巢基因表达中有重要作用。

2. Dicer 在卵丘细胞中的作用 Dicer 在卵巢其他体细胞组织（膜细胞、CL 和间质组织）中的表达尚未直接检测。Dicer 的功能缺失研究表明，miRNA 在卵巢功能和女性生育能力中起着重要作用。对 Dicer 进行亚效突变后（Dicerhypo；Dicer 蛋白减少 75%），观察到 Dicerhypo 小鼠由于黄体不足而不孕。将野生型小鼠卵巢移植到 Dicerhypo 雌性小鼠体内，可恢复其生殖能力，表明生育能力的丧失是由于卵巢缺陷所致。交配后 Dicerhypo 小鼠血清中孕酮水平仍然较低，卵巢组织学显示缺乏黄体组织血管生成，表明卵巢 CL 发挥生理作用的过程需要 Dicer1。与野生型小鼠相比，卵巢颗粒细胞中 Dicer 表达的缺失降低了排卵率，增加了闭锁卵泡的数量。

3. 微小 RNA 在卵巢颗粒细胞中的作用 miRNA 芯片分析发现，在 LH/hCG 诱导后，小鼠颗粒细胞中 miR-132 和 miR-212 上调。利用 PicTar 算法推测，miR-132 和 miR-212 可以靶向 77 个 mRNA，其中 C-末端结合蛋白 1（C-terminal binding protein 1，CTBP1）是 miR-132 的已知靶点。miR-212 和 miR-132 敲除导致 CTBP1 的蛋白质水平降低，但不影响 mRNA 水平。miR-108、miR-7、miR-9、miR-105、miR-128、miR-132、miR-141、miR-142、miR-152、miR-188 和 miR-191 转 染

后，导致 原代人颗粒细胞中含有细胞增殖标记物——增殖细胞核抗原（proliferating cell nuclear antigen，PCNA）的细胞比例显著增加。miR-15a、miR-96、miR-92、miR-124、miR-18、miR-29a、miR-125a、miR-136、miR-147、miR-183 和 miR-32 在人颗粒细胞中诱导促凋亡标志物——Bax 表达的增加。此外，在人卵巢颗粒细胞中，let-7b、let-7c、miR-15a、miR-17-3p、miR-96、miR-92、miR-108、miR-133B、miR-134、miR-135、miR-146、miR-181a、miR-1、miR-19a、miR-20、miR-27a、miR-28、miR-29a、miR-98、miR-125b、miR-126、miR-137、miR-183、miR-184、miR-31、miR-101、miR-105、miR-107、miR-128、miR-129、miR-132、miR-140、miR-141、miR-142、miR-15、miR-188 降低孕酮水平；miR-16、miR-24、miR-25、miR-122、miR-145、miR-182、miR-18、miR-125a、miR-147、miR-32、miR-103、miR-143、miR-150、miR-152、miR-153、miR-191 上调细胞中孕酮水平；let-7a、let-7b、let-7c、miR-16、miR-17-3p、miR-24、miR-25、miR-26a、miR-108、miR-122、miR-124、miR-133B、miR-134、miR-135、miR-145、miR-156、miR-155、miR-182、let-7d、let-7g、miR-18、miR-19a、miR-20、miR-27a、miR-28、miR-29a、miR-100、miR-125a、miR-125b、miR-126、miR-136、miR-137、miR-139、miR-147、miR-148、miR-149、miR-183、miR-184、miR-7、miR-9、miR-10a、miR-21、miR-22、miR-23a、miR-23b、miR-30a-3p、miR-31、miR-32、miR-34a、miR-105、miR-128、miR-129、miR-132、miR-133A、miR-140、miR-141、miR-188 抑制细胞中睾酮释放；miR-15a、miR-24、miR-25、miR-26a、miR-95、miR-96、miR-92、miR-108、miR-122、miR-124、miR-135、miR-144、miR-146、let-7d、let-7g、miR-1、miR-18、miR-19a、miR-20、miR-27a、miR-28、miR-29a、miR-98、miR-125a、miR-125b、miR-126、miR-137、miR-139、miR-148、miR-149、miR-184、miR-7、miR-10a、miR-22、miR-30a-3p、miR-31、miR-32、miR-34a、miR-101、miR-103、miR-105、miR-128、miR-129、miR-132、miR-133A、miR-140、miR-150、miR-151、miR-152、miR-187、miR-188 抑制细胞中雌二醇的释放。

三、微小 RNA 与多囊卵巢综合征

1. 微小 RNA 与 PCOS 中卵巢功能障碍　miRNA 具有调控细胞增殖标记蛋白 PCNA 表达的作用。在卵泡闭锁期间，miRNA 在不同大小的卵泡中差异表达，其中最常见的 miRNA 改变是 miR-1275。它具有调节卵泡颗粒细胞（follicular granulosa cell，FGC）凋亡的作用。以原代人卵巢颗粒细胞为模型的研究发现，细胞中转染 anti-Mir15a 导致孕酮和睾酮释放减少，雌二醇释放增加。miR-23a 和 miR-27a 通过靶向 SMAD5 蛋白刺激 FGC 凋亡，miR-93 通过靶向周期蛋白依赖激酶抑制剂 1A（cyclin-dependent kinase inhibitor 1A，CDKN1A）促进细胞增殖。Let-7 miRNA 家族在动物中高度表达，具有调节细胞增殖、分化和肿瘤抑制的作用。转化生长因子 β 受体（transforming growth factor β receptor，TGFBR）和有丝分裂原激活蛋白激酶 1（mitogen-activated protein kinase，MAPK）是 miR-let-7 的潜在靶点，而抑制 MAP3K1 可诱导细胞凋亡。

在动物水平上的研究发现，与对照相比，DHT 诱导的 PCOS 大鼠卵巢中 72 个 miRNA 上调，17 个 miRNA 下调，其中 miR-32、miR-21、miR-182、miR-183、miR-184 和 miR-96 显著下调。此外，与卵巢中其他细胞相比，大多数 miRNA 在 GC 中广泛表达。其中，miRNA-376 与原始卵泡发育相关，并通过 miRNA-376a 影响 GC 增殖，miRNA-376a 直接与 PCNA 的靶位 3′ UTR mRNA 结合；miRNA-143 表达的增加可通过抑制 GC 增殖，从而抑制原始卵泡发育；miR-224 同样在卵巢 GC 中表达，它通过 TGF-β 诱导 GC 增殖；miR-145 靶向 TGF-β2 受体，从而启动和维持原始卵泡发育；miR-224 可以靶向与卵丘扩张有关的蛋白——五聚蛋白 3（pentraxin 3，PTX3）。在 PCOS 中，miRNA-PTX3 表达与受精过程有关；miR-182 和 miR-15a 通过调节类固醇生成、增殖和凋亡，影响卵巢 GC 的生理过程。

2. 微小 RNA 与卵泡液　卵泡液（follicular fluid，FF）为卵母细胞的发育和成熟提供了环境，并为血液、颗粒细胞和卵泡膜细胞（theca cell，TC）之间的成分的有效交换提供了条件。此外，FF 含有多种激

素，如雄激素、雌激素、LH、FSH、生长激素、TGF-β、AMH、激活素以及卵母细胞的代谢和分泌物。在获取用于体外受精的卵母细胞的过程中很容易收集到 FF。因此，FF 可以用于检测 miRNA 和评估生育结局。

此外，FF 成分也可能用于评估卵母细胞质量以及 GC 和 CT 的功能。从 PCOS 患者和对照组 FF 中检测到 176 个 miRNA，其中 29 个 miRNA 为差异表达。在 PCOS 组，miR-382-5p 与年龄和 FAI 呈正相关，miR-199b-5p 与 AMH 相关，miR-93-3p 与 CRP 相关。在对照组中，miR-127-3p、miR-382-5p、miR-425-3p 与受精率有关，miR-127-3p 与胰岛素抵抗相关，miR-381-3p 与 FAI 相关。进一步分析发现 12 个 miRNA 与生殖途径相关。而在 PCOS FF 中显著减少的 miR-132 和 miR-320 可能参与调控类固醇激素的生成。

miRNA 谱的变化可能有助于 PCOS 卵巢功能的评价。FF 中 miR-30a、Let-7b 和 miR-140 的表达在区分卵巢储备功能正常和 PCOS 的敏感性为 70%，特异性超过 83%，特别是在辅助受精期间。可见，miRNA 可能成为预测卵巢功能的新型生物标志物，而 FF 中 miRNA 可能有助于 PCOS 的分型诊断。

3. 微小 RNA 和生殖能力　Dicer 敲除小鼠降低了排卵率和有丝分裂进程，从而导致不孕。临床研究中发现，PCOS 患者胚细胞中 hsa-miR-19a、hsa-miR-19b、hsa-miR-24 和 hsa-miR-93 的表达降低，而 has-miR-19a 靶基因 *ARIH2* 的表达显著上调。类似地，在 PCOS 中，miR-24 靶向的 *NFAT5* 和 *KHSRP* 基因均上调，miR-24 表达显著降低。在胚胎发生中起着关键作用的 miR-290-295 可影响 GC 的功能。此外，用 miR-27a、miR-322 和 Let-7c-in-hibitor 转染 GC 可促进小鼠卵巢的卵母细胞成熟。

4. 微小 RNA 和类固醇生成　卵巢的生殖周期由下丘脑-垂体-卵巢轴释放的激素调控，该途径的改变会导致激素分泌异常。可能由于 LH 过度刺激卵巢 TC，或靶器官雄激素受体缺陷导致的高雄激素是 PCOS 的常见表现。大部分睾酮与 SHBG 和白蛋白结合，只有一小部分作为游离睾酮。PCOS 患者 SHBG 水平较低，从而增加了生物可利用睾酮水平。大量证据表明，雄激素过量是 PCOS 患者排卵和代谢功能障碍的主要原因。它促进内脏肥胖和胰岛素抵抗，进一步促进卵巢雄激素分泌，从而表现为多毛症、痤疮和月经紊乱。雄激素通过与靶组织的 AR 结合来发挥其功能。AR 可在多种细胞中表达，主要表达于颗粒细胞中。

MirRNA 对卵巢细胞类固醇激素合成的调控多有报道。其中，miR-24 转染降低雌二醇分泌；miR-520c-3p、miR-132 和 miR-320 的表达增加雌二醇释放；miR-483-5p、miR-24 和 miR-193b 与孕酮分泌减少相关；miR-513a-3p 与黄体激素（luteinizing hormone，LH）和促性腺激素受体（luteinizing hormone and gonadotropin receptor，LHCGR）呈负相关；miR-107 与睾酮分泌呈正相关，miR-146a 显著减少睾酮分泌；miR-103、miR-155、miR-21、miR-320、miR-518 和 miR-29a 与血清睾酮相关；miR-151 或 miR-155 和 miR-29a 与血清睾酮或雄烯二酮呈负相关。

雄激素代谢和脂质转运途径的不同基因均参与类固醇激素的合成。LH 和 FSH 直接作用于卵泡的 GC，控制雄激素的产生和睾酮的转化。CYP19、CYP11A、StAR、CYP17、CYP19A1 和 3-β HSD 等参与类固醇激素的合成，CYP19 A1 基因参与雌激素合成。在类固醇激素的合成过程中 miRNA 同样发挥重要作用。miR-181a 和 miR-378 的过表达下调芳香化酶，从而减少 GC 中的雌激素合成；miR-133b 的过表达增加 FSH 刺激小鼠 GC 中的雌二醇合成，同时增加 CYP19A1；miR-224 的过表达通过靶向小鼠 GC 的 SMAD4 而导致雌激素释放增加。

5. 微小 RNA 和胰岛素抵抗 胰岛素抵抗是 PCOS 的一个常见特征，与代谢综合征、糖耐量受损、血脂异常、T2DM 和心血管疾病的风险增加有关。高胰岛素血症能够刺激类固醇生成，并增加由 IGF- I 受体介导的膜细胞中雄激素的分泌；高胰岛素也会增强膜细胞的 LH 效应，导致雄激素过量；胰岛素抵抗通过增加 CYP17 酶的活性和 LH 对 TC 的协同作用，促进高雄激素水平。此外，胰岛素抵抗还可以通过降低 SHBG，导致游离睾酮水平的增加。胰岛素抵抗与 micRNA 有关，高胰岛素和葡萄糖处理可上调 miR-320 的表达，诱导 3T3-L1 脂肪细胞转化为胰岛素抵抗细胞。而使用 anti-miR-320 治疗，可通过上调 GLUT4 表达和改善胰岛素介导的葡萄糖摄取来缓解胰岛素抵抗。miR-320 大量存在于 PCOS 患者的 FF 中，可以作为 PCOS 增强胰岛素敏感性的靶点。miR-194、miR-193b 和 miR-122 在 PCOS 患者的表达上调与胰岛素信号途径、糖代谢途径和卵泡发育途径有关。此外，miRNA 在调节 GLUT4 中的作用已经得到研究。miR-93 在 PCOS 患者脂肪组织中的表达与 GLUT4 和胰岛素抵抗密切相关，激活 miR-93 可通过靶向 GLUT4 3′ UTR 下调 GLUT4，抑制 miR-93 促进 GLUT4 的表达。在 PCOS 大鼠卵巢细胞中检测到高表达的 miR-33b-5p 与 GLUT4、SREBF1 和高迁移率族蛋白 A2（high mobility group A2，HMGA2）的表达呈负相关。可见 miRNA 在 PCOS 患者胰岛素抵抗的发展中起着至关重要的作用。

6. 微小 RNA 和脂质代谢 众所周知，miRNA 对脂质代谢和胆固醇稳态有显著影响。miR-33 可以靶向 ATP 结合盒转运体 1（ATP binding cascade transporter A1，ABCA1），ABCA1 可提高 HDL-C 水平，促进肝处理胆固醇。此外，miR-33 还调节 *ABCG1*、*CYP7A1* 和 *ABCB11* 基因参与胆固醇逆向转运（reverse cholesterol transport，RCT）。miR-122 和 miR-30c 通过调节胆固醇生物合成和 VLDL-C 分泌，通过靶向微粒体甘油三酯转运蛋白（microsomal triglyceride transferase protein，MTP）来降低 Apo B。在动物模型中，靶向 miR-122 已证明胆固醇和甘油三酯水平显著降。在动物模型中，抑制 miR-33 可以上调血浆中的 HDL，下调 VLDL 胆固醇。miR-33 通过激活 SREBP-2 调控 ABCA1 和 ABCG1，因此抑制 miR-33 可以增加 ABCA1 在肝的表达，进而增加 HDL 水平；抑制 miR-128-1、miR-185 和 miR-148a 可显著降低 LDL-C 水平，其中 miR-148a 通过靶向 LDLR 的 3′ UTR 和其他对脂质代谢至关重要的基因，如 *ABCA1*、*AMPK*、*PGC1α* 和 *SIK1*，改变 LDL-C 的血液水平，还可以通过调节肝中 ABCA1 的表达来增加 HDL-C 水平；miR-130 和 miR-143 与脂肪生成密切相关。在肥胖动物模型中，miR-143 的表达上调，抑制 miR-143 可降低胰岛素激活的 AKT。此外，miR-130a 的过表达通过抑制 PPAR-γ 活性抑制脂肪细胞分化；miR-375 的表达通过增加 PPAR-γ、C/EBP-α 和促进 3T3-L1 来诱导脂肪生成。在 PCOS 肥胖患者血液中 miR-155 稍高于瘦型 PCOS 患者。miR-23a 和 miR-23b 的表达与 BMI 呈正相关，miR-199a-5p 和 miR-199a-3p 与腰臀比和 BMI 呈负相关，表明 miRNA、肥胖和血脂异常之间存在密切联系。

/第五节/　非编码长 RNA 与多囊卵巢综合征

一、非编码长 RNA 的结构和功能

随着高通量测序技术的出现，许多非编码长 RNA（long non-coding RNA），lncRNA 被鉴定出来。与其他非编码 RNA（non-coding RNA，ncRNA）一样，其独特但复杂的三维结构使 lncRNA 表现出广泛的生物学功能。

1. 非编码长 RNA 的结构　根据大小，ncRNA 可分为非编码小 RNA（small non-coding RNA，sRNA）和 lncRNA（> 200 个核苷酸）。LncRNA 由人类基因组中 80% ~ 90% 的非编码调控元件合成。其他 ncRNA 包括转移 RNA（transfer RNA，tRNA）、核糖体 RNA（ribosomal RNA，rRNA）、小干扰 RNA（small interfering RNA，siRNA）、miRNA、piwi 相互作用 RNA（piwi-interacting，piRNA）、核仁小 RNA（small nucleolar RNA，snoRNA）和小核 RNA（small nuclear RNA，snRNA）。

LncRNA 与其他 ncRNA 具有相似的生物发生途径，由 RNA 聚合酶Ⅱ、多聚腺苷酸化和剪接产生。由于 lncRNA 与蛋白质编码基因的位置关系，它们可以灵活地从不同的基因组区域转录，即启动子上游、增强子、基因间和蛋白质编码基因的相反链。按照转录位置的不同，lncRNA 分为五组：①独立链 lncRNA 是位于序列中的不同转录单元，不与蛋白质编码基因重叠，其中一些是被称为"大基因间（或干预性）非编码 RNA"的"lincRNA"。通过对活跃转录基因（启动子处的

H3K4me3，转录长度上的 H3K36me3）的染色质特征而鉴定出了大量基因。许多基因 RNA Pol Ⅱ 转录、聚腺苷酸化和剪接（通常具有替代亚型，但外显子比编码 mRNA 少）形成，平均长度为 1kb，包括 Xist、H19、HOTAIR 和 MALAT1。②天然反义 lncRNA，丰富的转录似乎发生在注释转录单元的有义 DNA 链的对面，多达 70% 的有义转录本为反义部分。这些有义 – 反义（sense-antisense，SAS）对之间的重叠可能是完整的，其中一个转录本嵌套在另一个转录本中，但天然反义转录本（natural antisense transcript，NAT）大多在有义转录本的 5′（启动子）或 3′（终止子）端富集。SAS 对由两个编码 mRNA、双 lncRNA SAS 对（如 *Xist/Tsix*）以及两个控制 X 染色体失活的 RNA 组成。此外，许多印迹区域包含编码 / 非编码 SAS 对，如 *Kcnq1/Kcnq1ot1* 和 *Igf2r/Air*。③假基因是由于无义、移码和其他突变而失去编码潜力的基因"残骸"。许多假基因是串联基因复制或反转录过程中携带的 mRNA 的产物。两者都会产生额外的基因拷贝，无须进行选择。据估计，假基因可能和功能编码基因一样多。绝大多数假基因是"死的"。也就是说，它们不再表达，它们的基因序列以一定速率漂移。然而，一部分假基因被转录（2%～20%），有时具有高度的序列保守性。一些假基因可以被翻译。此外，转录的假基因通过表观遗传或转录后机制调节基因表达。④内含子长 lncRNA，内含子中含有小的 ncRNA，如 snoRNA 和 miRNA。通过大规模转录组学或计算分析发现许多长转录本在注释基因的内含子中被编码。许多内含子长 lncRNA 具有差异表达模式，并可以应答刺激。⑤差异 lncRNA、启动子 lncRNA 和增强子 lncRNA。此外，许多 lncRNA 也由长的初级转录本产生，通过独特的 RNA 加工，产生独特的结构。例如，lncRNA 可以通过核糖核酸酶 P 切割产生完整的 3′ 末端而具有稳定的形式，其末端由 snoRNA– 蛋白质复合物覆盖，或通过替代途径产生异构体。与 mRNA 相比，lncRNAs 缺乏开放阅读框（open reading frame，ORF），但具有特殊的 3′ 末端加工过程，更倾向于细胞类型特异性表达。最后，两者都通过核酸外切酶降解或外泌体消化进行降解。

2. 非编码长 RNA 的生物学功能　自 20 世纪 90 年代发现了第一

个功能性 lncRNA（即 H19，Xist）以来，大量研究已经揭示了 lncRNA 丰富的结构 – 功能关系，以及该领域的"转录噪声"（关于 ncRNA 是否具有功能的旧论点）的概念。但是，lncRNA 三维结构的复杂性和多样性，以及它们在不同细胞类型和发育阶段的表达特异性，导致难以对 lncRNA 进行功能分类。根据现有的研究将 lncRNA 的作用分为信号、诱饵、引导和支架作用。人们普遍认为 lncRNA 在染色质修饰、转录和转录后水平上发挥作用。

lncRNA 在表观遗传调控中的作用一直备受关注。许多 lncRNA 通过将染色质修饰酶蛋白招募到基因中的特定位点来调节染色质状态。LncRNA 可以通过顺式调节作用于靶基因，影响同一等位基因上相邻基因的表达。在反式调节中则不相同。例如，lncRNA Xist 在 X 染色体 *cis* 中累积，并招募 PRC2，从而引发整个染色体的沉默，而 HOTAIR 与 PRC2 相互作用，以抑制反式结构中 HOXD 位点的转录。此外，发挥支架作用的 lncRNA，如 HOTAIR 可以组装多种蛋白质，形成 lncRNA–核糖核蛋白复合物，影响染色质修饰。

lncRNA 可以由启动子或增强子产生，从而影响转录。因此，lncRNA 可以作为调节转录因子活性的调节因子。lncRNA 类固醇受体 RNA 激活剂（steroid receptor RNA activator，SRA）是许多核固醇受体的共激活剂。一些 lncRNA 与其他调节因子（如 ATP 依赖的染色质重塑复合物和组蛋白乙酰转移酶）相互作用，以调节基因表达。此外，lncRNA 可以通过与起始复合物结合来影响启动子选择，从而直接干扰 Pol Ⅱ 的活性。

作为功能性 RNA，lncRNA 在转录后加工（包括剪接、编辑、翻译和降解）中起着至关重要的作用。核斑点中富集的 lncRNA *MALAT1* 被认为是剪接机制的常规组成部分，可调节丝氨酸 / 精氨酸（serine/arginine，SR）剪接因子的磷酸化水平，从而控制某些 mRNA 前体的选择性剪接。此外，CircRNA 是一类特殊的 lncRNA，能够抵抗外切酶的降解，并且在细胞内高度稳定。

二、非编码长 RNA 与多囊卵巢综合征

LncRNA 作为一类新型分子在人类疾病中的作用引起了人们的关注。近年来，除了 lncRNA 在 PCOS 中变化外，许多研究也描述了 lncRNA 在 GC、FF、外周血和卵巢中的作用。

1. 颗粒细胞中的非编码长 RNA GC 是卵泡中的体细胞之一，分为沿卵泡壁排列的壁颗粒细胞（mural granular cell，MGC）和 CC（围绕卵子），直至形成卵泡腔。GC 是用于 PCOS 研究的常见细胞类型。通常患有或不患有 PCOS 的女性进行 IVF 或单精子卵细胞内注射（intracytoplasmic sperm injection，ICSI）过程中可收集 GC。lncRNA 主要通过 lncRNA 和 miRNA 之间的相互作用参与 PCOS。

（1）非编码长 RNA 与颗粒细胞增殖和凋亡：目前已经发现一些 lncRNA 作为竞争性内源性 RNA（competitive endogenous RNA，ceRNA）在调节 GC 增殖和凋亡中发挥重要的作用。位于染色体 20q13 上的 lncRNA 锌指蛋白反义链 1（zinc finger antisense 1，ZFAS1）在 PCOS 患者的卵巢 GC 中升高。LncRNA ZFAS1 与 miR-129 结合可防止 miRNA 介导的 HMGB1 降解，抑制增殖活性，同时促进 GC 凋亡。NEAT1 在 PCOS 卵巢组织中的表达上调，通过多种 miRNA（即 miR-16、miR-483 和 miR-324-3p）促进 KGN 细胞增殖。作为 NEAT1 的下游转录本，PCOS 患者中 lncRNA 肺腺癌转移相关转录本 1（metastasis associate lung adenocarcinoma transcript 1，MALAT1）的减少，通过 ceRNA 网络调节 TGF-β 信号通路，破坏 GC 中的细胞周期；位于细胞核内的 lncRNA PVT1，通过与 miRNA-17-5p 相互作用来调节 PTEN 的表达，参与 GC 的凋亡和增殖；lncRNA HCP5 通过 miR27a-3p/IGF-1 调控 GC 增殖和凋亡。此外，LncRNA BANCR 通过激活 p53 信号通路促进 PCOS 中的 GC 凋亡；LINC-01572：28 阻碍 SKP2 和 P27 之间的相互作用以抑制 GC 增殖。

（2）非编码长 RNA 与卵母细胞发育：Huang 等于 2016 年首先通过微阵列分析描述了 PCOS 患者 CC 中 lncRNA 的变化。他们发现长度在 201～11 869 bp 差异表达的 lncRNA 主要来自第 2 号染色体。

对 43 个 lncRNA 和 29 个 mRNA 的共表达网络分析发现，异常表达的 lncRNA 可能参与调节卵母细胞发育。CC 中上调的 lncRNA Prader–Willi 区非蛋白编码 RNA 2（Prader–Willi region nonprotein coding RNA 2，PWRN2）通过 PWRN2/miR–92b–3p/TMEM120B ceRNA 网络参与卵母细胞核成熟。lncRNA HCG26 升高与 B 超检查的窦性卵泡计数相关，表明 lncRNA 失调参与卵泡发育。

（3）非编码长 RNA 与类固醇激素合成：lncRNA 参与类固醇生成和代谢的调节。下调的 lncRNA ZFAS1 可增加 GC 的 P4 和 E2 分泌；lncRNA OC1 的敲除可增加芳香化酶 mRNA 的表达，导致雌二醇产生的增加；lncRNA–HUPCOS 位于 15q22，是一种新发现的基因间 lncRNA，在 GC 中的转录长度为 495bp。lncRNA–HUPCOS 通过抑制 CYP11 活性与 FF 睾酮呈正相关。

（4）人卵巢颗粒细胞中非编码长 RNA

①lncRNA LET：KGN 细胞中 LncRNA LET 的内源性表达相当低。这种 lncRNA 在 KGN 细胞中的过度表达抑制了细胞增殖和迁移，并诱导凋亡。lncRNA–LET 还通过诱导 E– 钙黏蛋白和减少 N– 钙黏蛋白和波形蛋白的表达来抑制 KGN 细胞上皮间质转化（epithelial–mesenchymal transition，EMT）。TIMP2 是一种重要的 EMT 相关因子，可由 lncRNA–LET 直接诱导。此外，TIMP2 过度表达可模拟 KGN 细胞中的 lncRNA LET 功能，在一定程度上表明 TIMP2 可能是 lncRNA LET 下游靶点。此外，lncRNA LET 和 TIMP2 激活了 KGN 细胞中的 Wnt/β–catenin 和 Notch 通路。

②lncRNA–Amhr2：AMH 主要由 GC 合成和分泌，对抑制苗勒管发育至关重要。非编码长 RNA lncRNA–Amhr2 从 AMH 受体 2 型（AMH receptor type 2，Amhr2）的上游区域转录而来，并在 GC 中被鉴定。在 lncRNA–Amhr2 敲除小鼠原代 GC 中，Amhr2 表达受到抑制（分离的原代小鼠 GC，混合有 MGC 和 CC）。此外，lncRNA–Amhr2 诱导 Amhr2 启动子活性。

③lncPrep96kb：脯氨酰寡肽酶（prolyl oligopeptidase，POP）是一种丝氨酸内肽酶，在卵巢组织中高表达，并参与孕酮分泌。POP 和 6 个

相邻的 lncRNA 的基因组位点的研究显示，POP 与 LncPrep96kb 表达模式相关。由于在细胞核中存在两个不同的转录起始位点（transcriptional start site，TSS），lncRNA lncPrepþ96kb 可以被转录为两个亚型。在原代卵巢颗粒细胞和肝细胞中敲低 LncPrep96kb，POP 表达同样降低，而过表达 LncPrep96kb 只能够上调颗粒细胞中 POP 水平。

④ lncRNA-HAS2-AS1：卵丘扩张是 LH 介导的排卵过程。透明质酸合成酶 2（hyaluronan synthase 2，HAS2）影响透明质酸的合成。透明质酸是卵丘扩张的主要成分。全转录 RNA 测序发现，LncRNA HAS2 反义 RNA 1（HAS2 antisense RNA 1，HAS2-AS1）主要在 CC 细胞中表达，在未成熟 CC 中表达较低，在成熟 CC 中表达增加。抑制 HAS2-AS1 降低 HAS2 表达，并抑制了颗粒细胞的迁移，表明 HAS2-AS1 是一个 LH/hCG 靶基因，通过增加 HAS2 表达来调节卵丘的扩展和迁移。

2. 非编码长 RNA 与人卵泡液 FF 的微环境对卵母细胞生长和卵泡成熟至关重要。FF 包含 miRNA、蛋白质、各种离子化合物和代谢产物。在人类成熟或未成熟卵泡的 FF 中进行的高通量 RNA seq 分析发现了 1583 个新的 lncRNA。这些 lncRNA 参与代谢和细胞间连接相关过程。在差异表达的 lncRNA 中，RPⅡ-2NI.2、CTC-338M12.6、RPⅡ-547D23、RPⅡ-834CⅡ.4 与雄烯二酮相关。另外，CTD-2034121.1、LINC0448、AC00564.5、B4GATI-ASI、FLJ3358 与血清 LH 水平相关，RPⅡ-510N19.5、AC019172.2 与 TSH 相关。

3. 人外周血中的非编码长 RNA 血液循环是人体内不同组织或细胞代谢物的运输枢纽。外周血中的 lncRNA 可以部分反映体内 lncRNA 的表达。因此，外周血中 lncRNA 的异常表达有望成为 PCOS 诊断的生物标志物。

PCOS 患者外周血中的多种 lncRNA 随代谢表型而变化，如肥胖、高雄激素血症和胰岛素抵抗。在 PCOS 患者的外周血中观察到 lncRNA SRA 和 MIRLET7BHG 升高，并且与 BMI 呈正相关。此外，lncRNA SRA 被认为是 PCOS 肥胖相关过程中的重要影响因子。lncRNA 末端反义结合蛋白 1（terminal binding protein 1 antisense，CTBP1-AS）是一种新型雄激素受体调节剂，与血清总睾酮密切相关。在 PCOS 合并胰岛素抵抗患者的血清中检测到 lncRNA 生长停滞特异性转录本 5（growth-arrest specific transcript 5，GAS5）的表达降低，而 IL-18 显著增加，表明 IL-18 和 GAS5 可能与 PCOS 的胰岛素抵抗有关。已有证据表明 lncRNA 与妊娠结局之间存在重要联系。例如，lncRNA X 染色体失活特异性转录本（X-inactive specific transcript，Xist）的减少与 PCOS 患者的不良妊娠结局显著相关，包括妊娠糖尿病、先兆子痫、剖宫产、早产和足月分娩。此外，血液中一些上调的 lncRNA 可能反映卵巢 GC 凋亡，如肾细胞癌中的索拉非尼耐药相关 lncRNA（sorafenib resistance-associated lncRNA，SRLR）可能反映卵巢 GC 凋亡。

4. 啮齿类 PCOS 动物模型中非编码长 RNA　为了研究 PCOS 的潜在生理病理机制，已经在大鼠或小鼠中建立了主要表现为诱发高雄激素血症和代谢异常的各种 PCOS 动物模型，包括 DHEA 和来曲唑诱导的 PCOS 模型。

（1）DHEA 诱导的 PCOS 啮齿动物模型：对大鼠或小鼠连续 20 天皮下注射 DHEA 即可构建 PCOS。在 DHEA 诱导的大鼠模型中，血清 E_2、T、LH 和 FSH 水平与 PCOS 患者相似。在 DHEA 诱导的 PCOS 小鼠中，lncRNA SRA 的沉默改变了胰岛素释放，减轻了卵巢损伤，并减少了血管生成因子的产生。此外，在 PCOS 小鼠和原代卵巢颗粒细胞中，靶向 lncRNA SRA 的 shRNA 抑制促炎细胞因子产生和 NF-κB 核转位。lncRNA OC1 在 PCOS 患者 GC 和 PCOS 小鼠卵巢均增加，其通过 NF-κB 信号通路调节血清胰岛素释放和血管生成相关因子的产生。

（2）来曲唑诱导的 PCOS 啮齿动物模型：80 日龄 SD 大鼠连续 23 天注射来曲唑构建的 PCOS 模型符合 PCOS 患者的多种临床表现，包括肥胖、不规则的动情周期、血清中较高的雄激素和 LH 以及卵巢中更多的囊性卵泡。通过 RNA 测序分析，共有 158 个 lncRNA 在 PCOS 大鼠卵巢组织中差异表达，其中上调的 lncRNA *Med12-002* 和 lncRNA *Esr1-002* 参与雄激素代谢过程和雄激素受体信号通路。PCOS 小鼠中存在 LncRNA *RT1-M3-1-002*/miR-146a-5p/Csmd1 和 LncRNA *CD36-005*/miR-448-5p/Ltbp4。在 PCOS 大鼠子宫中，lncRNA CD36-005 上调，并促进大鼠原代子宫内膜基质细胞的增殖。

5. 非编码长 RNA 与胰岛素抵抗 患有胰岛素抵抗的 PCOS 患者和健康对照间 lncRNA 谱存在差异。PCOS 合并高胰岛素血症、高 HOMA-IR、高 BMI 的患者卵巢 GC 中 lncRNA RP11-151A6.4 表达增加，表明 lncRNA RP11-151A6.4 可能在 PCOS 的脂肪功能障碍和胰岛素抵抗中发挥作用。IR-PCOS 女性血清中 lncRNA GAS5 水平低于非胰岛素抵抗（non- insulin resistant，NIR）PCOS 患者和非 PCOS 患者。此外，lncRNA GAS5 水平与 HOMA- 胰岛素抵抗呈负相关。可见，lncRNA GAS5 的下调可能参与了 PCOS 的胰岛素抵抗。在 PCOS 小鼠模型中，lnc-OC1 下调降低了血清胰岛素分泌。

与健康女性相比，PCOS 患者外周血白细胞中 lncRNA H19 的表达水平更高，lncRNA H19 表达与 PCOS 患者空腹血糖水平呈正相关，与 HOMA-IR 无相关性。PCOS 患者中 lncRNA SRA 的丰度与 BMI 之间存在正相关，并与胰岛素水平和 HOMA-IR 之间存在直接关系。在动物水平上，lncRNA SRA 下调减缓了 PCOS 小鼠的血清胰岛素释放、卵巢损伤以及血管生成相关因子（包括 VEGF 和 ANGPT1）的水平。lncRNA SRA 的沉默也减轻了 PCOS 小鼠和原发性 GC 卵巢组织中的促炎细胞因子水平和 NF-κB 途径，可见多种 lncRNA 在 PCOS IR 过程中发挥作用。

/第六节/　　内质网应激与多囊卵巢综合征

一、内质网应激简介

内质网（endoplasmic reticulum，ER）是负责折叠和组装分泌蛋白的细胞器。在内质网中，蛋白质折叠负荷与容量之间的不平衡会导致未折叠或错误折叠蛋白质的积累，这种细胞状态称为内质网应激（endoplasmic reticulum stress，ERS）。内质网应激可由多种生理和病理过程诱导，包括氧化应激、炎症、钙稳态丧失、脂质和葡萄糖稳态改变、病原体、药物和疾病相关突变蛋白的表达。内质网应激激活三种传感蛋白——需肌醇酶 1（inositol-requiring enzyme 1，IRE1）、双链 RNA 活化蛋白激酶样 ER 激酶（double-stranded RNA-activated protein kinase-like ER kinase，PERK）和活化转录因子 6（activating transcription factor 6，ATF6）。这三种蛋白分别代表了未折叠蛋白反应（unfolded protein response，UPR）的三个分支。原则上，UPR 首先寻求通过三种主要反应恢复体内平衡并保持细胞存活，分别为减少翻译以降低蛋白质合成负荷、激活 ER 伴侣的合成以增加蛋白质折叠能力以及诱导 ER 相关降解（ER-associated degradation，ERAD）因子以去除不可修复的错误折叠蛋白。然而，如果内质网应激得不到缓解，UPR 将切换到诱导程序性细胞死亡。

UPR 的三个分支在功能上重叠，并且在时间和响应幅度方面受到严格的调节。在内质网应激下，传感器蛋白 IRE1、PERK 和 ATF6 激活了 UPR 的三个分支。IRE1 二聚化和反式自磷酸化以响应内质网应激，导致其内核糖核酸酶结构域激活。活化的 IRE1 切割 X 盒结合蛋白 1（X-box-binding protein 1，XBP1）mRNA，导致剪接的 XBP1 产生。该转录因子上调参与 ERAD 和蛋白质折叠的基因。后一类包括伴侣，如热休克蛋白家族 A 成员 5（heat shock protein family A member 5，HSPA5），也称葡萄糖调节蛋白 78（glucose-regulated protein，GRP78）或 BiP。活化的 IRE1 还降解 Xbp1 以外的微 RNA 和 mRNA，从而减少蛋白质合成并降低 ER 的蛋白质折叠负荷。与 IRE1 类似，PERK 在感知内质网应激时寡聚并自磷酸化。激活的 PERK 随后磷酸化真核起始因子 2α（eukaryotic initiation factor 2α，eIF2α），使其失活，从而抑制 mRNA 翻译，最终降低 ER 的蛋白质折叠负荷。然而，eIF2α 的失活导致某些 mRNA 的优先翻译，包括 ATF4。ATF4 是一种既起保护作用又起促凋亡作用的转录因子。它激活编码 ER 伴侣的 UPR 靶基因的转录。但在慢性 ER 应激下，它也上调促凋亡转录因子 C/EBP 同源蛋白（C/EBP homologous protein，CHOP）。ATF6 在激活时被切割，释放 N 端胞质片段 ATF6f，其作为转录因子。ATF6f 诱导参与蛋白折叠、ERAD 和 XBP1mRNA 水平调节的 UPR 靶基因的表达。

二、内质网应激在卵巢生理过程中的作用

内质网应激的激活通过内质网传感器蛋白的激活或通过 UPR 因子表达的增加来决定。三种传感器的活性形式——磷酸化 IRE1、磷酸化 PERK 和 ATF6f 的蛋白质表达的检测用于确定传感蛋白的激活，而 mRNA 和（或）蛋白质测定法检测三个 UPR 分支中分子（如 XBP1s、ATF6、磷酸化 eIF2a、ATF4 和 CHOP，或 ER 伴侣 HSPA5）的表达以确定 UPR 因子的表达。

内质网应激在生长卵泡的 GC、卵母细胞和着床前胚胎中被激活。小鼠生长卵泡中 ER 应激的激活依赖于卵泡期。具体而言，卵泡 GC 中 ER 应激活化发生在发育后期（次级卵泡、窦状卵泡和排卵前），在初级和小次级卵泡中不激活。关于卵母细胞和着床前胚胎中的内质网应激研究较少。然而，在卵泡生长的所有阶段，在小鼠卵母细胞中都观察到 ATF6 的表达，而 XBP1 在猪生发泡期卵母细胞和四细胞、桑葚胚和囊胚期胚胎中大量表达。

内质网应激在正常卵泡生长和成熟过程中的体细胞中的作用，以及在卵母细胞成熟和胚胎发育过程中的作用在很大程度上仍不确定。目前研究发现，内质网应激可调节促性腺激素在 GC 中的作用。内质网应激降低 FSH 刺激的小鼠 GC 雌二醇生成，而 FSH 改善内质网应激激活，HSPA5 参与调节大鼠 GC 中的 LH 受体表达。此外，人类卵母细胞的受精能力与卵丘细胞中 XBP1 的表达水平呈正相关。一定程度的内质网应激导致 GC 和（或）CC 中的 UPR 激活，可能有助于卵母细胞成熟。

内质网应激可能在正常卵泡发育过程中的卵泡闭锁中起作用。内质网应激在山羊闭锁卵泡 GC 中激活，闭锁卵泡比健康卵泡中的 GC 中更高表达各种 UPR 因子。此外，内质网应激的活化在体外可以诱导多个物种 GC 的凋亡。结合卵泡闭锁是由 GC 凋亡引发或引起的，提示 GC 中的 ER 应激在卵泡选择期间的卵泡闭锁中起作用。此外，黄体的维持和退化也可由内质网应激调节。对小鼠和牛的黄体在其自然发育过程中的研究表明，三种 ER 应力传感蛋白在其功能阶段被激活，而促凋亡的 UPR 因子（包括 CHOP）在其退化阶段中高度表达。

随着生殖年龄的增长，UPR 因子在小鼠卵巢中的表达增加，同时保护卵母细胞免受内质网应激基因的表达减少。随着年龄的增长，卵母细胞中 ER 应激的激活会降低卵母细胞质量。除卵母细胞外，内质网应激的活性也受 GC 老化的影响。晚期糖基化终产物（advanced glycation end product，AGE）在育龄晚期女性的 GC 中积累。AGE 由美拉德反应产生，其中碳水化合物的羰基与蛋白质的伯氨基发生非酶反应。合成的化合物与 AGE 受体（receptor for AGE，RAGE）结合并激活下游信号。AGE 在正常衰老过程中以及各种病理条件下在多个组织中积累。在培养的人类 GC 中，AGE 处理可上调 ATF4 的表达，导致炎症细胞因子 IL-6 和 IL-8 分泌。在人卵泡液和体外受精时收获的 CC 中，卵泡液中的功能性 AGE 浓度和 CC 中的 ATF4 mRNA 表达在含有发育为形态较差胚胎的卵母细胞的卵泡中显著升高。在一定程度上表明，年龄积累会通过激活卵泡微环境中的内质网应激而引发炎症，从而降低卵母细胞的功能。

三、内质网应激在多囊卵巢综合征中的作用

内质网应激与卵巢多种病理状况有关。以往的研究主要集中于内质网应激的促凋亡作用，最近的研究则关注 UPR 与构成卵泡微环境的其他局部因素的各种作用。内质网应激作为卵泡微环境调节器，在肥胖、PCOS、卵巢过度刺激综合征和子宫内膜异位症中可能发挥一定作用。

内质网应激在 PCOS 患者和 PCOS 小鼠（DHT 和 DHEA 诱导）的 GC 中被激活。在人和小鼠 GC 中，PCOS 卵泡微环境中的局部高雄激素血症可激活内质网应激。GC 中激活的内质网应激以多种方式参与 PCOS 进程。在人 GC 中，内质网应激诱导剂可以刺激细胞中促纤维化生长因子的表达，包括 TGFβ-1。内质网应激还通过诱导促凋亡因子死亡受体 5 而参与睾酮诱导的人 GC 凋亡。此外，激活的内质网应激调节睾酮诱导的 RAGE 表达，导致 AGE 在人 GC 中的积累，而 AGE 的积累可加速 PCOS 进程。通过调控睾酮诱导的 AGE 在 GC 中的积累，内质网应激可能作为 PCOS 中激素和代谢异常的桥梁，包括局部的高雄激

素和胰岛素抵抗。体外实验证实，内质网应激同样调控睾酮刺激的小鼠卵丘细胞扩增。DHEA 诱导的 PCOS 小鼠模型进一步证实了激活的内质网应激在 PCOS 发病中的作用。内质网应激抑制剂（包括牛磺熊去氧胆、BGP-15）处理 PCOS 小鼠可减少卵巢间质纤维化和胶原脱位、胃窦卵泡中 GC 的细胞凋亡以及 GC 中 AGE 的累积，同时降低 GC 中的局部内质网应力。此外，内质网应激抑制剂治疗部分改善了 PCOS 的生殖能力，包括动情周期的恢复，闭锁窦卵泡的数量的减少。

参考文献

1. Payne M S，Bayatibojakhi S. Exploring preterm birth as a polymi-crobial disease：an overview of the uterine microbiome. Front Immunol，2014，5：595.

2. Hillier S L，Martius J，Krohn M，et al. A case-control study of chorioamnionic infection and histologic chorioamnionitis in prematurity. N Engl J Med，1988，319：972-978.

3. Zheng J，Xiao X，Zhang Q，et al. The placental microbiome varies in association with low birth weight in full-term neonates. Nutrients，2015，7：6924-6937.

4. Jimenez E，Marin M L，Martin R，et al. Is meconium from healthy newborns actually sterile? Res Microbiol，2008，159：187-193.

5. Dong X D，Li X R，Luan J J，et al. Bacterial communities in neonatal feces are similar to mothers' placentae. Can J Infect Dis Med Microbiol，2015，26：90-94.

6. Hansen R，Scott K P，Khan S，et al. First-pass meconium samples from healthy term vaginally-delivered neonates：an analysis of the microbiota. PLoS One，2015，10：e0133320.

7. Neu J. The microbiome during pregnancy and early postnatal life. Semin Fetal Neonatal Med，2016，21：373-379.

8. Onderdonk A B，Hecht J L，McElrath T F，et al. Colonization of second-trimester placenta parenchyma. Am J Obstet Gynecol，2008，199：52.e1-52.

9. Nagpal R, Tsuji H, Takahashi T, et al. Sensitive quantitative analysis of the meconium bacterial microbiota in healthy term infants born vaginally or by cesarean section. Front Microbiol, 2016, 7: 1997.

10. Han Y W, Shen T, Chung P, et al. Uncultivated bacteria as etiologic agents of intra-amniotic inflammation leading to preterm birth. J Clin Microbiol, 2009, 47: 38-47.

11. Fardini Y, Chung P, Dumm R, et al. Transmission of diverse oral bacteria to murine placenta: evidence for the oral microbiome as a potential source of intrauterine infection. Infect Immun, 2010, 78: 1789-1796.

12. Jimenez E, Fernandez L, Marin ML, et al. Isolation of commensal bacteria from umbilical cord blood of healthy neonates born by cesarean section. Curr Microbiol, 2005, 51: 270-274.

13. Lim E S, Wang D, Holtz LR. The bacterial microbiome and virome milestones of infant development. Trends Microbiol, 2016, 24: 801-810.

14. Lim E S, Zhou Y, Zhao G, et al. Early life dynamics of the human gut virome and bacterial microbiome in infants. Nat Med, 2015, 21: 1228-1234.

15. Goldenberg RL, Culhane JF, Iams JD, et al. Epidemiology and causes of preterm birth. Lancet, 2008, 371: 75-84.

16. Armougom F, Henry M, Vialettes B, et al. Monitoring bacterial community of human gut microbiota reveals an increase in Lactobacillus in obese patients and Methanogens in anorexic patients. PLoS ONE, 2009, 4: e7125.

17. Million M, Maraninchi M, Henry M, et al. Obesity-associated gut microbiota is enriched in Lactobacillus reuteri and depleted in bifidobacterium animalis and methanobrevibacter smithii. Int J Obes, 2012, 36, 817-825.

18. Fox HS Androgen treatment prevents diabetes in nonobese diabetic mice. J Exp Med, 1992, 175: 1409-1412.

19. Fauser B C, Tarlatzis B C, Rebar R W, et al. Consensus on women's health aspects of polycystic ovary syndrome (PCOS): the Amsterdam ESHRE/ASRM-Sponsored 3rd PCOS Consensus Workshop Group. Fertil Steril, 2012, 97: 28-38.

20. Dabravolski S A, Nikiforov N G, Eid A H, et al. Mitochondrial dysfunction and chronic inflammation in polycystic ovary syndrome. Int J Mol Sci, 2021, 22 (8): 3923.

21. Ilie I R. Advances in PCOS pathogenesis and progression-mitochondrial mutations and dysfunctiom. Adv Clin Chem, 2018, 86: 127-155.

22. Zhang J, Bao Y, Zhou X, et al. Polycystic ovary and syndrome and mitochondrial dysfunction. Reprod Biol Endocrinal, 2019, 17（1）: 67.

23. Chan D C. Mitochondrial dynamics and its involvement in disease. Annu Rev Pathol, 2020, 15: 235-259.

24. Mohammadi M. Oxidative stress and polycystic ovary syndrome: a brief review. Int J Prev Med, 2019, 10: 86.

25. Abdalla M, Deshmukh H, Atkin S L, et al. miRNAs as a novel clinical biomarker and therapeutic targets in polycystic ovary syndrome（PCOS）: a review. Life Scis, 2020, 259: 118174.

26. Imbar T, Eisenberg I. Regulatory role of microRNA in ovarian function. Fertil Steril, 2014, 101（6）: 1524-1530.

27. Tu M, Wu Y, My L, et al. Long non-coding RNAs: novel players in the pathogenesis of polycystic ovary syndrome. Ann Transl Med, 2020, 9（2）: 173.

28. Tu J, Chen Y, Li Z, Yang H, et al. Long non-coding RNAs in ovarian granulosa cells. J Ovarian Res, 2020, 13（1）: 63.

29. Abolghasemi M, Mahjoub S. Long non-coding RNAs as a piece of polycystic ovary syndrome puzzle. Mol Biol Rep, 2021, 48（4）: 3845-3851.

30. Tamaddon M, Azimzadeh M, Tavangear SM. Micro RNAs and long non-coding RNAs as biomarkers for polycystic ovary syndrome. J Cell Mol Med, 2022, 26（3）: 654-670.

31. Harada M, Takahashi N, Azhary J M, et al. Endoplasmic reticulum stress: a key regulator of the follicular microenvironment in the ovary. Mol Hum Reprod, 2021, 27（1）: gaaa088.

第五章

多囊卵巢综合征的细胞和动物模型

/第一节/ 类固醇生成的细胞模型

女性卵巢和肾上腺分泌的雄激素水平几乎相当，参与类固醇合成通路的酶也相似。因此，人肾上腺和卵巢来源的细胞系已经用于检测类固醇合成调控的基础研究，同时其细胞系也是探索相关调控途径的有效工具。

一、肾上腺皮质细胞系

NCI-H295 细胞系来源于侵袭性人肾上腺皮质肿瘤，目前已经实现永久性培养。该细胞系可应答 ACTH、毛喉素和 cAMP，并表达分泌性皮质类固醇、盐皮质激素、雄激素和雌激素等。此外，NCI-H295 细胞系表达类固醇生成的所有关键酶，包括 StAR、CYP11A1、CYP17A1、HSD3B2、芳香化酶和 CYP21A1，因此，NCI-H295 细胞系是研究类固醇生成机制的合适模型。

从 NCI-H295 细胞系得到 NCI-H295A 和 NCI-H295R 两个亚株。两个细胞株之间 HSD3B2 和 CYP17A1 表达的差异导致类固醇合成的不同。NCI-H295A 细胞主要分泌盐皮质激素和糖皮质激素，而 NCI-H295R 细胞产生雄激素（DHEA、雄烯二酮和睾酮）。在基础研究中可根据不同需要选择不同的细胞株。

二、卵巢细胞系

可用于 PCOS 研究的卵巢细胞系较少。KGN 细胞系是人卵巢颗粒细胞，来源于侵袭性卵巢颗粒细胞癌，表达有功能性 FSH 受体，可以应答 FSH 和 cAMP 刺激并同时保留颗粒细胞的特征。KGN 细胞系分泌孕烯醇酮和孕酮，但不分泌 DHEA、雄烯二酮或雌二醇。尽管 KGN 细胞系中芳香酶的表达和活性都很高，但是缺乏用于合成雌二醇的雄烯二酮。当外源提供雄烯二酮时，KGN 细胞可以合成和分泌雌二醇。

三、研究人雄激素合成的细胞模型

1. 人肾上腺来源的细胞系 人肾上腺来源的细胞系 NCI-H295R 是研究人雄激素合成和类固醇生成调控机制的一种成熟细胞模型。当用适合的生长条件包括血清和胰岛素进行培养时，NCI-H295R 细胞可以合成全部三种类型的肾上腺类固醇激素，即盐皮质激素、糖皮质激素和雄激素。而在血清饥饿的条件下，NCI-H295R 细胞高雄激素类固醇合成增多。利用 cAMP 刺激血清饥饿的 NCI-H295R 细胞，可以通过转录调控和上调类固醇合成酶包括 HSD3B2 和 CYP17A1 来增加雄激素合成。NCI-H295R 细胞为研究雄激素生物合成的调控提供了一种有效的体外模型，可以利用 NCI-H295R 细胞检测癸酸（decanoic acid，DA）以调控雄激素生物合成的能力。研究发现膳食中的中链脂肪酸——DA 可以改善糖尿病小鼠模型中的葡萄糖耐量和脂质水平。此外，DA 可以通过 cAMP 刺激依赖方式调控 HSD3B2，从而抑制 NCI-H295R 细胞中雄激素的生物合成。DA 和二甲双胍均显示可以降低 cAMP 加强的 Nur77 募集到 HSD3B2 启动子上，下调 HSD3B2 的转录和蛋白表达。由于胰岛素抵抗和高胰岛素血症与 PCOS 中雄激素超分泌有关，因此可以利用 NCI-H295R 类固醇合成模型来研究胰岛素增敏剂（如吡格列酮、二甲双胍）对雄激素合成的调控作用。

2. KGN 细胞 由于 PCOS 是与卵巢功能紊乱相关的疾病，因此 KGN 细胞似乎是一种适于研究 PCOS 类固醇合成的细胞模型。KGN 是颗粒细胞来源的细胞，合成雌激素而非雄激素，因此它在类固醇生成研究中的实用性仅限于对雌激素合成的研究。KGN 细胞系多用于信号通路和人颗粒细胞功能的研究。此外，还可以利用 KGN 细胞系来评估胰岛素增敏剂对 FSH 作用、芳香酶活性、胰岛素信号通路和葡萄糖转运的影响。研究表明，二甲双胍处理 KGN 细胞可以加强胰岛素刺激的 GLUT4 从细胞质到细胞膜的转位。由于二甲双胍抑制 FSH 受体的表达，在 KGN 细胞中，二甲双胍可以抑制 FSH 刺激的芳香酶的表达和活性，而与 AMPK 无关。利用 KGN 为模型的研究发现，内脂素可以增加胰岛素样生长因子 –1 诱导的类固醇合成。

/第二节/　多囊卵巢综合征的动物模型

目前 PCOS 的动物模型包括很多物种，如猕猴、绵羊和大鼠。作为临床前研究模型，这些不同物种的 PCOS 动物模型各自具有自身的优势。目前，啮齿动物具有体积小、繁殖快等优点而被广泛用于 PCOS 模型的构建。

一、猕猴模型

猕猴的基因组与人类的基因组有 93% 的相似度，因此猕猴是研究人类疾病最适合的动物模型。在生殖生物学、代谢生理学、发育特征和衰老方面，猕猴与人类极其相似，尤其对生殖生理学和卵巢功能相关的 PCOS 而言，猕猴是临床前研究的最优模型。与啮齿动物相比，猕猴体积较大，可以收集足够的血液用于检测，便于重复通过超声检测卵巢卵泡动力学。

研究发现，产前暴露睾丸激素的雌性猕猴会出现成人 PCOS 样表型；每日皮下注射睾酮的猕猴会表现出与 PCOS 女性相似的激素、卵巢功能和代谢障碍；妊娠早期暴露于睾酮的猴子会表现出更严重的 PCOS

样表型，其生殖和内分泌障碍包括卵巢高雄激素、排卵周期紊乱、多囊卵巢、LH 过多、卵母细胞质量下降和肾上腺高雄激素；代谢紊乱包括胰岛素抵抗、血脂异常、腹部肥胖和 2 型糖尿病。利用猕猴作为 PCOS 动物模型的研究发现，代谢紊乱在生殖内分泌障碍中具有作用，利用胰岛素增敏剂可以使产前雄激素化猕猴的月经周期紊乱变得正常，表明胰岛素抵抗在 PCOS 猕猴无排卵中有重要作用。

产前雄激素化的猕猴 PCOS 模型可用于检测胎儿、婴儿、青少年和成人不同阶段 PCOS 的病理生理过程。猕猴 PCOS 模型和人的 PCOS 极其相似，因此是研究人 PCOS 适宜的动物模型，但是猕猴发育时间长以及高成本限制了其在 PCOS 研究方面的应用。

二、绵羊模型

绵羊虽然是非灵长类动物，但是与人类在发育和生殖方面有相似之处。与人类一样，绵羊在子宫内完成卵巢的分化，出生时卵巢发育良好。此外，绵羊也是单次排卵，一个周期中只有少数卵泡成熟并成为优势卵泡。不同品种绵羊的排卵数目可能不同，比如 Suffolk 品种的绵羊每次排卵一个卵母细胞，Booroola Merino 品种的绵羊每次排卵 10 个卵母细胞。因此，与多排卵的啮齿动物相比，绵羊是更好的研究生殖和卵巢功能的动物模型。与猕猴相比，绵羊的研究成本低。从妊娠 30～90 天利用睾酮处理、构建产前雄激素（睾酮或 DHT）处理的绵羊 PCOS 模型中，Suffolk 品种的绵羊表现出最严重的 PCOS 表型，并伴随功能性高雄激素症、寡排卵和多囊卵巢。

在绵羊模型中，循环雄激素水平太低以至于不能被精确检测，因此高雄激素血症并不基于血液中雄激素浓度的增加。功能性高雄激素血症的提出是基于垂体和卵巢中 AR 表达的增加，以及相关功能性结局的发生，如 LH 过多。这表明绵羊模型在研究 PCOS 高雄激素症方面具有一定的局限性，导致绵羊模型的实用性下降。此外，绵羊在基础设施、畜牧业和动物福利等方面的成本也比啮齿动物贵。

三、啮齿类模型

由于对大鼠的解剖学、生理学和遗传学的研究具有一定基础，再加上大鼠还具有体积小、生育周期短的特点，因此大鼠是一种经济有效的动物模型。目前已经建立多种 PCOS 样大鼠模型，包括产前暴露于睾酮和产后给予 DHEA、DHT 或来曲唑。其中大多数大鼠模型可以表现出多种 PCOS 特征，但是没有一种模型能表现出包括生殖和代谢异常在内的所有 PCOS 的特征。

1. 雄激素诱导的 PCOS 模型 PCOS 的主要表现是高雄激素血症。PCOS 的一个病因学假设是：早期接触过多雄激素会导致成年期PCOS 表现。1976 年 R. Parker 报道称，啮齿动物体内循环雄激素浓度升高会影响卵巢卵泡成熟和囊状形态。目前通过每日注射或皮下植入诱导大鼠出现 PCOS 表型的雄激素包括 DHEA、丙酸睾酮（testosterone propionate，TP）和 DHT。不同模型中内分泌激素与卵巢组织学特征之间存在一定差异。

（1）产前雄激素化的 PCOS 大鼠模型：2005 年，F-Z. M. Foecking 等报道，产前雄激素化（prenatal androgenized，PA）的雌性大鼠表现出 GnRH 神经分泌系统异常，导致成年期 GnRH 波峰的丧失和基础 GnRH 脉冲的加速。此外，PA 大鼠也表现出代谢障碍，包括肥胖、高胰岛素血症和血脂异常，类似于在 PCOS 中观察到的临床特征。方法为，对妊娠 Sprague-Dawley 大鼠在胚胎第 16 至 19 天每天皮下注射游离 T（5 mg）。

在 60 日龄时，PA 组大鼠与对照组大鼠血清中 T、雌激素、P、LH 和 FSH 的浓度相似。此外，PA 大鼠表现出肥胖，与同窝、同龄的对照相比，体重、参数和皮下脂肪重量显著增加，并伴随血清胰岛素、胆固醇、甘油三酯和肝甘油三酯浓度升高，其中 PA 大鼠的空腹胰岛素浓度比对照组高 12 倍。

（2）DHEA 诱导的 PCOS 大鼠模型：DHEA 是女性青春期前后第一个上升的雄激素。已经证明，50% 的卵泡合成的 T 来源于循环 DHEA，25% 的 PCOS 患者表现出循环 DHEA 浓度异常。R-S. Roy 于 1962 年首次利用 DHEA 诱导大鼠 PCOS 表型。方法为，对年龄约为 22

天的青春期前大鼠每天注射 DHEA（6 mg/100 g 体重，溶解于 0.2 ml 芝麻油中），给药 20 ~ 27 天，诱导大鼠无排卵。

DHEA 诱导的大鼠出现不同程度的卵巢囊性病变，形成多发性卵泡囊肿，大小从 0.45 mm 到 2.2 mm 不等，颗粒细胞层变薄。DHEA 处理大鼠的卵巢重量显著增加。与对照动物相比，DHEA 诱导的大鼠血清 DHEA、T、E_2、FSH、LH 和 PRL 浓度显著升高，而血浆 FSH 和 LH 浓度没有显著变化。

（3）DHT 诱导的 PCOS 大鼠模型：DHT 是一种非芳香化的雄激素。用 DHT（83 μg/d）连续处理青春期前大鼠（21 日龄），90 天后，大鼠表现出发情周期不规则和多囊卵巢形态。与人类不同的是，与对照组相比，DHT 处理大鼠卵巢体积变小，睾酮无变化，DHT 水平增加约 1.7 倍，动情周期紊乱，多囊卵巢明显。此外，DHT 处理后大鼠表现出代谢障碍，如肥胖、身体和腹部脂肪增加、脂肪细胞增大、胰岛素抵抗、瘦素水平增加和血脂异常。此外，DHT 诱导的 PCOS 大鼠表现出葡萄糖耐受和焦虑，而高脂饮食加重雄激素对肥胖、胰岛素抵抗和抑郁的影响。以 DHT 诱导大鼠作为 PCOS 模型的研究发现，给予利拉鲁肽可以降低高血压，改善代谢紊乱。电针灸和人工针灸可以改善其胰岛素敏感性，恢复规律性动情周期。

（4）TP 诱导的 PCOS 模型：睾酮用于诱导未成熟雌性大鼠的多囊卵巢形态。方法为，21 日龄大鼠每天注射 TP（1 mg/100 g 体重，溶于丙二醇），注射时间为 35 天。在 TP 诱导的大鼠卵巢中可见大的多个囊性卵泡、充血和增厚的包膜。与对照动物相比，在 56 日龄时黄体停止发育。TP 处理后腔前滤泡的比例增加。TP 处理后大鼠血清 T、LH 和 PRL 水平升高，而 FSH、P 和 E_2 水平降低。

2. 雌激素诱导的 PCOS 大鼠模型　雌激素是由雄激素在颗粒细胞中转化而来，用于 PCOS 大鼠模型构建的雄激素包括戊酸雌二醇（estradiol valerate，EV）、来曲唑和米非司酮（antiptogesterone or mifepristone，RU486）。

（1）EV 诱导的 PCOS 大鼠模型：EV 是一种长效雌激素，给药后会引起下丘脑—垂体 GnRH 失调，导致与 PCOS 发展密切相关的 LH 的不规则释放和储存。向雌性大鼠注射单剂量 EV（2～5 mg）可导致动情周期失调，出现卵巢囊肿和闭锁卵泡，黄体减少或缺失。此外，EV诱导的 PCOS 大鼠中 E_2、T 及血糖水平升高。

（2）来曲唑诱导的 PCOS 大鼠模型：来曲唑是一种非甾体芳香酶抑制剂，可以抑制雄激素转化成雌激素。用来曲唑连续处理青春期前大鼠，大鼠表现出动情周期紊乱和卵巢增大并伴随多囊形态。血清中 LH、FSH 和睾酮浓度升高，提示内源性高雄激素血症，但是孕酮水平下降，表明无排卵。此外，来曲唑诱导的 PCOS 模型还表现为肥胖、胰岛素抵抗和血脂水平异常等代谢紊乱特征。

来曲唑诱导 PCOS 大鼠模型具有内源性高雄激素血症、动情周期紊乱、胰岛素抵抗和肥胖的特征，因此是研究 PCOS 内分泌和代谢紊乱的理想模型，也是 PCOS 样表型最多的啮齿类模型。低频率电针灸可以改善来曲唑诱导 PCOS 大鼠发情周期紊乱，降低升高的 LH 水平，以及降低 LH/FSH 比值。给予癸酸可以降低血清睾酮水平、空腹胰岛素水平以及肾上腺和卵巢中 HSD3B2 的表达，并恢复来曲唑诱导 PCOS 大鼠发情的周期性。

（3）RU486 诱导的 PCOS 大鼠模型：RU486 是一种合成类固醇，作为 P4 拮抗剂，其与孕酮和糖皮质激素受体具有高亲和力。用 RU486 处理后，动物体内 P4 浓度降低，表现出与人 PCOS 相似的内分泌和卵巢形态特征；孕酮具有抑制 GnRH 脉冲频率的作用，暴露于 RU486 后，GnRH 脉动频率增加，导致 LH 高分泌，随后卵巢 T 分泌增加，导致 PCOS；RU486 处理的大鼠表现出慢性无排卵，卵泡生长和卵巢囊肿停止。RU486 处理的大鼠血清 T、LH、E_2、PRL 和 LH/FSH 比值水平升高，而 FSH 水平降低，但这些大鼠中未见代谢紊乱。

参考文献

1. Carmina E. Ovarian and adrenal hyperandrogenism. Ann N Y Acad Sci，2006，1092：130–137.

2. Miller W L，Auchus R J. The molecular biology，biochemistry，and physiology of human steroidogenesis and its disorders. Endocr Rev，2011，32：81-151.

3. Gazdar A F，Oie H K，Shackleton CH，et al. Establishment and characterization of a human adrenocortical carcinoma cell line that expresses multiple pathways of steroid biosynthesis. Cancer Res，1990，50：5488-5496.

4. Rainey W E，Samer K，Schimmer BP. Adrenocortical cell lines. Mol Cell Endocrinol，2004，228：23-38.

5. Nishi Y，Yanase T，Mu Y，et al. Establishment and characterization of a steroidogenic human granulosa-like tumor cell line，KGN，that expresses functional follicle-stimulating hormone receptor. Endocrinology，2001，142：437-445.

6. Nishi H，Arai H，Momiyama T. Nci-h295r，a human adrenal cortex-derived cell line，expresses purinergic receptors linked to ca2þ-mobilization/influx and cortisol secretion. PLoS ONE，2013，8：e71022.

7. Lee B H，Indran I R，Tan HM，et al. Dietary medium-chain fatty acid，decanoic acid，inhibits recruitment of nur77 to the hsd3b2 promoter in vitro and reverses endocrine and metabolic abnormalities in a rat model of polycystic ovary syndrome. Endocrinology，2016，157：382-394.

8. Padmanabhan V，V-L A. Sheep models of polycystic ovary syndrome phenotype. Mol Cell Endocrinol，2013，373：8-20.

9. Walters K A，Allan C M，Handelsman DJ. Rodent models for human polycystic ovary syndrome. Biol Reprod，2012，86（149）：8-20.

10. Abbott D H，Foong S，Bernett D K，et al. Nonhuman primates contribute unique understanding to anovulatory infertility in women. ILAR Journal，2004，45：116-131.

11. Dumesic D A，Schramm R D，Peterson E，et al. Impaired developmental competence of oocytes in adult prenatally androgenized female rhesus monkeys undergoing gonadotropin stimulation for in vitro fertilization. J Clin Endocrinol Metab，2002，87：1111-1119.

12. Abbott D H，Tarantal A F，Dumesic DA. Fetal，infant，adolescent and adult phenotypes of polycystic ovary syndrome in prenatally androgenized female rhesus monkeys. Am J Primatol，2009，71：776-784.

13. Abbott D H，Barnett D，Levine JE，et al. Endocrine antecedents of polycystic

ovary syndrome in fetal and infant prenatally androgenized female rhesus monkeys. Biol Reprod, 2008, 79: 154-163.

14. JP H. Ovulation rate of suffolk and texel ewes. Animal production. Report from dunsinea, moorepark and western research centres. Research report, 1983, 1984: 78.

15. Manikkam M, Thompson R C, Herkimer C, et al. Developmental programming: impact of prenatal testosterone excess on pre-and postnatal gonadotropin regulation in sheep, 2007, 76: 648-660.

16. Padmanabhan V, V-LA. Animal models of the polycystic ovary syndrome phenotype. Steroids, 2013, 78: 734-740.

17. Shi D V D. Animal models of polycystic ovary syndrome: a focused review of rodent models in relationship to clinical phenotypes and cardiometabolic risk. Fertil Steril, 2012, 98: 185-193.

18. Maliqueo M, Benrick A, Stener-Victorin E. Rodent models of polycystic ovary syndrome: phenotypic presentation, pathophysiology, and the effects of different interventions. Semin Reprod Med, 2014, 32: 183-193.

19. Mannerås L, Cajander S, Holmang A, et al. A new rat model exhibiting both ovarian and metabolic characteristics of polycystic ovary syndrome. Endocrinology, 2007, 148: 3781-3791.

20. Indran I R, Lee B H, Yong El. cellular and animal studies-insights into pathophysiology and therapy of PCOS. Best Pract Res Clin Obstet Gynaecol, 2016, 37: 12-24.

21. Danni Shi, Donna F vine. Animal models of polycystic ovary syndrome: a focused review of rodent models in relationship to clinical phenotypes and cardiometabolic risk. Fertile Steril, 2012, 98（1）: 185-193.

22. Noroozzadeh M, Behboudi-Gandevani S, Zadeh-Vakili A, et al. Hormone-induced rat model of polycystic ovary syndrome: a systematic review. Life Sci, 2017, 191: 259-272.

第六章

多囊卵巢综合征的治疗

PCOS 病因复杂，无有效的治愈方案，以对症治疗为主，且需长期的健康管理。治疗时需结合 PCOS 患者不同的年龄和治疗需求、临床表现的高度异质性，因此，临床处理应该根据患者主诉、治疗需求、代谢改变等，采取个体化综合治疗措施，以达到缓解临床症状、解决生育问题、维护健康和提高生命质量的目的。治疗目标是建立正常的月经周期，恢复排卵和生育能力，改善多毛等雄激素增多的症状。即使微小的生活方式改变，也会改善代谢紊乱、排卵、生育能力以及情绪，因此改变生活方式是 PCOS 患者的一线治疗方法，其他治疗方法旨在改善代谢紊乱、高雄激素血症、生育能力、心理状态。

/第一节/ 针对代谢紊乱和肥胖的治疗

一、改善生活方式

生活方式干预是治疗 PCOS 代谢紊乱的首要方法，同时还可以改善生育能力，尤其适用于合并超重或肥胖的 PCOS 患者。有研究显示，50% 的 PCOS 患者伴有肥胖，其肥胖多以男性型肥胖为主，脂肪主要分布于腹部和内脏，易于合并高胰岛素血症、糖尿病、高血压、血脂异常等疾病，所以对于 PCOS 患者应通过改变生活方式，包括合理饮食和增加运动等，控制营养摄入和控制体重，降低并发症的发生。研究发现，通过生活方式干预，体重降低 5% 可以促进 40%～50% 的 PCOS 患者排卵，经治疗后 30%～40% 的 PCOS 患者可以自然妊娠，表明体重减轻引起的能量代谢或者脂肪分布的改变是影响 PCOS 的主要因素，适度的生活方式调整是长期改善代谢性疾病的有效方法。

减重是缓解 PCOS 的重要步骤，而饮食调控是减重的重要部分。虽然体育锻炼可以减重，但是大多数研究表明即使较高负荷的体育锻炼，对 PCOS 患者也只是有微弱的减重效果，甚至对体重无影响。因此欧洲的 PCOS 诊断和治疗的临床指南推荐利用生活方式的改善来治疗 PCOS，包括利用饮食、锻炼等益于健康的行为来减重和预防增重。生活方式的调整可以改善体重和血糖参数，除肥胖外尚没有任何与能量消耗相关的额外缺陷能够使 PCOS 女性增重或者损害其减重能力。PCOS 患者的减重方法与无 PCOS 的肥胖患者相同，主要方法包括：①饮食疗法：低热量饮食是临床上较常采用的饮食疗法，包括低碳水化合物饮食、高纤维素饮食（主要来源于水果、海藻、豆类以及谷制品）、高多不饱和脂肪酸饮食（主要来源于植物性脂肪如花生油、棉籽油、菜籽油、豆油等）、高蛋白质饮食，以及戒烟、戒酒，减少咖啡因摄入。②运动疗法：运动是降低体重、改善代谢性疾病的关键手段之一，能够辅助饮食治疗取得更好的效果。适量、规律、长期的有氧运动是肥胖患者减重的最佳选择，如快走、慢跑、健身操、瑜伽、游泳、骑自行车和各种跑步机运动等。对于超重或肥胖的 PCOS 患者，雄激素过多和多囊卵巢综合征协会（AEPCOS）的具体运动建议如下：①每周至少完成 150 min 的有氧运动，强度达到中高级程度，每周训练 3～5 次；②减少久坐的行为；③个体化方案需根据个人意愿并考虑到个人的体力限度。

对于 PCOS 患者而言，应在药物治疗之前和（或）伴随药物治疗时进行生活方式干预，每周至少 5 天、每天至少 30 分钟的体育锻炼可以改善胰岛素抵抗，改变脂肪分布，并降低心脑血管疾病的发生风险。有利于 PCOS 治疗的改善生活的方式通常包括心理支持、社会支持以及避免不良嗜好（比如吸烟、饮酒、毒品等）。

二、药物治疗

通过改善生活方式无法缓解 PCOS 患者的代谢紊乱和血脂异常时，就应考虑药物治疗。其中某些药物对改善高雄激素血症和排卵障碍有间接作用，比如治疗 2 型糖尿病的药物——二甲双胍可以抑制肝糖异生，改善外周胰岛素的敏感性。此外，二甲双胍还可以改善 PCOS 非肥胖患者的身体组分和胰岛素水平，但是对体重、空腹血糖和脂质水平无影响。Meta 分析结果显示，与单独改善生活方式相比，改善生活方式和二甲双胍联合治疗可以更大程度地减轻 PCOS 患者的体重。

在降低空腹胰岛素以及改善胰岛素敏感性方面，噻唑烷二酮（过氧化物酶体增殖物激活受体激动剂或激活剂）比二甲双胍效果更好，但是噻唑烷二酮对减重以及降低甘油三酯的效果不明显。由于噻唑烷二酮潜在的副作用，目前不推荐噻唑烷二酮用于 PCOS 患者胰岛素抵抗的常规治疗。

肌醇异构体（包括胰岛素信号通路在内的多种信号通路的第二信使），尤其是肌醇和 D- 手性肌醇组合具有胰岛素模拟物的特征，可以降低餐后血糖水平。利用肌醇异构体治疗 PCOS，可以有效地改善月经周期、内分泌和代谢参数以及胰岛素抵抗，但是关于肌醇异构体的有益作用和肌醇异构体的配比仍存在争议。

他汀类药物可以降低胆固醇合成，并用于治疗 PCOS。与安慰剂组相比，他汀类药物在降低 PCOS 中的总胆固醇和甘油三酯水平方面效果显著。他汀类药物与二甲双胍联合用药可以进一步改善脂质异常和炎症，但是在改善胰岛素敏感性方面没有二甲双胍单独用药效果好。关于他汀类药物在妊娠中是否有危险性仍存在争议，目前指南建议孕前应停止使用他汀类药物进行治疗。

减重的药物有很多种，其中奥利司他（一种脂肪酶抑制剂，可以减少脂肪的肠吸收）可以减轻 PCOS 患者的体重，但是对胰岛素敏感性的作用存在争议。此外，有研究表明维生素 D 在 PCOS 中发挥一定作用，但是 Meta 分析结果并不支持维生素 D 改善 PCOS 中胰岛素敏感性这一假说。

三、减肥手术

对于仅仅依靠饮食和药物无法改变体重的患者而言，减肥手术是一个可以考虑的治疗手段，但是对于超重（BMI > 40 kg/m²）或者患有其他健康问题的肥胖（BMI > 35 kg/m²）PCOS 患者，是否能够进行减肥手术还需要慎重考虑。减肥手术可以有效减重并改善 PCOS。一项涉及 13 项研究的 Meta 分析显示，减肥手术可以将 PCOS 综合征的发生率从 45.6% 降低至 7.1%，其中平均体重减轻 57.2%。目前减重手术有 3 种主要方式，分别是腹腔镜下胃转流术（laparoscopic Roux-en-Y gastric bypass，LRYGB）、腹腔镜下可调节胃束带术（laparoscopic adjustable gastric banding，LAGB）和腹腔镜下袖状切除术（laparoscopic sleeve gastrectomy，LSG）。

/第二节/　　针对高雄激素血症的治疗

2013 年美国内分泌学会（ES）关于多囊卵巢综合征诊疗的临床实践指南建议将复方口服避孕药作为 PCOS 患者高性激素导致的多毛症或痤疮的一线治疗药物。2018 年 ES 关于绝经前女性多毛症的评估和治疗指南也建议将复方口服避孕药作为治疗多毛症的一线药物，并辅以机械脱毛方法，包括漂白、化学脱毛、拔毛、打蜡、剃须、电解术和激光脱毛等。

一、抑制卵巢雄激素分泌

对于 PCOS 患者，口服避孕药（oral contraceptive，OCP）或者较少使用的外用避孕药均可以有效地抑制卵巢雄激素过多，并被推荐为治疗 PCOS 患者月经不调、多毛症以及痤疮的一线治疗方法。OCP 可使 PCOS 患者多重获益，包括可以抑制促性腺激素的释放，从而抑制 PCOS 患者卵巢雄激素的分泌；OCP 中的雌激素可以刺激肝合成 SHBG，从而降低循环中游离雄激素的水平；OCP 中的孕酮可以直接抑制雄激素合成并抑制雄激素和受体的结合。除此之外，OCP 还用于降低子宫内膜增生和子宫内膜癌发生的风险，在进行抗雄激素治疗的同时提供一种有效的避孕方法。

OCP 含有炔雌醇和孕激素，但是在治疗 PCOS 中哪种成分起到更重要的作用尚不明确。由于 PCOS 女性患其他疾病的风险增加，因此在使用 OCP 治疗时，应考虑 OCP 是否会增加心脑血管疾病、静脉血栓栓塞和代谢异常的发生风险。在使用 OCP 之前，应明确和排除相关的禁忌证。其他的抑制 PCOS 患者卵巢类固醇生成的治疗方法包括：利用孕激素连续治疗或者口服长效 GnRH 类似物，但是与 OCP 相比，较少使用这些方法。此外，胰岛素增敏剂如二甲双胍和噻唑烷二酮同样可以改善高雄激素血症。

除了通过药物治疗，卵巢手术也可以减少卵巢类固醇合成。比如，卵巢楔形切除术可以降低窦卵泡的数目，抑制雄激素分泌，改善内分泌环境，诱导 PCOS 患者规律性排卵周期。随着微创概念的提出和微创器械的发展，腹腔镜手术为 PCOS 的治疗提出了新策略。腹腔镜下卵巢打孔术（laparoscopic ovarian drilling，LOD）可以通过腹腔镜在 PCOS 患者的卵巢表面形成 10 ~ 15 个小孔，以此降低盆腔粘连以及卵巢早衰等并发症发生的风险，因此腹腔镜卵巢打孔术已经作为一种卵巢楔形切除术的替代方法治疗 PCOS。但是腹腔镜卵巢打孔术在 PCOS 中的作用有限，只能温和地抑制 PCOS 患者中雄激素的合成。

二、抗雄激素药物治疗

如果应用复方口服避孕药治疗 6 个月后疗效欠佳，则应添加抗雄激素药物。抗雄激素药物包括雄激素受体拮抗剂，如螺内酯、氟他胺、醋酸环丙孕酮（表 6-1）。最常用的药物为螺内酯（每日剂量，50 ~ 200 mg，每次 50 ~ 100 mg，一日 2 次），推荐剂量为 100 mg/d，至少使用 6 个月才见效。但在大剂量使用时需注意高钾血症，建议定期复查血钾。抗雄激素也具有副作用，非那雄胺和氟他胺的副作用较大，不推荐使用。抗雄激素药物有潜在的致畸性（男性胎儿的女性化风险），因此服用抗雄激素的同时需要实施安全避孕措施。对于单独使用口服避孕药治疗失败的患者，可考虑抗雄激素和 OCP 联合治疗。对于较严重的多毛症患者，也可考虑抗雄激素和 OCP 联合治疗，抗雄激素治疗 6 个月后可以明显改善多毛症。大多数抗雄激素可以用于青少年，但是对年轻患者来说，螺内酯和非那雄胺的安全性和治疗效果仍需进一步证实。除了抗雄激素外，一种局部使用的药物——依氟鸟氨酸（又称为 α- 二氟甲基鸟氨酸）盐酸盐溶液是卵泡鸟氨酸脱羧酶的不可逆抑制剂，同样可以用于治疗面部毛发生长。

表 6-1　治疗 PCOS 的抗雄激素药物

药物名称	作用机制
螺内酯 （spironolactone）	AR 结合的竞争性抑制剂， 抗盐皮质激素药，限制性抑制 5α- 还原酶，抑制 LH
醋酸环丙孕酮 （cyproterone acetate）	AR 结合的竞争性抑制剂，限制性抑制 5α- 还原酶活性，降低 LH 依赖的雄激素分泌
氟他胺 （flutamide）	AR 的竞争性拮抗剂，降低 DHT 合成
非那雄胺 （finasteride）	竞争性结合和抑制类固醇 Ⅱ 型 5α- 还原酶

/第三节/　针对美容的治疗

抑制雄激素分泌以及外周雄激素阻滞会缓解雄激素对毛囊的作用，可用于改善雄激素异常引起的皮肤病学症状，包括多毛症、痤疮和雄性激素脱发。雄激素一旦引起患者皮肤病症状，就难以利用激素进行治疗。因此，针对雄激素引起的皮肤症状，应采用激素联合多毛症的美容治疗（如剃刮、脱毛、激素脱毛和电脱毛）进行联合治疗。比如，治疗痤疮时应该使用局部抗菌药物和局部或口服类维生素 A，治疗雄激素性脱发时应采用米诺地尔药物和头发移植进行治疗。

/第四节/ 针对子宫内膜保护的治疗

由于处于高胰岛素血症高雌激素的无排卵状态，PCOS 患者患子宫内膜增生和（或）子宫内膜癌的风险增加，同时也增加了不可预测的异常子宫出血的风险，以及随之而来的贫血的发生。因此，保护 PCOS 患者的子宫内膜免于不可控的雌激素增多至关重要。目前可以通过服用孕激素药物对 PCOS 患者进行治疗，来保护患者的子宫内膜，最常见的是OCP 或（和）孕激素联合用药，如口服微粉化孕酮（琪宁、益玛欣）胶囊，每次 100 毫克，2 次 / 日，月经周期的第 12～14 天服用，连续3～6 个月。虽然一些药剂，如胰岛素增敏剂可以改善阴道出血，但是这不能说明该类药物对子宫内膜有保护作用，因为阴道出血不一定是由于孕激素诱发的撤退性出血（如排卵），也不能证明患者的子宫内膜是否损伤。

/第五节/ 针对生育能力的治疗

月经和排卵异常是 PCOS 患者最主要的临床表现。对有生育要求的PCOS 不孕患者，在进行生育治疗之前应先对夫妇双方进行相关检查，确认和尽量纠正可能引起生育失败的危险因素，如肥胖、未控制的糖耐量异常、糖尿病及高血压等。在代谢和健康问题改善后仍未排卵者，在调节月经基础上可予促排卵药物治疗。

对于 PCOS 患者而言，越早妊娠越好，除非卵巢储备能力足以延长其生育期。PCOS 患者有发生不良妊娠结局的倾向，如先兆子痫、妊娠高血压、妊娠糖尿病和早产儿，通过及时干预治疗都可以降低 PCOS 患者发生妊娠综合征的风险，为制定安全、高效、节约的治疗方案提供时间。PCOS 患者往往有月经周期不规律、停经、闭经及排卵障碍等异常，影响患者的生殖能力。对于 PCOS 患者，每个排卵周期妊娠的概率为 5% ~ 10%，而无 PCOS 人群每个排卵周期妊娠的概率为 10% ~ 15%。因此，PCOS 患者生殖力治疗的目标是恢复月经周期，促进单卵泡排卵并实现单胎妊娠。采取生育能力治疗首先要明确成功概率、戒掉不良习惯（尤其是吸烟）、进行合并症筛查和控制超重等综合治疗，可通过改变生活习惯和（或）口服药物的剂量递增（如氯米芬或来曲唑）来实现排卵。

一、药物治疗

不孕的一线治疗旨在通过干扰不恰当的雌激素负反馈抑制（如，克罗米芬，一种选择性雌激素受体调节剂）或者调控脂肪组织中雌激素的合成（如来曲唑，一种芳香酶抑制剂）来恢复排卵。与克罗米芬相比，来曲唑的治疗效果较好，治疗后出生率可达到 40% ~ 50%，对 PCOS 肥胖患者的治疗效果更好。相对而言，二甲双胍对 PCOS 不孕的治疗效果不佳。与其他口服药物相比，二甲双胍单独治疗后妊娠率及多胎妊娠率最低。因此，常使用二甲双胍和其他药物进行联合治疗，比如，氯米芬和二甲双胍联合用药比单独使用氯米芬治疗效果好。此外，在实施其他治疗之前，口服排卵药剂而未实现妊娠的最多排卵数目尚不明确，但是不超过 5 个或 6 个。

PCOS 中多卵泡募集的增多使 OHSS 的发生风险增加，过多的卵巢卵泡募集也可以导致低多胎妊娠率（< 5%）。促性腺激素治疗（LH 和 FSH 组合，或 FSH 的单独使用）可作为克罗米芬或来曲唑的配合用药，也可作为二线治疗。促性腺激素治疗适用于克罗米芬抵抗和（或）失败的无排卵不孕患者。具备盆腔超声及雌激素监测的技术条件、具有治疗 OHSS 和减胎技术的医院都可考虑。用法：①联合来曲唑或克罗米芬使

用，增加卵巢对促性腺激素的敏感性，降低促性腺激素的用量；②低剂量逐渐递增或常规剂量逐渐递减的促性腺激素方案。使用低剂量方案以使多胎妊娠和 OHSS 的风险最低化。

一项纳入了某中心 10 年间治疗的 225 例 PCOS 患者的研究发现，在给予小剂量外源性促性腺激素后，排卵率和妊娠率分别为 72% 和 45%，但发生 OHSS 的风险较高，而且外源性促性腺激素疗法复杂而昂贵，且需要医生有丰富的临床经验。此外，促性腺激素治疗具有严格的取消标准，促性腺激素治疗的妊娠率高于一线口服治疗，但是费用和潜在风险也随之增加。

二、手术治疗

卵巢手术也可以诱导排卵。虽然双侧卵巢楔形切除术可以有效诱导氯米芬抵抗的 PCOS 患者排卵，可以在腹腔镜下操作，可以促使部分患者月经恢复正常，目前尚不明确但是确切的机制。且卵巢楔形切除术并没有从根本上调节机体的内分泌功能，因而再发生多囊的概率极大。如果在手术中损坏了卵巢皮质的内分泌功能，则容易导致卵巢早衰，故目前临床上已基本停用。

LOD 的并发症尤其是术后粘连的风险较低，因此 LOD 已经成为通过手术治疗来诱导排卵的选择之一。但不常规推荐腹腔镜卵巢打孔术，主要适用于克罗米芬抵抗、来曲唑治疗无效、顽固性 LH 分泌过多、因其他疾病需腹腔镜检查盆腔、随诊条件差而不能进行促性腺激素治疗监测者。建议选择体重指数（BMI）≤ 34 kg/m^2、基础 LH > 10 U/L、游离睾酮水平高的患者作为 LOD 的治疗对象。LOD 可能出现的问题包括治疗无效、盆腔粘连及卵巢功能不全（premature ovarian insufficiency，POI）等。

经阴道超声引导下未成熟卵泡穿刺术（immature follicle puncture，IMFP）是在阴道超声的帮助下定位，经阴道后穹窿进入盆腔，从不同角度对两侧卵巢的小卵泡进行穿刺抽吸，可直接减少卵巢中的窦卵泡数，短期内可改善全身内分泌代谢状况。IMFP 作为新型微创治疗技术已应用于临床实践，并取得了较好疗效。与腹腔镜手术相比，IMFP 手术创伤小，不易造成盆腔粘连，费用低，恢复快，更易被患者接受。

三、体外受精

PCOS 患者的三线治疗方法是 IVF，与其他适应证相比，PCOS 体外受精的成功率较高。在美国，IVF 与 30% 的多胎妊娠率密切相关，高于那些推荐单胎移植的国家，但是低于其他促排卵引起的多胎妊娠率。有多种 IVF 改进方法用于预防 PCOS 患者多胎妊娠和 OHSS 的发生风险，包括未成熟卵母细胞的体外成熟（in vitro maturation，IVM）。该方法在无促性腺激素刺激下即可复苏，同时可以选择性冷冻保存所有胚胎，并在卵巢恢复后的冷冻胚胎移植周期内进行移植。而对于 IVF 而言，选择性移植冷冻的胚胎可能比移植新鲜的胚胎效果好，同时 IVF 的妊娠率高于 IVM。此外，有研究表明，二甲双胍可以降低 PCOS IVF 患者发生 OHSS 的风险。

/第六节/ 改善生活质量

健康相关的生活质量（quality of life，QOL）是一个多维度的概念，主要是针对个体在生理、心理、社会功能方面的状态评估。患者的生活质量受疾病、治疗以及时间长短的影响，是患者所接受的医疗保健服务有效性的一个重要指标。与健康人群相比，PCOS 患者的生活质量（包括功能性能力、身体素质、健康意识、活力、社会和情绪以及心理方面）显著下降。影响 PCOS 患者生活质量的负面因素包括肥胖、多毛症、雄性脱发、痤疮、月经失调和不孕。

由 Cronin 设计的与 PCOS 健康相关的生活质量调查问卷（polycystic ovary syndrome questionnaire，PCOSQ）是唯一有效的研究 PCOS 生活质量的方法，主要包括 5 个方面：身体毛发、情绪、体重、不孕和月经问题。经过改进的调查问卷增加了 4 个与痤疮相关的问题。利用 PCOSQ 或者改进版的调查问卷均表明 PCOS 患者的生活质量与多种因素相关，包括月经失调、多毛症、痤疮、肥胖和不孕。

有数据显示，PCOS 超重或肥胖患者可以通过限制摄食量或结合体育锻炼达到减重目的，同时也可以缓解抑郁症状并改善除身体毛发外的 PCOS 特异性的 QOL 评分。一项 PCOS 的观察性研究显示，二甲双胍治疗可以改善健康相关的 QOL 评分和情绪上的幸福感，生活质量的改善与体重减轻和月经周期规律化密切相关。然而，随后的随机对照试验并不支持以上观察结果，服用二甲双胍对生活方式的改变并不能改善生活质量。同样，青少年 PCOS 肥胖患者中生活方式改变联合 OCP 的随机试验显示，患者的 PCOSQ 评分有所改善，但是服用二甲双胍并联合 OCP 对 PCOSQ 评分无影响。单独服用 OCP 可以改善多毛症和月经紊乱，同时改善 PCOSQ 评分，但是对抑郁症或焦虑症无作用。

PCOS 患者多毛症的发生和体重的增加会影响其外观形象，从而引起患者抑郁、焦虑和 QOL 低评分。同样，在 PCOS 患者中饮食失调引起的抑郁和焦虑增加。此外，PCOS 患者更易患有心因性性功能障碍，这与低 QOL 评分、女性性征减弱相关。总而言之，情绪异常在 PCOS 患者中发生普遍，相关的临床诊断和筛查对 PCOS 患者至关重要。

参考文献

1. Moran L J, Hutchison S K, Norman R J, et al. Lifestyle changes in women with polycystic ovary syndrome. Cochrane Datebase Syst Rev, 2011, 16（2）: CD007506.

2. Kiddy DSea. Improvement in endocrine and ovarian function during dietary treatment of obese women with polycystic ovary syndrome. Clin Endocrinol （Oxf）, 1992, 36: 105-111.

3. Moran L J, Noakes M, Clifton P M, et al. Dietary composition in restoring reproductive and metabolic physiology in overweight women with polycystic

ovary syndrome. J Clin Endocrinol Metab, 2003, 88: 812–819.

4. Moran LJ, Ko H, Misso M, et al. Dietary composition in the treatment of polycystic ovary syndrome: a systematic review to inform evidence-based guidelines. Human Reproduction Update, 2013, 19: 432–432.

5. Goss A M, Chandler-Laney PC, Ovalle F, et al. Effects of a eucaloric reduced-carbohydrate diet on body composition and fat distribution in women with PCOS. Metabolism, 2014, 63: 1257–1264.

6. Gower B A, Chandler-Laney P C, Ovalle F, et al. Favourable metabolic effects of a eucaloric lower-carbohydrate diet in women with PCOS. Clin Endocrinol, 2013, 79: 550–557.

7. Harrison C L, Lombard C B, Moran L J, et al. Exercise therapy in polycystic ovary syndrome: a systematic review. Hum Reprod Update, 2010, 17: 171–183.

8. Harrison C L, Stepto N K, Hutchison S K, et al. The impact of intensified exercise training on insulin resistance and fitness in overweight and obese women with and without polycystic ovary syndrome. Clin Endocrinol, 2012, 76: 351–357.

9. Skubleny D, Switzer N J, Gill R S, et al. The impact of bariatric surgery on polycystic ovary syndrome: a systematic review and meta-analysis. Obes Surg, 2015, 26: 169–176.

10. Tang T, Lord J M, Norman R J, et al. Insulin-sensitising drugs (metformin, rosiglitazone, pioglitazone, d-chiro-inositol) for women with polycystic ovary syndrome, oligo amenorrhoea and subfertility. Cochrane Database Syst, 2012, Rev. 5: CD003053.

11. Naderpoor N, Shorakae S, de Courten B, et al. Metformin and lifestyle modification in polycystic ovary syndrome: systematic review and meta-analysis. Hum Reprod Update, 2015, 21: 560–574.

12. Li X J, Yu Y X, Liu CQ, et al. Metformin vs thiazolidinediones for treatment of clinical, hormonal and metabolic characteristics of polycystic ovary syndrome: a meta-analysis. Clin Endocrinol, 2011, 74: 332–339.

13. Legro R S, Arslanian S A, Ehrmann D A, et al. Diagnosis and treatment of polycystic ovary syndrome: an endocrine society clinical practice guideline. J Clin Endocrinol Metab, 2013, 98: 4565–4592.

14. Formuso C，Stracquadanio M，Ciotta L. Myoinositol versus d-chiro inositol in pcos treatment. Minerva Ginecol，2015，67：321–325.

15. Nestler J E，Unfer V. Reflections on inositol（s）for pcos therapy：steps toward success. Gynecol Endocrinol，2015，31：501–505.

16. Gao L，Zhao F L，Li SC. Statin is a reasonable treatment option for patients with polycystic ovary syndrome：a meta–analysis of randomized controlled trials. Exp Clin Endocrinol Diabetes，2012，120：367–375.

17. Jea S. An investigation into the therapeutic effects of statins with metformin on polycystic ovary syndrome：a meta–analysis of randomised controlled trials. BMJ Open，2015，5：e007280.

18. Khera R，Murad M H，Chandar A K，et al. Association of pharmacological treatments for obesity with weight loss and adverse events. JAMA，2016，315：2424.

19. Xue Y，Xu P，Xue K，et al. Effect of vitamin d on biochemical parameters in polycystic ovary syndrome women：a meta–analysis. Arch Gynecol Obstet，2016，295：487–496.

20. Mathur R，Levin O，Azziz R. Use of ethinylestradiol/drospirenone combination in patients with the polycystic ovary syndrome. Ther Clin Risk Manag，2008，4：487–492.

21. Dumesic D A，Lobo R A. Cancer risk and PCOS. Steroids，2013，78：782–785.

22. （CDC）CfDCaP. U. S. Medical eligibility criteria for contraceptive use. MMWR Recomm，2010，59（RR–4）：1–86.

23. Naka K K，Kalantaridou S N，Kravariti M，et al. Effect of the insulin sensitizers metformin and pioglitazone on endothelial function in young women with polycystic ovary syndrome：a prospective randomized study. Fertil Steril，2011，95：203–209.

24. Farquhar C，Brown J，Marjoribanks J. Laparoscopic drilling by diathermy or laser for ovulation induction in anovulatory polycystic ovary syndrome. Cochrane Database Syst，2012，Rev. 6：CD001122.

25. Abu Hashim H，Al–Inany H，De Vos M，et al. Three decades after Gjönnaess's laparoscopic ovarian drilling for treatment of PCOS：what do we know? An evidence–based approach. Arch Gynecol Obste，2013，288：409–422.

26. Koulouri O，Conway G S. A systematic review of commonly used medical treatments for hirsutism in women. Clin Endocrinol，2008，68：800–805.

27. Swiglo B A，Cosma M，Flynn D N，et al. Antiandrogens for the treatment of hirsutism：a systematic review and metaanalyses of randomized controlled trials. J Clin Endocrinol Metab，2008，93：1153–1160.

28. Moghetti Pea. Comparison of spironolactone，flutamide，and finasteride efficacy in the treatment of hirsutism：a randomized，double blind，placebocontrolled trial. J Clin Endocrinol Metab，2000，85：89–94.

29. Azziz R，Carmina E，Chen Z，et al. Polycystic ovary syndrome. Nat Rev Dis Primers，2016，2：16057.

30. Veltman–Verhulst S M，Boivin J，Eijkemans M J C，et al. Emotional distress is a common risk in women with polycystic ovary syndrome：a systematic review and meta–analysis of 28 studies. Hum Reprod Update，2012，18：638–651.

31. Cinar N，Kizilarslanoglu M C，Harmanci A，et al. Depression，anxiety and cardiometabolic risk in polycystic ovary syndrome. Hum Reprod，2011，26：3339–3345.

32. Lizneva D，Gavrilova–Jordan L，Walker W，et al. Androgen excess：investigations and management. Best Practi Res Clin Obstet Gynaecol，2016，37：98–118.

33. Boomsma C M，Eijkemans M J C，Hughes E G，et al. A meta–analysis of pregnancy outcomes in women with polycystic ovary syndrome. Hum Rep Update，2006，12：673–683.

34. Legro R S，Brzyski R G，Diamond M P，et al. Letrozole versus clomiphene for infertility in the polycystic ovary syndrome. N Engl Med，2014，371：119–129.

35. Zain M M，Jamaluddin R，Ibrahim A，et al. Comparison of clomiphene citrate，metformin，or the combination of both for first–line ovulation induction，achievement of pregnancy，and live birth in asian women with polycystic ovary syndrome：a randomized controlled trial. Fertil Steril，2009，91：514–521.

36. Polson D W，Mason H D，Saldahna M B，et al. Ovulation of a single dominant follicle during treatment with low–dose pulsatile follicle stimulating hormone in women with polycystic ovary syndrome. Clin Endocrinol Oxf，1987，26：

205-212.

37. Homburg Rea. Clomifene citrate or low-dose fsh for the first-line treatment of infertile women with anovulation associated with polycystic ovary syndrome: a prospective randomized multinational study. Hum Reprod, 2012, 27: 468-473.

38. Group TEA-SPCW. Consensus on infertility treatment related to polycystic ovary syndrome. Fertil Steril, 2008, 89: 505-522.

39. Nahuis MJea. Long-term outcomes in women with polycystic ovary syndrome initially randomized to receive laparoscopic electrocautery of the ovaries or ovulation induction with gonadotrophins. Hum Reprod, 2011, 26: 1899-1904.

40. Cha K, Chung H, Lee D, et al. Obstetric outcome of patients with polycystic ovary syndrome treated by in vitro maturation and in vitro fertilization——embryo transfer. Fertil Steril, 2005, 83: 1461-1465.

41. Qu F, Siristatidis C, Sergentanis T N, et al. In vitro maturation in women with vs. Without polycystic ovarian syndrome: a systematic review and meta-analysis. Plos One, 2015, 10: e0134696.

42. Walls M L, Hunter T, Ryan J P, et al. In vitro maturation as an alternative to standard in vitro fertilization for patients diagnosed with polycystic ovaries: a comparative analysis of fresh, frozen and cumulative cycle outcomes. Hum Reprod, 2014, 30: 88-96.

43. Shi Yea. Live birth after fresh embryo transfer versus elective embryo cryopreservation/frozen embryo transfer in women with polycystic ovary syndrome undergoing ivf（frefro-pcos）: study protocol for a multicenter, prospective, randomized controlled clinical trial. Trials, 2014, 15: 154.

44. Tang T. The use of metformin for women with PCOS undergoing IVF treatment. Hum Reprod, 2006, 21: 1416-1425.

45. Li Y, Li Y, Yu Ng E H, et al. Polycystic ovary syndrome is associated with negatively variable impacts on domains of health-related quality of life: evidence from a meta-analysis. Fertil Steril, 2011, 96: 452-458.

46. Cronin Lea. Development of a health-related quality-of-life questionnaire （PCOSQ）for women with polycystic ovary syndrome（PCOS）. J Clin Endocrinol Metab, 1998, 83: 1976-1987.

47. Thomson RL, Buckley JD, Lim SS, et al. Lifestyle management improves

quality of life and depression in overweight and obese women with polycystic ovary syndrome. Fertil Steril, 2010, 94: 1812-1816.

48. Hahn Sea. Metformin treatment of polycystic ovary syndrome improves health-related quality of life, emotional distress and sexuality. Hum Reprod, 2006, 21: 1925-1934.

49. Ladson G, Dodson W C, Sweet S D, et al. The effects of metformin with lifestyle therapy in polycystic ovary syndrome: a randomized double-blind study. Fertil Steril, 2011, 95: 1059-1066.

50. Harris-Glocker M, Davidson K, Kochman L, et al. Improvement in quality-of-life questionnaire measures in obese adolescent females with polycystic ovary syndrome treated with lifestyle changes and oral contraceptives, with or without metformin. Fertil Steril, 2010, 93: 1016-1019.

51. Cinar N, Harmanci A, Demir B, et al. Effect of an oral contraceptive on emotional distress, anxiety and depression of women with polycystic ovary syndrome: A prospective study. Hum Reprod, 2012, 27: 1840-1845.

52. Elsenbruch S. Determinants of emotional distress in women with polycystic ovary syndrome. Hum Reprod, 2005, 21: 1092-1099.

第七章

多囊卵巢综合征相关疾病

PCOS 女性发生非酒精性脂肪性肝病（nonalcoholic fatty liver disease，NAFLD）或非酒精性脂肪性肝炎（nonalcoholic steatohepatitis，NASH）的概率高于普通人群。NAFLD/NASH 与 PCOS 之间的关联并非偶然，这两种疾病之间有共同的危险因素，如向心性肥胖、胰岛素抵抗、慢性炎症和高雄激素血症。PCOS 女性中高雄激素血症的特征包括总或游离睾酮水平增加，SHBG 水平下降。此外，研究发现 PCOS 与 NAFLD 转氨酶的增加有关，在 PCOS 女性中并非所有雄激素水平的升高对肝都有副作用。

一、非酒精性脂肪性肝病简介

肝具有调控解毒和代谢的作用，是高血压、2 型糖尿病、肥胖、高血脂、甲状腺功能减退、甲状腺功能亢进、肾上腺功能障碍、自身免疫性疾病、酒精和重金属摄入过量以及 PCOS 等多种代谢和内分泌紊乱的靶器官。

随着人们生活水平的日益提高和饮食结构的改变，被称为现代"富贵病"的脂肪性肝病（脂肪肝）的发病率明显提高，已成为仅次于病毒性肝炎的第二大高发性肝病，严重威胁着人类健康。临床上，根据脂肪肝患者以往是否有过量饮酒史，可分为酒精性脂肪性肝病（alcoholic fatty liver disease，AFLD）和 NAFLD 两种。NAFLD 是一种常见的慢性肝疾病，在西方工业化国家的发生率为 20% ~ 40%，在亚洲地区发生率为 12% ~ 29%，并呈现逐年增加的趋势。根据东亚地区的研究显示，在最近 12 年间，NAFLD 的发生率几乎增加了 1 倍。流行病学调查显示，中国成年人中 NAFLD 的整体发病率为 15% ~ 20%，超越了乙型肝炎、丙型肝炎和酒精性肝病的发病率，几乎占据了肝疾病的"半壁江山"。特别值得注意的是，NAFLD 有低龄化的趋势，在中国青少年和儿童中的发病率已经达到 1.3%，被认为是引起儿童肝损伤的主要原因之一。此外，男性脂肪肝的检出率明显高于女性，并且随着年龄增加，脂肪肝发生率逐步升高。

NAFLD 的增多与肥胖、2 型糖尿病和代谢综合征的流行密切相关。NAFLD 不仅是亚太地区的新兴问题，也是世界范围内广泛流行的疾病。NAFLD 包括单纯脂肪肝、NASH 和肝硬化等一系列肝特征的变化。目前普遍认为 NAFLD 患者可以进一步发展为肝硬化和肝细胞癌，但是 NASH 可以发展成为其他并发症如肝硬化和肝细胞癌。NAFLD 早期为肝脂质沉积，主要特征是甘油三酯（triglyceride，TG）形成脂滴并在肝细胞的细胞质中沉积。大约 10% 的良性肝脂质沉积会发展成 NASH，肝细胞炎症增加和胶原沉积的发生是区分肝脂质沉积和 NASH 的主要特征。由于炎症和肝细胞的凋亡增多，NASH 的预后较差，多达 70% 的患者将发展为肝纤维化，而 10 年内引发肝硬化的概率高达 10% ~ 29%。NASH 诱导的肝硬化患者会进一步发展成为肝癌。此外，NAFLD 的存在与心包脂肪增加、颈动脉狭窄、心血管死亡率增加有关，已经成为严重影响我国人民身心健康和国民经济、社会发展和稳定的主要疾病之一。

在我国，患有肝疾病的患者大约有 3 亿，其中 NAFLD 占 49.3%。肝疾病可以引起一系列严重的公众健康问题。一项日本人群的队列研究报道，NAFLD 患者中有 36% 患晚期肝纤维化，20% 有 5 年肝细胞癌的累积发生率，其中 2.4% 的死亡率是由于肝相关并发症引起的，如静脉曲张出血、腹水和肝性脑病。此外，肝酶水平的升高可以作为糖尿病和心血管疾病发生的标志物，也是肝疾病死亡风险增加的影响因素。NAFLD 不仅发生在成年人中，在儿童和青少年中也较常见，因此，阐明其在年轻人群中潜在的危险因素有助于在早期阻止肝损伤的发展。

二、多囊卵巢综合征患者非酒精性脂肪性肝病的流行

大多数 NAFLD 患者常常是无症状的，主要表现为疲劳、倦怠和上腹不适，很少伴随慢性肝病的发生，肝大是其唯一的物理特征。因此，NAFLD 是在排除过度酒精摄入和脂肪性肝病的继发性原因（药物、毒素、病毒感染、减肥手术、营养和代谢因素、自身免疫性肝病、遗传因素）后基于肝功能和（或）肝影像研究进行诊断。肝活检是 NAFLD 诊断和鉴定的金标准，但肝活检需要取人体肝，因此不作为常规的检测方法。

Brown 等于 2005 年首次在 PCOS 患者中诊断出 NAFLD。该患者是一名 24 岁的 PCOS 女性，特征为肥胖，且无糖尿病、酒精滥用和不明原因的肝疾病。检测结果显示患者氨基酸转移酶水平升高，肝活检结果显示为严重的脂肪性肝炎。该研究表明 NAFLD 可能发生于 PCOS 患者中。由于胰岛素抵抗是 NAFLD 和 PCOS 的共同特征，并且这两种疾病均与代谢综合征相关，因此，在 PCOS 患者中 NAFLD 的发生和肝功能受到关注。

三、多囊卵巢综合征患者非酒精性脂肪性肝病的诊断

1. PCOS 患者 NAFLD 的实验室诊断　NAFLD 患者血清中氨基转移酶的升高是最常见的，常常也是唯一的在实验室水平可检测到的异常，很少能检测到血清中的碱性磷酸酶和 γ- 谷酰转氨酶升高。由于大多数脂肪肝患者未出现实验室水平的异常，因此，氨基转移酶水平的升高只用于粗略评估 NAFLD。关于 PCOS 患者中氨基转移酶水平的升高是否可以作为 NAFLD 的替代标志物的一项研究显示，70 名患者中分别有 30% 和 12% 的患者为丙氨酸转移酶（alanine aminotransferase，ALT）和天冬氨酸转移酶（aspartate aminotransferase，AST）水平升高。

分别以 ≥ 35 U/L 和 ≥ 40 U/L 作为 ALT 和 AST 的临界值，来自不同种族的患者（西班牙裔 63%、白人 17%、黑人 10%、亚洲人 10%）中有 74% 为肥胖。以 > 60 U/L 为 ALT 和 AST 的临界值的多种族（高加索 68%、黑人 20%）队列中，200 名 PCOS 患者中有 15% 表现为 ALT 和（或）AST 升高。对这些患者中的 6 例（年龄为 23～36 岁）进行了活检，结果表明有 NASH 和纤维化。此外，有研究评估了来自不同种族（西班牙裔 61.5%、白种人 10.3%、黑人 12.8%、亚洲 15.4%）的 39 名青少年 PCOS 肥胖患者的肝功能，其中 15.4% 的患者出现了 ALT 和（或）AST 水平升高。除此之外，智利的回顾性病例对照研究表明，以临界值 > 25 U/L 为标准，与 31 名年龄和 BMI 相当的健康对照组相比，41 名 PCOS 患者中 ALT 水平显著升高（分别为 3.1% vs 39%），其中超过一半患者肥胖。与此一致的是，一项包括瘦型（40.3%）、超重（22.9%）和肥胖（36.8%）患者的前瞻性病例对照研究显示，以临界值 > 40 U/L 为标准，57 名 PCOS 患者和 60 名年龄和 BMI 相当的健康对照组之间 ALT 和（或）AST 水平有显著性差异（分别为 22.8% vs 3.3%）。

除血清中氨基转移酶外，其他分子标志物同样可以用于评估 PCOS 患者发生 NAFLD 的风险。细胞角蛋白是 NASH 的血清标志物，可以反映肝细胞的凋亡情况。与 73 名年龄相当的对照组相比，186 名 PCOS 患者中 CK18 水平升高，其中 27.4% 的患者 CK18 ≥ 395 U/L，表明有 NASH。脂肪肝指数（fatty liver index，FLI）是基于 BMI、腰围、甘油三酯和 γ- 谷氨酰转移酶水平计算得出的数值，可作为预测人群中肝脂肪变性的简单准确的指标之一。此外，AST/ 血小板比值和基于 4 项因素的肝纤维化指数（fibrosis index based on the 4 factors，FIB-4 指数）可作为评价肝纤维化的两个指标。通过计算 FLI 来评估是否存在肝脂肪变性的研究显示，与 139 名 BMI 相当的对照组女性相比，611 名 PCOS 患者中 FLI 水平显著升高，其中在肥胖患者中 FLI 水平（> 60）显著增加，而在超重患者和对照组中存在一个相似的升高的 FLI 水平的流行，在瘦型患者和对照组中未发现 FLI 水平升高。此外，在任何患者或对照组中均未发现纤维化指数增加。

2. PCOS 患者 NAFLD 的影像诊断　成像技术在诊断 NAFLD 中

应用广泛，包括超声、CT、MRI 和 ^{1}H MRS。超声、CT 和 MRI 是定性或者半定量的检测方法，^{1}H MRS 是一种定量的检测方法，可以精确测量肝甘油三酯的含量，但是这些方法均不用于检测炎症和肝纤维化。活检是诊断和鉴定 NAFLD 分期、检测治疗疗效的金标准，但是活检是一种有创性方法，与潜在的发病率和致死率有关，同时活检时也容易发生取样的错误。由于肝活检的这些局限性，一些无创性方法被用于评估肝炎症和纤维化程度，但是目前没有一种无创方法足以代替肝活检。无创方法对选择肝活检患者的诊断有一定帮助，其中半定量超声评分评估肝脂肪变性的程度，包括超声脂肪肝指示剂 US-FLI，其与 NAFLD 组织学评估有关，有助于评价需要肝活检的患者发生脂肪性肝炎的风险。

腹部超声被广泛用于脂肪肝浸润的检查，超声检查脂肪肝有较好的敏感性（当脂肪浸润＞30% 时敏感性为 80%），检测时间短并且低成本。^{1}H MRS 在临床上应用的局限主要是高成本和扫描时间长，CT 的应用限制在于患者需要暴露于辐射中。有研究利用腹部超声对 PCOS 患者中肝脂肪变性的情况进行检测，发现腹部超声可以用于肝脂肪变性的检查。多项研究证实 PCOS 患者常伴肝脂肪变性。其中一项回顾性研究证明，88 名 PCOS 患者中 55% 有肝脂肪变性，超过 1/3 肝脂肪变性的患者是瘦型患者。在中国，117 名 PCOS 患者中有 39.3% 存在肝脂肪变性，因此选择一种高效、无创的肝影像学检查方法对于 PCOS 患者NAFLD 等肝疾病的诊断至关重要。前瞻性病例对照研究显示，与 31岁年龄和 BMI 相当的健康女性相比，经腹部超声检测 41 名 PCOS 患者的肝脂肪变性有统计学差异（分别为 19.4% *vs* 41.5%）。另一项前瞻性病例对照研究利用同样的影像学检测方法，发现与 60 岁 BMI 相当的健康女性相比，57 名 PCOS 患者出现有统计学差异的肝脂肪变性（20.0%*vs* 36.8%）。此外，以腹部超声和 CT 为检测手段的前瞻性病例对照研究发现，与年龄和 BMI 相当的健康人群相比，瘦型 PCOS 患者没有肝脂肪变性。在肥胖 PCOS 患者和年龄相当的对照组的病例对照研究中，超声检查发现 73.3% 的肥胖 PCOS 患者有肝脂肪变性。利用 CT 评估30 名超重和肥胖青少年 PCOS 患者的脂肪肝情况，其中在 2 名（6.7%）患者中发现肝 / 脾衰竭比＜1。此外，一项干预研究检测了 omega-3 脂肪酸补充对 PCOS 患者中肝脂肪含量的影响，利用 ^{1}H MRS 评价了肝脂肪变性水平（肝脂肪变性定义为肝脂肪百分比大于 5%），基线评估发现在 25 名 PCOS 患者中有 12 名存在肝脂肪变性。一项病例对照研究以肝脂肪百分比＞ 5.5% 定义为肝脂肪变性，利用 ^{1}H MRS 检测发现，与 22 岁和 BMI 相当的健康女性相比，29 名 PCOS 患者中肝脂肪变性增高（分别为 1.9% *vs* 6.1%）。

以上研究表明 NAFLD 在 PCOS 患者包括青少年患者中更加流行。2007 年，E. Carmina 提出 PCOS 患者应进行肝方面的评估，而育龄期 NAFLD 女性也应进行 PCOS 的检查。之后有前瞻性研究报道，14 名绝经前 NAFLD 女性中的 10 个被 Rotterdam 标准诊断为 PCOS，其中所有的 5 名 PCOS 活检患者均有 NASH，表明在绝经前 NAFLD 患者中 PCOS 的发生率增加。因此，应加强对 PCOS 患者发生 NAFLD 等肝疾病的筛查，及时诊断、治疗。

四、多囊卵巢综合征和非酒精性脂肪性肝病相关性的机制

1. 低度炎症和肝细胞分泌急性期蛋白　关于 PCOS 是否是炎症相关疾病尚存在争论，但是目前已经有大量证据显示 PCOS 女性中存在慢性低度炎症。炎症的存在可能促进 PCOS 女性发生内皮细胞损伤和动脉粥样硬化。研究发现多种炎症标志在 PCOS 女性中升高，包括促炎细胞因子和趋化因子如 IL-6、TNF-α、单核细胞趋化蛋白 -1（monocyte chemoattractant protein-1，MCP-1）、巨噬细胞炎症蛋白 -1（macrophage inflammatory protein-1，MIP-1）和 IL-18。大多数研究报道，促炎细胞因子和趋化因子的升高标志着 PCOS 女性中存在慢性低度炎症，炎症的发生可能是由于肥胖和胰岛素抵抗引起的。此外，NAFLD 和 NASH 均伴随肝细胞炎症的产生，因此，PCOS 女性中低度炎症状态可能促进或反映了肝细胞具有一定程度的损伤。

除了肥胖和胰岛素抵抗外，PCOS 特异性特征——高雄激素血症和长期无排卵也可能直接促进 PCOS 女性中低度炎症状态的产生。为了应答炎症反应，肝细胞首先分泌特异性蛋白如 C 反应蛋白（C-reactive protein，CRP）和铁蛋白等。在 PCOS 女性中这些蛋白的水平高于非 PCOS 女性。研究发现，由卵泡抑素和铁蛋白增加所反映出的身体铁储备的升高与 PCOS 女性月经稀发的严重程度有关，在普通人群中铁储备与糖尿病患者和 NAFLD 有关。铁可以促进肝中活性氧的产生，从而引起组织损伤和器官衰竭。卵泡抑素是肝细胞分泌的一种蛋白质，脑、卵巢、内皮细胞和骨骼肌同样也可以分泌卵泡抑素。卵泡抑素有多种功能，包括抗炎、参与排卵、胰岛素抵抗和肌肉中的代谢作用，此外，PCOS 女性中雄激素的水平也可以调控卵泡抑素。CRP 是肝细胞分泌的急性期蛋白，其水平与 PCOS 患者中卵泡抑素呈正相关。在服用口服避孕药和二甲双胍的 PCOS 患者中 CRP、铁蛋白和卵泡抑素的水平分别呈升高和下降的趋势。

2. 高雄激素血症和肝损伤的关系 PCOS 女性的主要特征为卵巢或肾上腺雄激素水平升高，SHBG 水平下降，睾酮和（或）DHEAS 升高，其中雄激素水平与肝损伤密切相关。晚期肝损伤和肝细胞损伤不仅与肥胖、葡萄糖代谢和脂质代谢以及肝脂肪密切相关，还会干扰性类固醇激素和内源循环性激素（睾酮、SHBG、DHEAS 和雌二醇）。

（1）睾酮、游离睾酮和 SHBG：男性中高水平的睾酮与代谢综合征、肥胖和糖尿病的流行相关，但是在绝经后女性中并非如此。PCOS 女性和青春期女孩的特征之一是高水平的雄激素。高水平的睾酮可以促进肥胖、代谢综合和脂质紊乱的发生。除此之外，雄激素和雄激素受体还与肝癌发生有关，是肝细胞癌、脂肪肝、纤维化和病毒性肝炎的治疗靶点。研究发现，PCOS 女性中高雄激素血症会促进肝脂肪变性和肝酶的增加。

SHBG 主要来自肝，是睾酮和雌二醇的血液转运蛋白。PCOS 女性中 SHBG 低水平与高水平的睾酮、低度炎症、胰岛素抵抗和代谢综合征有关。在男性、绝经后女性和 PCOS 女性中低水平 SHBG 与 NAFLD 的高风险有关。循环 SHBG 只来源于肝，在肝损伤的情况下 SHBG 的水平升高，因此 SHBG 可以用于预测肝硬化和肝细胞癌的发生风险。

（2）DHEA 和 DHEAS：DHEA 和 DHEAS 主要来自肾上腺，在 PCOS 女性和雄激素化的动物模型中，DHEA 和 DHEAS 对肥胖、胰岛素抵抗和代谢综合征的作用与睾酮相反。PCOS 女性的不同表型和代谢异常可能导致卵巢和肾上腺雄激素水平分布的不同。因此，跟高水平睾酮和游离雄激素与 NAFLD 和 NASH 发生风险的增加相反，低血清 DHEAS 水平在活检证实的晚期 NAFLD 和 NASH 中普遍存在，而且低循环 DHEAS 水平与晚期纤维化的 NASH 有更强的相关性。

3. 临床相关性　临床研究已经证实，PCOS 患者中 ALT 水平的升高与年龄、肥胖、腰围、血清甘油三酯、HDL 胆固醇、LDL 胆固醇、SHBG 水平、定量胰岛素敏感指数（quantitive insulin sensitivity check index，QUICKI）、HOMA-IR、血糖胰岛素钳夹评估的胰岛素抵抗程度有密切关系，表明预测肝脂肪变性的 FLI 值的增加与年龄、肥胖、腰围、HDL 胆固醇、LDL 胆固醇和 HOMA-IR 评价的胰岛素抵抗程度有关。细胞凋亡标志物 CK18 水平的增加与肥胖、HDL 胆固醇、LDL 胆固醇有关。利用影像学检测 PCOS 患者中肝脂肪变性，发现肝脂肪变性与年龄、肥胖、腰围、血清甘油三酯、HDL 胆固醇、LDL 胆固醇、SHBG 水平、QUICKI、HOMA-IR、血糖胰岛素钳夹评价的胰岛素抵抗程度有关。由于肥胖尤其是向心性肥胖和胰岛素抵抗是 PCOS 中与 NAFLD 相关的主要因素，因此改善生活方式包括饮食、减重和锻炼单独或联合二甲双胍对有 NAFLD 的 PCOS 患者有治疗作用。此外，代谢综合征也与 PCOS 患者中的 NAFLD 有关，青少年患者和一些合并 NAFLD 的 PCOS 患者被诊断为代谢综合征。

NAFLD 与 PCOS 间的相互关联是由于分享相同的风险因子，还是 PCOS 本身可以促进 NAFLD 的发生，而与这些风险因子无关，还需进一步探讨。目前关于 NAFLD 与 PCOS 间相关性的研究有很多，在多项研究校正年龄、肥胖、腰围和血脂异常后，均发现 PCOS 的发生与 NAFLD 密切相关。由于 PCOS 是以高雄激素血症为特征的综合征，探究 PCOS 患者中雄激素是否可以促进 NAFLD 的发生有助于阐明以上疑问。利用实验室方法评估 PCOS 患者的 NAFLD 情况，结果表明 NAFLD 与雄激素密切相关。一项关于 70 名 PCOS 患者的研究显示，ALT 水平的升高与多毛症有关，而多毛症是高雄激素血症的表现。E. Vassilatou 2010 年研究发现，PCOS 患者发生肝脂肪变性（hepatic steatosis，HS）的风险增加（36.8% *vs* 20.0%），并且氨基转移酶水平异常（22.8% *vs* 3.3%），且游离雄激素指数（free androgen index，FAI）

与 PCOS 中 HS 的发生有关。另外有研究显示，FAI 值和总睾酮水平与升高的 ALT 水平（截止值 > 33 U/L）呈正相关，在校正肥胖、血脂异常和胰岛素抵抗的混杂因素后，这种关系依然存在。利用影像手段诊断 PCOS 患者中 NAFLD 的研究表明，NAFLD 与雄激素显著相关。一项干预研究检测了二甲双胍对超重和肥胖 PCOS 患者中 NAFLD 的作用，以腹部超声为检测手段。发现与无 NAFLD 的 PCOS 患者相比，患有 NAFLD 的 PCOS 患者中 FAI 值升高。此外，还有研究显示肥胖 PCOS 患者和其对照组中经腹部超声检测的 NAFLD 与 FAI 值呈正相关，与 SHBG 水平呈负相关。与正常雄激素水平的 PCOS 患者相比，高雄激素血症（FAI ≥ 7）的 PCOS 患者经 1H MRS 检测后其肝脂肪显著增加，即使在校准总脂肪组织和内脏脂肪组织含量和胰岛素抵抗之后，也存在以上差异。利用 CT 评估超重和肥胖青少年 PCOS 患者中的肝脂肪水平，结果显示年龄和总睾酮水平是脂肪肝的独立影响因素。

PCOS 与 NAFLD 除与 FAI 水平相关外，CK18 也参与其中。与 BMI 相当的无 PCOS 的 NAFLD 患者相比，血清中 CK18 的酶切片断水平在 NAFLD 的 PCOS 患者中显著升高，所有患者均被活检证实无 NASH，表明在 NAFLD 的 PCOS 患者中存在更强烈的促凋亡环境，可以推测 NAFLD 的早期细胞凋亡特征促进了高雄激素血症。此外，与无 PCOS 的 NAFLD 患者相比，NAFLD 的 PCOS 患者脂肪组织中两个基因的表达发生改变，其中 LDL 受体 mRNA 的表达下降（可能促进高雄激素血症），NIN mRNA 的表达增加，在一定程度上表明脂肪组织功能也参与了 PCOS 和 NAFLD 的发生。

高雄激素血症与 PCOS 中的 NAFLD 相关的原因在于雄激素过多可能直接作用于肝，通过间接调控胰岛素敏感性和分泌以及增加内脏脂肪含量来促进 PCOS 中 NAFLD 的发展。反过来，胰岛素抵抗可以影响卵巢雄激素的合成、清除和活性，引起卵巢雄激素过量。

4. 遗传学相关性　在家系和双胞胎中的研究已经证实 PCOS 具有遗传易感性，其遗传性大约为 70%。此外，PCOS 患者来源的膜细胞和皮肤纤维细胞经传代培养后仍表现出睾酮分泌增加和胰岛素作用障碍，进一步证实 PCOS 是一种遗传决定的疾病。大多数关于 PCOS 遗传学的研究是基于 PCOS 复杂的和未阐明的发病机制进行假设后通过候选基因方法进行研究。因此，与 PCOS 发病有关的基因，如影响肥胖和胰岛素抵抗、β 细胞失常、类固醇合成和代谢相关的基因均被认为是候选基因。目前已经鉴定出与 PCOS 遗传易感性有关的基因，其中一些易感基因参与 NAFLD 的发病过程。

2005 年利用 GWAS 筛选复杂疾病的易感基因，以揭示疾病的发病机制和发病途径。第一项应用于 PCOS 的 GWAS 研究是在以 Rotterdam 标准为标准诊断的中国 PCOS 患者中进行的。该研究在染色体 2p16.3、2p21 和 9q33.3 中鉴定出了 PCOS 的易感基因位点，之后在欧洲 PCOS 队列的研究重复了中国 PCOS GWAS 中的一些信号通路。除此之外，中国和欧洲 PCOS 队列中促进疾病发生风险的相同的易感基因的发现表明，PCOS 是存在于原始人群中的古老的特征。

基于家系和双胞胎的研究以及种族间差异研究已经证实遗传因素在 NAFLD 的发生和发展中有重要作用，其中多数研究利用假设候选基因的方法探索了遗传在 NAFLD 中的作用。此外，已经发现和鉴定出与脂质代谢、胰岛素通路、炎症、纤维介质和氧化应激相关的大量基因和易感基因座。第一项应用于 NAFLD 的 GWAS 研究鉴定出一个位于 *PNPLA3* 基因中的错义突变 I148M，其与肝脂肪增加有关，但是与内脏脂肪和胰岛素抵抗无关。之后在不同种族间进行的研究确定了 *PMPLA3* 基因的 I148 变种不仅是肝脂肪含量的主要决定因子，而且也是 NAFLD 种肝损伤（脂肪性肝炎和纤维化）的预测因子。而且，这个变种在其他肝疾病如酒精性肝病和慢性丙型肝炎中是决定病情进展的主要因素。

/第二节/　多囊卵巢综合征与心血管疾病

一、心血管疾病简介

心血管疾病是一系列涉及循环系统的疾病，严重危害人类健康，具有高发病率、高致残率、高复发率及多并发症等特点。据统计，全球每年约有 1700 多万人死于心血管疾病。在我国，每年死于心血管疾病的人大约有 300 万，占总死亡原因的 40%。动脉粥样硬化、高血压、心肌缺血 – 再灌注损伤及心力衰竭等是常见的心血管疾病或其病理过程。

1. 心血管疾病和氧化应激 OS 是指机体遇到外界刺激时，机体组织或细胞内高活性分子活性自由基产生增多和（或）清除能力下降，打破氧化系统和抗氧化系统的平衡状态，导致 ROS 在体内蓄积，引起组织氧化损伤，从而引发疾病的发生。参与 OS 过程的自由基包括：ROS，如超氧阴离子（superoxide anion，O^2）、羟自由基（hydroxyl radical，OH）、过氧化氢（hydrogen peroxide，H_2O_2）等，以及活性氮自由基（reactive nitrogen species，RNS），如一氧化氮（nitric oxide，NO）、二氧化氮（nitrogen dioxide，NO_2）和过氧化亚硝酸盐（peroxynitrite，$ONOO^-$）等。细胞内 ROS 的来源有多种，细胞内的酶促反应可以生成 ROS，线粒体呼吸链可以生成 ROS，内皮细胞一氧化氮合酶（endothelial nitric oxide synthase，eNOS）、黄嘌呤氧化酶、细胞色素 P450 氧化酶、脂氧合酶、环氧化酶、NADP H 氧化酶的催化反应过程中均伴随有 ROS 的产生。此外，紫外线照射、吸烟、电磁辐射等都可以诱导 ROS 的生产，导致 OS。机体具有抗氧化防御系统，由抗氧化酶和抗氧化物质组成，酶性抗氧化物质包括 SOD、过氧化氢酶、谷胱甘肽过氧化物酶以及谷胱甘肽还原酶。非酶性抗氧化物质包括维生素及泛醌还原物等。抗氧化物质可以协同清除活 ROS，缓解氧化损伤，维持机体氧化还原平衡。

ROS 可能损伤内皮依赖的血管功能，诱导内皮细胞凋亡，诱导内皮细胞中黏附分子表达，促进血管平滑肌细胞的增殖和迁移等途径诱导动脉粥样硬化，从而参与心血管疾病的发生。原发性高血压是导致心脑血管疾病的危险因素之一，ROS 可以影响内皮血管的收缩，抗氧化剂 -Tempol 可降低 ROS 水平并降低血压，表明氧化 – 还原平衡在原发性高血压中发挥重要作用。ROS 还参与心肌缺血再灌注损伤。黄嘌呤氧呼酶系统是缺血再灌注损伤时 ROS 的主要来源，其中血管紧张素（angiotensin，Ang）Ⅱ可使超氧阴离子等水平增加，损伤心肌功能，而利用 Ang（1-7）拮抗血管紧张素 2 可以减轻氧化损伤，上调 SOD 活性，保护心肌收缩功能。此外，ROS 还参与心室重构。急性心肌梗死后，氧化应激促进胶原重构，心肌局部的 ROS 可以活化间质胶原酶，导致胶原蛋白分解，促进胶原合成，导致心肌纤维化。研究发现，急性心肌梗死后心肌的抗氧化能力下降，导致氧化应激水平增加，引起细胞凋亡，而 eNOS 可以抑制氧化应激，减轻心肌胶原的沉积。

2. 心血管疾病和线粒体功能　线粒体是一类高度活跃的细胞器，是真核细胞能量产生的主要场所，并参与细胞生长、增殖，在调控细胞信号转导和细胞凋亡过程中起重要作用。线粒体可以氧化三大营养物质，为机体提供生命活动所需的能量，因此常被称为"细胞能量加工厂"。若线粒体功能发生障碍，会影响机体正常的生命活动。线粒体功能障碍包括：线粒体呼吸酶活性降低以及 UCP 和 ANT 引起的质子漏导致线粒体膜电位降低，引起 ATP 合成减少；呼吸链电子传递减慢，导致 ROS 产生增加或（和）抗氧化酶活性降低；线粒体膜电位降低，影响 Ca^{2+} 相关酶活性的调节和信号转导；经线粒体通透性转变孔（mitochondria permeability transition pore，mPTP）开发或者其他非 mPTP 依赖性通路介导 CytC 释放，激活 caspase 级联反应，诱导细胞凋亡。

心脏作为能量消耗最大的器官，平均每秒消耗 1 mmol/L ATP。心肌细胞中线粒体非常丰富，约占心肌细胞总体积的 40%。研究发现，线粒体功能障碍导致 ROS 的积累以及 mtDNA 损伤与动脉粥样硬化的发生和发展关系密切。线粒体产生的 ROS 参与动脉粥样硬化的多个病理过程。线粒体 ROS 增加不仅能够促进动脉粥样硬化斑块的形成，还会增加机体对动脉粥样硬化危险因素的易感性。此外，线粒体功能障碍与高血压相关。线粒体产生的超氧阴离子可以抑制内皮细胞合成释放的 NO，导致血管舒张功能减弱，血管张力增加，血压升高。线粒体产能降低及钙负荷等均与高血压的发病过程相联系。线粒体来源的 ROS 是缺血心肌再灌注损伤的危险因素，ROS 增多损伤线粒体膜系统，造成 ATP 合成障碍。过多的 ROS 不能被及时清除，导致蛋白质和脂质过氧化，影响线粒体膜的通透性和电子传递链酶活性，导致心肌细胞凋亡。抑制氧化应激可以缓解心肌缺血再灌注损伤。

二、多囊卵巢综合征与心血管疾病的临床相关性

PCOS 和 CVD 在女性中的发生较普遍，其中 CVD 是导致女性死亡的主要原因之一，年龄是引起动脉粥样硬化和心血管死亡事件的重要因素。PCOS 常伴随代谢紊乱如胰岛素抵抗、高胰岛素血症、血脂异常和高血压，其中胰岛素抵抗综合征（X 综合征）是 2 型糖尿病和 CVD 的风险因子。E. Dahlgren 等于 1992 年报道，PCOS 患者发生心肌梗死的风险是健康对照的 7 倍。但是 1998 年，T. Pierpoint 等的流行病学调查结果显示在 PCOS 和健康对照组间，心肌梗死的发生率无差异。最近越来越多的证据表明，与相匹配的对照组相比，PCOS 患者中 CVD 的标志显著升高，包括 C 反应蛋白和脂蛋白 A。早期心血管疾病的发生会增加动脉粥样硬化的发生风险，如动脉硬化、内皮功能失常和冠状动脉钙化。

PCOS 患者（1990 年 NIH 定义）与正常女性之间 CVD 的危险因素存在差异，在肥胖人群中这些差异更为显著。将 1990 年定义的 NIH 为诊断标准，PCOS 患者中 40% 的女性到 40 岁时出现胰岛素抵抗导致的糖耐量受损或 T2DM，同时葡萄糖调控失常、体重增加。PCOS 女性也表现出血脂异常，包括高密度脂蛋白胆固醇下降、甘油三酯和低密度脂蛋白胆固醇水平升高以及低密度脂蛋白质量改变。1990 年 NIH 定义的 PCOS 是以腹部脂肪和体重增加为特征。与 BMI 相当的对照组相比，MetS 在 PCOS 女性中广泛流行，而在腹部脂肪少的 PCOS 女性中 MetS 流行程度下降。由于遗传、环境和激素因素共同调控 PCOS 女性的脂质代谢，因此单独的体重增加并不能完全解释脂质代谢异常，比如，非肥胖的 PCOS 女性中脂蛋白 –a 水平升高。脂蛋白 –a 是一种稳定的、由基因和种族决定的富含脂质的低密度脂蛋白，与脂蛋白 –c 不同。脂蛋白 –a 可以与增加的低密度脂蛋白颗粒和其他常规脂质共存。高密度脂蛋白胆固醇功能检测指标，同时也是亚临床 CVD 的独立预测因子——胆固醇从巨噬细胞中释放的能力在 PCOS 女性中被异常抑制。因此，除肥胖因素外，还存在其他因素参与调控 PCOS CVD 的发生。

PCOS 与预测 CVD 的新型替代标志物有关，包括左心室质量增加、内皮功能失常和动脉僵硬。以 CVD 疾病的标志——血管钙化和血管壁

的厚度为依据，与对照组相比，PCOS 患者发生 CVD 的风险增加。与健康人群相比，PCOS 患者血管冠状动脉钙化严重，颈动脉壁的内膜层厚度增加。除此之外，PCOS 患者主动脉钙化的发生率增加，同时血管造影结果显示动脉狭窄在 PCOS 患者中更加普遍。因此，与正常女性相比，PCOS 女性更易表现出亚临床血管疾病，包括颈动脉内膜中层厚度和冠状动脉钙化。

关于 PCOS 患者发生心血管事件（如心肌梗死）的数据仍需要完善统计。目前关于 CVD 发病率和死亡率增加的数据来自小样本的横断面研究，或者是主要基于卵巢形态的大样本的前瞻性研究，还有利用 PCOS 诊断不明确的队列以及从现存数据进行推断的研究。一般人群 50 岁以后 CVD 的发病率急剧增加，预计 PCOS 患者在绝经后也存在类似增加的趋势。E. Dahlgren 等（1992）和 D. Cibula 等（2000）的两项研究和 H. Mani H 等（2013）的一项 20 年回顾性队列研究表明，与对照组相比，PCOS 患者发生心肌梗死的风险增加。Meta 分析的结果显示，PCOS 女性非致死性卒中（不是非致死性冠心病）的发生率升高。PCOS 年轻女性发生 CVD 的风险升高，但是随着年龄的增加趋于稳定，而无 PCOS 的女性随着年龄的增加患 CVD 的风险增加。与一般人群相比，年龄大的 PCOS 患者患脑血管疾病的发病率有轻微增加。与 BMI 相当的对照组相比，静脉血栓栓塞的发生风险增加（OR：1.5）。与一般人群相比，口服 OCP 的 PCOS 女性患静脉血栓栓塞的风险升高 2 倍。患有较严重的亚型 A 和 B 的 PCOS 患者，其发生 CVD 的相对风险为 1.3。然而在一定 BMI 的条件下，PCOS 患者心血管疾病包括心肌梗死发病率与对照组之间无显著性差异。另外，瑞典开展的 21 年的纵向研究发现，PCOS 患者心血管疾病的发病情况与对照组人群类似。目前，关于 PCOS 患者心血管疾病发生风险的研究都来自临床队列研究，因此存在一定的转诊偏倚。除此之外，由于种族、PCOS 诊断和实验设计的差异，也使得这些研究结果需要进一步确认。

三、多囊卵巢和心血管事件

PCO 本身在无症状的育龄女性中与内分泌功能的微妙变化相关。

但是很少的数据显示在没有其他症状的情况下，单独的 PCO 会增加心血管疾病的发生风险。有研究团队发现，PCO 在绝经后女性中发生率较高（接近 40%），并与循环甘油三酯升高的心血管风险的轻微变化有关，但是与对照组相比胆固醇水平无差异。一项美国队列的研究发现，在 PCO 组中心血管风险因子包括高血压、糖尿病、高胆固醇血症、高甘油三酯血症以及腰臀比升高。而在斯堪的纳维亚群队列的研究中，利用类似的设计来鉴定 PCO 中糖尿病和高血压的发生风险是否增加，但是由于样本量太小（$n=32$），不足以发现其中的差异。此外，一项基于斯堪的纳维亚人群中风险因子的病例对照组研究计算心肌梗死的发生风险，结果发现 PCO 女性心肌梗死的发生风险增加了 7 倍。

四、高雄激素血症和心血管疾病

尽管高雄激素血症本身并不是公认的 CVD 的风险因子，但是高雄激素血症的临床特征：多毛症和痤疮在患冠状动脉疾病和其他严重疾病的女性中常见。目前关于男性雄性秃发与心血管疾病发生风险增加之间的关系几乎没有证据，在女性中相关数据更少。在女性－男性变性人中医源性高雄激素不会导致心血管死亡率的升高。在绝经前人群中 CVD 的发生率很低，CVD 在这些队列中的发生较晚，因此只有提前检测类固醇水平或者收集血清或尿液样本用于今后的研究，才能提供有意义的数据。在绝经前荷兰女性乳腺癌筛查的巢式对照组研究中，未发现 CVD 的患者中尿液雄激素分泌增多。

在绝经后女性中，循环雄激素水平与心血管事件无相关性。机体雄激素的水平与年龄有关，正如 DHEAS 水平随着年龄的增加而下降一样，肾上腺合成的雄激素也降低。因此，对于更年期人群而言，很难鉴定生化水平上的高雄激素血症。然而，由于卵巢持续产生雄激素，特别是雄烯二酮和睾酮这种更有效的雄激素，其循环水平在绝经期间和绝经之后相对稳定。因此，考虑到绝经后女性卵巢合成雌激素的能力下降，从而抑制 SHBG，同时年龄和体重引起的胰岛素抵抗也可以抑制 SHBG。循环 SHBG 水平的下降可以引起循环雄激素水平的增加，加剧更年期高雄激素血症。因此，高雄激素血症是所有绝经女性的显著特征。

病例对照研究结果显示，与对照组相比，具有临床或亚临床动脉粥样硬化症状的女性中总睾酮水平无差异，但是在患病女性中循环 SHBG 水平显著下降或游离睾酮水平升高。这种高雄激素血症背后的机制可能不是内源性雄激素的过多合成，而是血清结合能力的降低和生物活性的增加，说明雄激素与 CVD 之间可能存在一定关联。

五、长期无排卵和心血管事件

流行病学研究表明，长期无排卵女性发生心血管事件的风险增加。利用护士健康研究的前瞻性队列设计，82 439 名女护士在 1982 年提供了关于以前的月经规律的信息（20～35 岁），并在 1996 年之后进行心血管事件的调查。结果显示与具有规律月经周期历史的女性相比，月经不规律女性发生非致死或致死性冠心病（coronary heart disease，CHD）的风险增加。在校准 BMI 和其他潜在因素包括心肌梗死的家族史和锻炼史后，CHD 风险的增加与先前月经周期不规律密切相关，整体的卒中风险和缺血性卒中与月经周期不规律之间存在不显著的增加。月经稀发和月经周期不规则不仅是 2 型糖尿病的危险因子，也是 CVD 的主要危险因子。

六、多囊卵巢综合征中心血管疾病的早期预防

1. 改善生活方式　改善生活方式是一种安全、利于健康、避免药物副作用的一线治疗方法。对于超重或肥胖的 PCOS 女性而言，改善生活方式包括饮食、锻炼、戒烟等可以降低 CVD 风险。PCOS 女性进行短期减重治疗可以降低腹部脂肪，降低雄性化和胰岛素抵抗，同时可以改善血脂异常、抑郁和生活质量。利用 IGT 随机分配的生活方式的改善不仅可以减轻 5%～7% 的体重，而且糖尿病发生的风险下降了大约 60%。在微胖的患者中（BMI 25～30 kg/m²），其改善作用较弱。因

此，生活方式改善是治疗 PCOS 特别是肥胖患者的一线方法，对血清 LDL-C 水平高于 160 mg/dl 和（或）非 HDL-C 水平至少在 190 mg/dl 的 PCOS 患者来说改善生活方式尤为重要。

通过食用热量和饱和脂肪酸含量低，以及富含单或多不饱和脂肪酸的饮食以及每天至少 30 分钟的中强度活动来维持体重，可以降低超重 PCOS 女性的 BMI 和脂肪含量，有利于改善胰岛素抵抗和心肺功能。与传统饮食相比，仅改善饮食中的大量营养成分并不有利于减重，而个体化的锻炼方案与减重之间的依从性较好，包括团队或家庭式的锻炼和步行（10 000 步＝每天 30 分钟的锻炼，减重通常需要 15 000 步）。对于久坐的 PCOS 女性，中强度的锻炼即使没有达到减重的目的，也可以改善胰岛素抵抗和血脂异常。开始锻炼之前，最好进行早期 CVD 筛查。如果存在心脏病的表现，应进行心脏压力测试。锻炼时也应该慢慢开始，以避免身体压力过大。生活方式管理需要患者的积极性，并有效地筛查、治疗和监测抑郁等疾病，改善饮食习惯和生活质量，从而有利于生理症状的改善。

2. 药物治疗

（1）胰岛素增敏剂：二甲双胍作为一种胰岛素增敏剂，对 CVD 的预防作用还需要进一步证实。有研究发现，二甲双胍对体重的影响较小（少于 BMI 的 2%～3%），但是可以改善动脉粥样硬化、血脂异常，并上调 HDL-C 和下调甘油三酯。然而，在一些研究中未发现二甲双胍对 HDL-C 和甘油三酯的调控作用，认为二甲双胍不能改善 LDL-C 和非 HDL-C。当这些脂质参数升高的时候，不建议使用二甲双胍进行治疗。由于二甲双胍可以降低 C 反应蛋白并改善亚临床动脉粥样硬化，降低颈动脉内中层厚度（carotid intima-media thickness，IMT），改善内皮功能。因此，对于 MBS 和亚临床动脉粥样硬化性 CVD 患者，可考虑使用二甲双胍。然而，对于甘油三酯血症和（或）HDL-C 下降但是无 MBS 的患者或其他高危险的 PCOS 患者，不建议进行药物治疗。

一般情况下建议通过改善生活方式不能缓解 IGT 的 PCOS 患者和正常体重的 IGT 患者使用二甲双胍进行治疗。有研究显示，大约 30% 的育龄 PCOS 女性患有 IGT，其中一半患者可以通过二甲双胍治疗恢复到正常血糖耐受。患有 IGT 的非肥胖的 PCOS 女性服用噻唑烷二酮可以改善葡萄糖耐受，但是增加了骨折风险和加剧了之前存在的充血性心力衰竭，因此限制了噻唑烷二酮在预防原发性 CVD 中的应用，而联合二甲双胍和改善生活方式在预防 PCOS 中的 T2DM 的作用以及二甲双胍是否应该用于预防 PCOS 中 IGT 仍需要进一步研究。

（2）降胆固醇药物：对于血清中 LDL-C 和（或）非 HDL-C 增加的 PCOS 患者而言，应使用降胆固醇药物。降胆固醇药物的使用决定于 CVD 的风险程度。成年治疗组 Ⅲ（Adult Treatment Panel Ⅲ）推荐，当女性血清中 LDL-C 水平高于 160 mg/dl 和（或）非 HDL-C 水平至少在 190 mg/dl 以上时，建议使用降胆固醇药物治疗，与年龄和种族无关，对于改善生活方式（3 个月）后 LDL-C 水平仍然在 130 mg/dl 的患者也可以使用降胆固醇药物治疗。对于 MBS、T2DM 或明显的血管或肾疾病的高危险患者使用降胆固醇药物治疗，可以将 LDL-C 水平降低到 70～100 mg/dl 以下。

虽然市面上有一些降脂药物，但是只有他汀类药物在 PCOS 女性中得到了比较充分的研究，并被证实可以有效降低 LDL-C 的水平。一些研究表明，在 PCOS 女性中，他汀类药物可以降低胰岛素抵抗和炎症，下调血清总和游离睾酮水平，改善内皮细胞功能，但是妊娠患者严禁使用他汀类药物，同时在服药期间要严格避孕。

对于改善生活方式和他汀类药物不能缓解的严重血脂异常患者，可能需要双重药物治疗。研究显示，二甲双胍不能改善脂质水平；他汀类药物联合贝特可用于高甘油三酯和低 HDL 共存的患者；非诺贝特的药物间相互作用较少并且肌病的发生风险较低，因此是首选药物之一；烟酸可以产生一种有力的脂蛋白效应，但是使用时需要仔细监测和控制血糖。当血清中甘油三酯水平大于 500 mg/dl 时，可以使用 FDA 批准的 Omega-3 脂肪酸（每天 4 g，药学级）。

（3）抗高血压药物：当血压（blood pressure，BP）高于 140 mmHg 收缩压或 90 mmHg 舒张压时，应考虑采用药物治疗。血压升高（或高血压前期）会增加心血管疾病风险，因此降低血压至 120/80 mmHg 是长期预防 CVD 的最佳选择。对于高血压的 PCOS 女性，一般推荐联合药物和改善生活方式进行治疗。抗高血压药物有多种，与利尿剂和 β-受体阻滞剂相比，有研究者更倾向于使用血管紧张素转换酶抑制药（angiotensin-converting enzyme inhibitor，ACEI）和血管紧张素受体阻断剂（angiotensin receptor blocker，ARB）。但是 ACEI、ARB 与利尿剂和 β-受体阻滞剂一样，在怀孕期间是禁止使用的，服药期间需要避孕。

（4）抗肥胖药物：苯丁胺（phenteramine）、西布曲明（sibutramine）和奥利司他（orlistat）是 FDA 批准的减肥药。研究表明，西布曲明联合低热量饮食可以减重，改善胰岛素抵抗和高甘油三酯血症，并且可以降低血清中游离睾酮水平，其效果优于单独的低热量饮食治疗，但是这种药物会升高舒张压和增加心率，同时在妊娠期禁止使用。奥利司他可以减重，但是不能改善葡萄糖－胰岛素稳态或脂质水平。这些药物用于治疗 PCOS 的临床数据有限，并存在一些副作用，因此在 PCOS 治疗中应谨慎使用减肥的药物进行治疗。

/第三节/ 多囊卵巢综合征与恶性肿瘤

第一篇报道 PCOS 与子宫内膜癌之间关联的文章要追溯到 20 世纪四五十年代。将 PCOS 与子宫内膜癌联系到一起的早期有影响力的研究是 R. L. Jackson 和 M. B. Dockerty 于 1957 年进行的研究。该研究发现 43 名 PCOS 患者中有 16 名被诊断为子宫内膜癌。此外，研究表明，与正常人群相比，PCOS 发生子宫内膜癌的风险增加 2.7 倍。基于最近的 Meta 分析表明，所有年龄阶段的 PCOS 女性患子宫内膜癌的风险增加。通常认为闭经的 PCOS 女性发生子宫内膜增生和癌症的风险增加，ESHRE/ASRM 研讨组（ESHRE/ASRM Consensus Workshop Group）已经建立了子宫内膜的监测方法，即利用超声和（或）活检评估闭经女性中子宫内膜的厚度，而在绝经前的 PCOS 女性中发生子宫内膜癌的风险更高。

　　PCOS 是一种多系统、多因素的终身性疾病，其生殖和代谢的改变与癌症（如子宫内膜癌、卵巢癌和乳腺癌）发生的增加密切相关。这些癌症的发生机制与激素和（或）代谢有关。在 PCOS 女性中肿瘤性疾病发病的潜在机制包括长期无排卵以及雌雄激素分泌的改变等。此外，肥胖是子宫内膜癌的危险因子，PCOS 女性发生子宫内膜癌风险的增加部分是由于肥胖。T2DM 同样会促进 PCOS 女性子宫内膜癌的发生，并通常继发于高胰岛素血症、高血糖症和炎症。PCOS 常伴随多种代谢和生殖并发症，也是增加子宫内膜癌发生风险的原因之一。

　　诱导排卵和改善生殖的药物不仅可以调控雌激素，还可以降低子宫内膜增生和癌症的发生风险。胰岛素增敏剂二甲双胍对多种癌症也具有化学保护作用和抗增殖作用，对子宫内膜癌可能具有一定的缓解作用，但是目前仍缺少二甲双胍抑制 PCOS 女性子宫内膜癌的临床研究结论，对于其他妇科肿瘤的数据比较有限。利用临床记录对 PCOS 女性长期的研究显示，PCOS 人群中卵巢癌的死亡率并没有增加。相反，一项病例对照研究显示，PCOS 患上皮性卵巢癌（epithelial ovarian cancer，EOC）的风险增加。校正年龄后，自报告 PCOS 女性卵巢癌的发生风险增加 2.5倍，而 PCOS 与乳腺癌之间没有明显关联，目前尚缺乏足够的数据评价 PCOS 和子宫平滑肌肉瘤、阴道癌、外阴癌或宫颈癌之间的关系。

/第四节/　　多囊卵巢综合征与产科并发症

一、多囊卵巢综合征与妊娠并发症

　　与无 PCOS 的女性相比，患有 PCOS 的女性发生妊娠并发症的风险增加。1995—2007 年，基于瑞典医疗出生登记处登记的 3787 名 PCOS女性和 100 万名无 PCOS 女性的大规模人群研究表明，PCOS 妊娠女性发生先兆子痫、早产（妊娠 < 32 周）以及妊娠糖尿病（gestational diabetes mellitus，GDM）的概率显著增加。近期的研究进一步发

现 PCOS 患者发生妊娠高血压（gestational hypertension，GH）和先兆子痫的风险增加了 3～4 倍。调整 BMI 和辅助生殖技术（assisted reproductive technology，ART）后，先兆子痫的发病率也增加了约 50%。在匹配主要混杂因素后，PCOS 患者发生 PIH 的风险同样显著增加。GDM 是 PCOS 中常见的妊娠并发症。调整混杂因素或与年龄和 BMI 匹配的对照组相比，PCOS 孕妇发生 GDM 风险增加了 2～3 倍。

二、多囊卵巢综合征对出生结局的影响

PCOS 患者的生育能力受损，且 PCOS 与卵母细胞和胚胎质量差有关。子宫内膜环境的改变可能是导致 PCOS 患者不良妊娠结局风险增加的原因之一。因此，PCOS 患者妊娠风险的增加将导致新生儿重症监护入院人数、小于胎龄出生的婴儿以及需要儿科支持的婴儿数量增加。

2015 年，D. A. Doherty 将 PCOS 子女与非 PCOS 子女的健康情况进行了比较，发现 PCOS 与子女先天性异常密切相关。PCOS 子女发生先天性异常的患病率增加，其原因可能与糖尿病和肥胖以及相关的药物使用有关。有孕前糖尿病病史的女性所生的孩子发生先天性异常的风险增加，而肥胖进一步增加了先天性异常的风险。此外，某些产前药物的使用与胎儿畸形的增加有关。

PCOS 女性分娩的婴儿发生胎粪吸入综合征（meconium aspiration syndrome，MAS）、大于胎龄儿（large for gestational age infant，LGAI）以及在 5 分钟 Apgar 评分（＜ 7 分）（通过评估呼吸、心搏速率、肌张力、反射和皮肤颜色评估新生儿的状况）的风险增加。因此，PCOS 患者所生子女住院率更高。尽管辅助生殖技术在 PCOS 患者中应用较普遍，但是辅助生殖技术的使用不能完全解释 PCOS 不良出生结局的高发生风险。

三、维生素 D 与出生结局

妊娠期间母体内环境发生变化，人体的许多系统和功能都在适应

这种独特的环境，其中一个系统是维生素 D 及其代谢物的调节。维生素 D 的主要功能是控制小肠中的钙吸收，与甲状旁腺激素（parathyroid hormone，PTH）一起调节骨骼矿化，维持血液中的钙稳态。维生素 D 系统对除骨骼外的其他组织同样重要，包括增强肌肉细胞收缩力、免疫力、认知能力和心脏代谢功能。维生素 D 在慢性低度炎症（如 2 型糖尿病和心力衰竭）以及自身免疫性疾病中的免疫调节和抗炎功能已被证实。在怀孕期间，维生素 D 的需求量会增加，以适应母亲更高的生理需求，包括促进胎儿骨骼的形成，维持母体和胎儿的耐受性环境。

妊娠期间维生素 D 缺乏与多种不良妊娠和出生结局有关，包括妊娠糖尿病、先兆子痫、早产、儿童哮喘以及运动和认知发育受损。然而，尽管对怀孕期间的维生素 D 进行了广泛的研究，但文献中的许多相关报道并不一致。此外，尚不明确与妊娠结局相关的最佳维生素 D 水平，导致维生素 D 缺乏的相关指南和健康妊娠所需补充维生素 D 水平的建议尚不一致。

以往关于妊娠期维生素 D 的研究大多局限于单一的维生素 D 的测量值，即总的 25- 羟基维生素 D［total 25-hydroxyvitamin D，25（OH）D］。近年来，为了了解维生素 D 代谢系统的复杂性及其在妊娠期间的影响，学者开展了对维生素 D 系统内其他代谢物的探索，如维生素 D 结合蛋白（vitamin D-binding protein，VDBP）。随着研究的不断深入，人们认识到 VDBP 在维生素 D 缺乏的生理学基础和妊娠期代谢变化中的潜在作用。VDBP 浓度在妊娠期间显著增加，从而影响维生素 D 的生物和功能活性部分。相比 25（OH）D 而言，游离维生素 D、VDBP 被认为更能代表妊娠期间维生素 D 的状态。VDBP 是妊娠结局的潜在生物标志物之一，与妊娠糖尿病、先兆子痫和早产等多种不良后果有关。此外，VDBP 与多种妊娠期间的生物过程有关，包括免疫调节、糖代谢和血压调节。

1. 维生素 D

（1）维生素的来源和代谢：维生素 D 是一种多效性脂溶性激素，主要通过皮肤内源性产生，皮肤暴露于阳光中的紫外线 B 波段会触发其产生。饮食可以补充维生素 D，如鱼类（如鲭鱼）和含有维生素 D

的食物（如牛奶或橙汁）。维生素 D 也可从营养补充剂中获取。

在摄入或合成维生素 D 后，亲脂非活性维生素 D 与 VDBP 可逆性结合，并在较低程度上与白蛋白结合，然后将其运输到肝，在肝经酶转化为 25（OH）D。VDBP 具有与维生素 D 及其所有代谢物结合的单一结合位点。一般情况下，只有 3%～5% 的循环结合位点被结合，因此 VDBP 不会限制维生素 D 的代谢速率。

在肝中，维生素经羟基化后可逆地结合到 VDBP，并运输到肾。VDBP 是 25（OH）D 进入肾小管细胞转化为活性形式的基础。25（OH）D–VDBP 复合物进入细胞是由受体介导的内吞作用促进的，这一过程涉及位于肾近端小管起重要吸收作用的糖蛋白——Cubilin 和 Megalin 的协同作用。25（OH）D 在细胞内释放，并通过酶转化为活性形式的维生素 D、1,25– 二羟基维生素 D［1,25–dihydroxyvitamin D，1,25（OH）$_2$D$_3$］或非活性形式的 24,25– 二羟维生素 D。随后，VDBP 将其运送至靶位点。活性 1,25（OH）$_2$D$_3$ 与细胞和组织（包括肝、肾、胎盘、子宫内膜、垂体、卵巢和胰腺 β 细胞）中的维生素 D 受体（vitamin D receptor，VDR）结合，以发挥其生物学功能。维生素 D 的活性成分与 VDR 的亲和力是 25（OH）D 的 1000 倍。

（2）维生素 D 缺乏：血清总 25（OH）D 浓度被广泛用于维生素缺乏的诊断。美国医学研究所（Institute of Medicine，IOM）认为血清 25（OH）D 在 50～74 nmol/L 为维生素充足，低于 50 nmol/L 为维生素缺乏（表 7–1）。

表7-1　维生素D缺乏和25（OH）D水平之间的关系

程度	25（OH）D水平
维生素D充足	≥50 nmol/L
轻度维生素缺乏	30～49 nmol/L
中度维生素缺乏	12.5～29 nmol/L
重度维生素缺乏	≤12.5 nmol/L

维生素 D 缺乏非常普遍，影响着全球超过 10 亿人。据估计英国和

美国维生素 D 缺乏的患病率分别为 20%~60% 和 10%~40%。在澳大利亚、印度和沙特阿拉伯，维生素 D 缺乏的患病率为 30%~50%。由于维生素 D 需求增加，妊娠和哺乳期间维生素 D 缺乏的风险增加。全球报告显示，40%~98% 的孕妇体内 25（OH）D 水平低于 50 nmol/L，15%~84% 的孕妇体内 25（OH）D 水平低于 25 nmol/L。

维生素 D 缺乏主要是由于阳光照射减少所致，居住在北纬度地区和老年人、居家或住院的人、皮肤黝黑或戴面纱是维生素 D 缺乏的高危人群。营养性维生素 D 缺乏症也很常见，可由多种因素引起，包括营养不良或疾病导致的消化道吸收障碍。此外，肾将维生素 D 转化为活性形式的能力受损或肾病导致的代谢增加也可能导致维生素 D 缺乏。一些药物，如钙通道阻滞剂、皮质类固醇和抗惊厥药等药物可增强 25（OH）D 和 1,25（OH）$_2$D$_3$ 的分解代谢，导致维生素 D 缺乏。

（3）维生素 D 补充：口服维生素 D 补充剂可用于治疗维生素 D 缺乏，但是关于其补充剂量仍然存在争议。不同国家和组织推荐用于妊娠女性的剂量同样不完全一样（表 7-2）。由于孕期维生素 D 缺乏的母亲所生的婴儿在母乳喂养过程中出现维生素 D 缺乏的风险较高，因此母乳喂养母亲在产后应继续补充维生素 D。母乳中维生素 D 水平与母亲维生素 D 状态相关。产后不同时间内母乳成分不同，在产后 48 小时内产生的初乳是包含 VDBP 等各种蛋白质含量最高的母乳。因此，如果维生素 D 缺乏得不到治疗，错过早期哺乳的婴儿患维生素 D 缺乏的风险可能会增加。尽管满足维生素 D 需求在孕期很重要，但当 25（OH）D 的血清浓度超过 375 nmol/L 时，可能会发生维生素 D 中毒。IMO 提出，每天摄入超过 10 000 IU 维生素 D 可能导致成年人维生素中毒，而这一剂量在胎儿中尚不确定。

2. 维生素 D 结合蛋白（VDBP） VDBP 最初被称为血清（GC 球蛋白）特异性成分（group-specific component，GC），由 GC 基因编码。VDBP 是大小为 58 kD 的糖基化 α- 球蛋白，在肝中合成，但在脂肪、肾和性腺组织中也有表达。VDBP 是维生素 D 代谢物在血浆中的载体蛋白，还参与脂肪酸和内毒素等的趋化作用，并具有免疫调节特性。VDBP 是肌动蛋白清除系统的一个组成部分，可增强促炎反应并清除组

表7-2 国际健康组织推荐的妊娠期间25（OH）D浓度和日摄入剂量

组织（国家）	25（OH）D水平（nmol/L）	日摄入剂量（IU）
世界卫生组织	> 50	200
美国医学研究所	≥ 30	600 ~ 1000
美国内分泌学会	≥ 75	1500 ~ 2000
美国妇产科学会	≥ 50	600
英国国家健康与护理卓越研究所	> 30	400 ~ 800
美国国立卫生研究院	> 50	600
皇家妇产科医学院（澳大利亚）	> 50	400 ~ 2000

织损伤产物。VDBP 还调节 T 细胞应答和参与骨代谢的 VDBP 巨噬细胞激活因子（macrophage activating factor，DBP–MAF）。

GC 基因中有许多 SNP，其中 rs7041 和 rs4588 的组合导致 3 个多态性等位基因和 6 个主要表型。等位基因影响 VDBP 与维生素 D 代谢物的亲和力和功能性游离 25（OH）D 的比例，并进一步影响载体蛋白和血清总 25（OH）D 的水平，而特定等位基因与 VDBP 和总 25（OH）D 浓度与不良妊娠结局包括婴儿低出生体重和先兆子痫发生风险的增加有关。

（1）妊娠期和哺乳期的 VDBP：VDBP 是维生素 D 系统的一个重要组成部分，已被证明在妊娠期间急剧增加。有研究发现，与非妊娠女性相比，妊娠女性 VDBP 增加 40% ~ 50%。在妊娠晚期或妊娠 28 周左右，血清 VDBP 浓度达到峰值，几乎是产后 VDBP 水平的 2 倍。VDBP 的增加与总 25（OH）D 的增加以及游离和可利用 25（OH）D 的减少有关，游离 25（OH）D 的最低水平出现在妊娠 36 周左右。妊娠期间 VDBP 的动态变化可以使孕妇在整个妊娠和哺乳期保持足够浓度的维生素 D。

胎盘是妊娠期特有的组织，是胎儿间接获得维生素 D 的来源。此外，胎盘可以表达维生素 D 信号所需蛋白，包括 VDR 和 VDBP 等。目前尚不清楚母体维生素 D 进入胎盘的分子机制。在胎盘细胞表面发现了 Megalin 和 Cubilin 的蛋白／表达，以及受体介导的 25（OH）D–VDBP

复合物内吞入靶细胞转化为 1,25（OH）$_2$D$_3$ 或 24,25（OH）$_2$D 的作用，强调了 VDBP 对胎儿维生素 D 水平的重要影响。如果没有 VDBP，母体来源的 25（OH）D 可能无法进入胎盘细胞并转化为维生素 D 的活性形式，从而运输到胎儿。

（2）VDBP 和 PCOS：维生素 D 缺乏与 PCOS 有关。N. Naderpoor 和 D. Haldar 等发现，PCOS 患者中游离 25（OH）D 水平与对照组相似，但总 25（OH）D 和 VDBP 浓度较低，且与 BMI、年龄和胰岛素抵抗无关。维生素 D 缺乏女性的 GC 基因的 SNPs rs7041 和 rs2060793 与印度女性 PCOS 风险增加有关。尚不清楚关于维生素 D 缺乏是否是 PCOS 的病因或结果。但是鉴于维生素 D 缺乏与肥胖和胰岛素抵抗的关联，维生素 D 缺乏可能会加重 PCOS。在分子水平上，维生素 D 系统可能参与调节 AMH 的产生和信号转导。AMH 对卵母细胞成熟很重要，其水平在 PCOS 患者中升高。研究表明，维生素 D 可调控颗粒细胞分化和黄体化、降低受体表达以及对 FSH 和 AMH 的敏感性，同时促进孕酮分泌，可见维生素 D 系统在 PCOS 病理过程中涉及的卵泡发育、月经功能和激素调节中发挥作用。

第五节　多囊卵巢综合征中激素紊乱与骨代谢

激素紊乱是 PCOS 的主要临床表现之一。PCOS 患者中变化的激素包括 GnRH、胰岛素、LH/FSH 比值、雄激素、雌激素、生长激素（growth hormone，GH）、皮质醇、甲状旁腺激素（parathyroid hormone，PHT）和降钙素。这些激素均可直接或间接影响骨代谢，并导致 PCOS 患者中骨质疏松发生概率的增加。

一、胰岛素

1921 年报道了第一例绝经后女性中同时存在糖尿病与雄激素过多

的病例，即 Achard-Thiers 综合征。在 PCOS 女性中，胰岛素抵抗与生育能力异常相关。在健康女性血清中胰岛素水平为 6 ~ 15 μIU/ml，在 PCOS 女性中高达 22 μIU/ml，可见高胰岛素血症在 PCOS 的发生中起到重要作用，并且与雄激素过多有关。反过来，增加的雄激素可促进胰岛素抵抗和糖尿病。

1998 年报道卵巢膜细胞和骨成骨细胞中存在功能性胰岛素受体。由于胰岛素可直接诱导膜细胞中雄激素合成，因此高胰岛素血症被认为是高雄激素血症的诱发因素之一。另外，在 PCOS 或无 PCOS 女性中 SHBG 水平与胰岛素水平或胰岛素抵抗程度均呈负相关，表明胰岛素可能通过抑制 SHBG 参与调控雄激素水平，针对缓解胰岛素抵抗的治疗可缓解高雄激素血症。

生理水平上，胰岛素具有成骨作用。在成骨细胞中，胰岛素下调 PTH 对蛋白酶 C 的激活作用，并抑制骨吸收。此外，胰岛素促进成骨细胞中胶原合成，刺激成骨细胞分化，增强骨钙素分泌，进而刺激胰腺 β 细胞增殖和增加骨骼肌胰岛素的敏感性。然而，在 PCOS 患者中，升高的胰岛素导致胰岛素抵抗，损伤骨密度（bone mineral density, BMD）。胰岛素信号通过降低骨保护素（osteoprotegrin, OPG）水平，从而抑制骨形成。由于 OPG 是核因子 -κB 配体受体激活剂（receptor activator of nuclear factor kappa B ligand, RANKL）的抑制剂，因此，OPG 水平的下降增加了骨吸收。OPG 合成于成骨细胞，在成骨细胞中，胰岛素受体是成骨细胞蛋白酪氨酸磷酸酶（osteoblasts protein tyrosine phospha-tease, OST-PTP）。在成骨细胞中，胰岛素降低 OPG 表达。OPG/RANKL 的降低影响 T 细胞免疫调节因子 1（T cell immune regulator 1, TCIRG1）的表达。TCIRG1 编码质子泵，有助于维持骨吸收陷窝的酸化环境，从而羧化并激活骨钙素，而羧化不足的分子会改变胰腺 β 细胞增殖，胰岛素表达、分泌、敏感性和能力消耗。因此，PCOS 中高胰岛素通过改变骨形成和骨吸收影响骨重塑，并通过 RANKL 信号通路影响成骨细胞募集和分化。

二、雄激素

1. 雄激素的合成　高雄激素血症为雄激素合成过多引起的，表现为痤疮、多毛或额秃。雄激素主要由卵巢和肾上腺合成，而胆固醇是孕烯醇酮的前体，经过一系列的酶促反应后转化为类固醇激素。卵巢膜细胞中表达雄激素合成关键酶——细胞色素 P450c17 基因，因此雄激素合成的第一步是在 LH 刺激的膜细胞中进行，膜细胞中合成的 DHEA 和雄烯二酮作为前体，在表达 P450 芳香酶的卵巢颗粒细胞中进一步转化成为雌激素。卵巢直接分泌的雄激素主要为雄烯二酮和睾酮。在 PCOS 中卵巢和肾上腺来源的雄激素共同促进 PCOS 高雄激素血症的发生。除雄激素合成过多外，雄激素和雌激素代谢异常、下丘脑 - 垂体 - 卵巢轴（hypothalamic-pituitary-ovarian axis，HPO 轴）功能异常均可导致 PCOS。

在哺乳动物卵巢组织中，LH 诱导膜细胞中雄激素合成，而 FSH 激活颗粒细胞中芳香酶活性，合成雌激素。两种细胞和垂体激素的协同作用构成了雌激素生物合成的两个细胞——促性腺激素假说的基础。由脑垂体分泌的 LH 和 FSH 促进排卵，其浓度为 5~20 IU/ml。LH 水平随月经周期而波动，排卵前 24 h LH 增加到 25~40 IU/ml，排卵后 LH 下降。PCOS 患者 LH 水平仍保持在 5~20 IU/ml，但是 LH 水平为 FSH 的 2~3 倍，即 LH/FSH 比值增加。LH/FSH 比值的变化足以干扰排卵。基础和应答 GnRH 引起的 LH 超分泌是 PCOS 的表现之一。PCOS 患者中 LH/GnRH 脉冲持续增强导致高雄激素血症，损伤卵泡成熟。这反映了下丘脑 GnRH 脉冲合成对雌激素 / 孕激素抑制的不敏感性，其可能是造成高雄激素血症 PCOS 女性月经异常的潜在机制。而利用雄激素受体抑制剂——氟他胺可上调下丘脑孕酮敏感性，表明围青春期高雄激素血症可通过损伤下丘脑反馈抑制而导致持续快速 GnRH 脉冲。

2. 生理水平雄激素对骨的影响　雄激素受体在三种骨细胞——成骨细胞、破骨细胞和骨细胞中均有表达，此外，骨细胞系——MG-63 和 HOS 具有 5α 还原酶和芳香酶活性。在男性和女性中雌激素具有增加骨量的作用，DHT 可以促进成骨细胞增殖和分化的作用。雄激素可以通过多种途径影响骨代谢，包括抑制骨吸收，降低白细胞介素 -6

（interleukin-6，IL-6）和前列腺素 E（prostaglandin E，PGE）合成，抑制 PTH 作用，促进小肠钙重吸收并抑制分泌，增加维生素 D3 合成。此外，雄激素调控促有丝分裂生长因子、TGFβ、IGF-1 的合成，并具有增强骨细胞中 IGF-2 受体作用以及其与 IGF-2 的亲和性。雄激素促进成骨细胞分化和细胞外基质蛋白如 I 型胶原、骨钙素和骨连接素的合成，并促进骨矿化。不同类型的雄激素作用于不同的骨骼位点。游离睾酮与所有骨骼部位，包括股骨颈腰椎和（跗骨）大转子等在内的骨密度（bone mineral density，BMD）显著相关。DHEAS 与股骨颈和桡骨的骨密度相关。DHEA 增加女性的骨密度，尤其是脊柱骨密度，促进成骨细胞增殖和分化。DHT 是强效雄激素，与总骨骼肌、腰椎、股骨区骨密度显著正相关。

3. PCOS 雄激素过多对骨的影响　在卵巢和腺外组织中雄激素转化为雌激素，随后在靶组织中与雌激素受体结合。脂肪组织中的脂肪细胞和基质细胞表达 P450 芳香酶，具有将肾上腺和卵巢中睾酮和雄烯二酮转化为 17β- 雌二醇和雌酮的能力。男性和女性骨骼中的成骨细胞样细胞能将雄激素芳香化为雌激素。此外，男性血清中芳香酶缺乏和雌激素受体多态性会导致骨质稀少和骨骺闭合失败，在芳香酶缺乏男性中雌激素替代物可以增加骨量，表明无论男性还是女性雌激素在调节骨量中均发挥重要的作用。在绝经 PCOS 女性中 BMD 高于非 PCOS 绝经女性，月经周期正常的高雄激素女性中 BMD 高于绝经的 PCOS 女性及对照，可见高雄激素血症有助于维持 PCOS 女性骨量。然而，只有存在雌激素的条件下，雄激素才发挥对骨的保护作用。没有月经周期相关的雌二醇峰值和孕酮合成，就不存在雄激素对骨的保护作用。因此，雄激素和雌激素在骨量的维持中都发挥重要的作用。

三、皮质醇

皮质醇的主要代谢途径包括肝中 5α- 还原酶和 5β- 还原酶的不可逆失活，以及肝和脂肪组织中通过 11β-HSD 与可的松的可逆转化。根据这一理论，通过上调 5α- 还原酶活性导致皮质醇失活或损伤 11β-HSD

活性损伤皮质醇生成，均可以增加外周皮质醇代谢。通过降低负反馈信号，导致 ACTH 分泌代偿性增加，并通过上调雄激素水平以维持血清中正常的皮质醇水平。P. M. Stewart 等（1990）首次利用色谱法和质谱法分析了 PCOS 患者尿液中皮质醇的代谢情况，发现 PCOS 女性尿液中总皮质醇代谢物增加，5α- 还原酶活性增加。5α- 还原酶负责将皮肤中的睾酮转成 5α- 二氢睾酮，将肝中的皮质醇还原为 5α- 二氢皮质醇，因此，5α- 还原酶活性的增加介导了多毛症和肝皮质醇代谢的增强。雄激素可能通过 IGF-1 途径上调生殖器皮肤成纤维细胞中 5α- 还原酶活性，而高水平的血清催乳素可下调 5α- 还原酶活性。

研究发现 PCOS 患者中 11β-HSD 酶活性失调，尤其是 11- 羟基/11- 氧代皮质醇代谢物比值降低，表明 PCOS 患者中 11β-HSD1 酶活性受损。两种 11β-HSD 同工酶催化活性皮质醇与非活性可的松的相互转化。11β-HSD1 是一种氧还原酶，主要表达于肝和脂肪组织，负责可的松向皮质醇的转化。11β-HSD1 活性的损伤与皮质醇代谢清除率的增加、ACTH 分泌改变以及由此引起的肾上腺皮质活动过度相一致。由于肝和脂肪组织是胰岛素作用的靶组织，因此 11β-HSD1 活性的变化可能与高胰岛素血症相关。

S-P. M. Stewart 等（1990）发现与相似体重的对照组相比，PCOS 患者尿液 5α- 还原酶活性增加，在瘦型 PCOS 中得出同样结论。此外，雌激素对 11β-HSD 活性无显著影响，且 PCOS 血清或尿液中雄激素水平与 5α- 还原酶、11β-HSD 活性直接无显著相关性。结合 N. Draper 等（2000）的研究，排除了尿液中内源性 11β-HSD 抑制剂的增加是 PCOS 中皮质醇代谢异常的机制。5α- 还原酶活性的改变引起 ACTH 分泌增加，降低负反馈信号，上调肾上腺雄激素，从而维持血清中正常的皮质醇水平。此外，与皮质醇负相关的免疫因子，包括 TNFα、IL-1β 在 PCOS 患者中升高。这些细胞因子通过直接影响破骨细胞分化必需因子 -RANKL 和（或）其可溶性诱饵受体 -OPG，直接增强破骨细胞系中细胞增殖和（或）活性，从而诱导再吸收。因此，PCOS 中抗炎激素皮质激素水平的下降与促炎因子 TNFα 和 IL-1β 水平导致骨丢失。皮质醇水平的失衡可能通过 5α- 还原酶、11β-HSD 和 20β-HSD 损伤 BMD。此外，皮质醇抑制钙吸收，影响骨细胞增殖，从而间接影响骨。皮质醇增多症如库欣综合征与骨质疏松的高发病率有关。但是在 PCOS 中，皮质醇水平下降，其在 PCOS 骨疾病中的作用还尚不明确。

四、生长激素

生长激素（growth hormone，GH）是脑垂体前叶分泌的一种肽类激素，由 191 个氨基酸组成，其分泌受复杂的神经内分泌系统调控，下丘脑激素 GH 释放激素（gonadotropin-releasing hormone，GnRH）和生长抑素分别对 GH 分泌发挥刺激和抑制作用。GH 作用于多种细胞、组织和器官，但是对于生长来说，主要的靶组织是肝以及骨和脊柱的骨骺板。GH 主要通过外周 IGF 发挥作用。IGF 主要以复合体的形式存在，与 IGF 结合蛋白（IGF-binding protein，IGFBP）结合，接受 IGFBP 的正负调控。IGFBP 对骨代谢既有合成代谢的作用，也有分解代谢的作用。游离的总 IGF-1、IGFBP-3 和 IGFBP-5 水平的下降，以及 IGFBP-1、IGFBP-2、IGFBP-4 和 IGFBP-6 水平的增加导致骨质疏松患者骨形成的减少，表明 IGF-1、IGFBP-3 和 IGFBP-5 促进骨的合成，而 IGFBP-1、IGFBP-2、IGFBP-4 和 IGFBP-6 促进骨分解。

GH 与骨的形成密切相关。GH 的减少严重影响骨重建，导致性腺 BMD 下降。GH 也能直接作用于参与骺板骨生长的软骨细胞。体内试验证实 GH 调控骨形成和骨吸收，GH 直接或通过 IGF 刺激成骨细胞进行骨形成和破骨细胞分化，从而有助于骨重塑，而 GH 缺乏会严重限制骨重塑。

1996 年 A. J. Morales 的研究证实，在 PCOS 患者或肥胖患者中 24 h GH 脉冲频率和 IGF-1、IGFBP-3 水平无变化，但是在高亲和力 GHBP 和 GH 应答 GHRH 正常的情况下，瘦型 PCOS 中 24 h 平均 GH 脉冲幅度增加了 30%。然而，在肥胖对照和肥胖 PCOS 患者中促生长激素轴都发生了显著改变，GH 脉冲幅度和 GH 应答 GHRH 减弱，导致 24 h 平均 GH 下降超过 50% 的低促生长激素状态。此外，GHBP 水平升高了 2 倍，并且与 GH 呈负相关，与胰岛素浓度呈正相关。在肥胖对照和肥胖 PCOS 中，IGFBP-1 水平均下降，其中肥胖 PCOS 患者中 IGFBP-1 水平比肥胖对照中降低 4 倍。因此，高胰岛素血症对生长激素轴的影响可能包括上调肝中 GHBP 合成、抑制 IGFBP-1 和 SHBG 水平。PCOS 患者血清中 IGFBP-1 显著降低，可能与高胰岛素血症有关。降低的 IGFBP-1 下调结合型 IGF-1、升高游离 IGF-1 水平，导致 PCOS 高雄激素血症的发生。

五、维生素 D、甲状旁腺激素、降钙素与多囊卵巢综合征

PCOS 常伴随肥胖、胰岛素抵抗的发生，可能与促钙激素 PTH 的变化有关。维生素 D 的主要生理作用是调节钙、磷稳态，从而促进骨骼健康。此外，维生素 D 还参与 PCOS 进程。在 PCOS 患者中，维生素 D 与代谢和内分泌紊乱呈负相关。维生素 D 影响葡萄糖稳态和胰岛素敏感性，循环 25（OH）D 水平与胰岛素抵抗呈负相关。PCOS 患者常见维生素 D 缺乏，有 67%～85% 的 PCOS 患者血清中 25（OH）D 水平 < 20 ng/ml。25（OH）D 水平的降低与 PCOS 多种临床特征包括胰岛素抵抗、无排卵和月经失调、低妊娠率、多毛症、高雄激素血症、肥胖及心血管疾病增多密切相关。补充维生素 D 可以缓解 PCOS 月经失调和胰岛素抵抗。由于维生素 D 水平和钙代谢受到维生素 D 受体调控，因此维生素 D 受体多态性可能与 PCOS 中内分泌和代谢异常相关。

PTH 和降钙素分别通过作用于成骨细胞和破骨细胞，发挥调节钙稳态的作用。PCOS 女性中 PTH 水平显著高于对照，PTH 水平与睾酮水平具有显著相关性。此外，常见于 PCOS 的胰岛素抵抗与低水平的维生素 D 代谢物和高水平的 PTH 浓度有关。PCOS 患者中降钙素基因相关肽（calcitonin gene-related peptide，CGRP）升高。CGRP 是降钙素家族的一员，是一种神经肽，广泛分布于中枢、外周和其他系统中。在中枢神经系统 CGRP 主要分布于杏仁核、尾核、脊髓脊角和三叉神经束，其中脊髓含量最高，大脑皮质则含量极低。在体外，CGRP 可抑制骨吸收，并引起低钙血症。CGRP 水平与 PCOS 多种临床特征包括胰岛素抵抗、LH/FSH 比值、睾酮水平呈正相关。CGRP 受体表达于人卵巢颗

粒细胞，颗粒细胞因缺乏 17-α 羟化酶而不能直接合成睾酮，但是外源 CGRP 处理可以诱导膜细胞分泌睾酮，并积累于颗粒细胞。在卵巢切除的大鼠诱导的高转换型骨质疏松模型中，CGRP 上调成骨细胞中 IGF-1 合成，抑制 TNFα，表明 PCOS 中 CGRP 的升高在一定程度上维持骨量。

总之，PCOS 是复杂的内分泌疾病，激素（包括 GnRH、LH/FSH 比值、雌激素、雄激素、胰岛素、皮质醇、GH 和 PTH 等）的变化建立了 PCOS 与骨质疏松的直接或间接联系。其中，①高胰岛素血症可升高雄激素水平，并进一步促进胰岛素抵抗。胰岛素信号通过降低骨保护素和增加 RANKL 的表达来增加骨吸收。因此，PCOS 患者体内高水平的胰岛素可能与成骨细胞的胰岛素受体结合、减少骨形成、增加骨吸收有关。② PCOS 中芳香酶活性降低，LH/FSH 比值增加，快速 LH/GnRH 脉冲增加，$C_{17, 20}$- 裂解酶、17α- 羟化酶、5α- 还原酶活性增加，3β-HSD 表达增多均是上调雄激素和下调雌激素的影响因素。肾上腺和性腺雄激素都会导致 PCOS 高雄激素血症。除了通过性类固醇受体外，雄激素还通过多种途径影响骨代谢，包括 IL-6、前列腺素 E_2、PTH、维生素 D_3、TGFβ、IGF-1 及 IGF-2 等。在雌激素存在的条件下，PCOS 中高雄激素血症有助于维持患者骨量，而肾上腺素雄激素过多与皮质醇失活增加有关，可导致 TNFα 和 IL-1β 水平增加，从而促进慢性炎症性骨病和骨丢失。③ GH 在骨重塑过程中发挥重要作用。PCOS 中 GH 和 GH/IGF 比值的降低可降低骨重塑，从而下调 BMD。PCOS 中促钙激素、PTH 和维生素 D 同样发生改变。其中 CGRP 作为降钙素家族的一员，具有抑制骨吸收的作用，其与胰岛素抵抗、LH/FSH、睾酮水平正相关。PTH 水平增加和维生素 D 水平的下降与胰岛素抵抗有关。PCOS 患者中 PTH 可独立诱导高雄激素血症的发生。因此，PCOS 中内分泌等激素水平的变化影响骨密度、骨量和骨重塑，导致骨质疏松。

/第六节/ 多囊卵巢综合征与高催乳素血症

一、高催乳素血症简介

1970 年，A. Frantz 和 D. Kleinberg 在纽约首次对人类催乳素进行了检测。他们成功地研发出了一种能够区分催乳素和生长激素的检测方法。这一发现提高了大家对催乳素的认识，随后，催乳素的脉冲式分泌被描述出来。P. G. Whittaker 于 1981 年发表了第一例高催乳素血症病例。

血液循环中的催乳素大部分以单体形式存在，也可以二聚体和聚合物（与免疫球蛋白 G 结合）形式存在。这些形式的催乳素不能与催乳素受体结合，也不能进行系统应答。巨催乳素血症导致血清催乳素值人为的升高与高催乳素血症症状缺乏及检测方法敏感性相关。凝胶过滤色谱法可用于区分不同形式的循环催乳素，使用聚乙二醇沉淀法（polyethylene glycol，PEG）同样用于检测这些非活性形式的催乳素。

二、高催乳素血症与多囊卵巢综合征

HPRL 与 PCOS 之间可能存在病理生理联系。不同文献报道的 PCOS 患者中 HPRL 的发病率变化较大，从 3% 到 67% 不等，Z. Davoudi（2021 年）和 Sang Ⅱ Kim（2023）的研究显示，PCOS 患者中 HPRL 的发病率为 11.6% ~ 37.0%。

HPRL 与 PCOS 之间联系的假说可能是下丘脑 - 垂体异常。PCOS 中催乳素和 LH 分泌峰值同步，而多巴胺可以减缓 LH 的分泌。因此，PCOS 女性体内的高 LH 水平将继发于多巴胺能的降低，而多巴胺能的降低也将导致催乳素的增加。另一种假说认为，PCOS 导致 HPRL 的原因是高雌激素血症。然而，联合口服避孕药并未导致催乳素分泌增多，可见关于 PCOS 和 HPRL 间的发病基础还有待进一步研究。

参考文献

1. Delcour C, Robin G, Young J, et al. PCOS and hyperprolactinemia: what do we know in 2019? Clin Med Insights Reprod Health, 2019, 13: 1179558119871921.

2. Fernando M, Ellery SJ, Marquina C, et al. Vitamin D-binding protein in pregnancy and reproductive health. Nutrients, 2020, 12 (5): 1489.

3. Joham AE, Palomba S, Hart R. Polycystic ovary syndrome, obesity and pregnancy. Semin Reprod Med, 2016, 34 (2): 93-101.

4. Artini P G, Obino M E R, Sergiampietri C, et al. PCOS and pregnancy: a review of available therapies to improve the outcome of pregnancy in women with polycystic ovary syndrome. Expert Rev Endocrinol Metab, 2018, 13 (2): 87-98.

5. Chen M J, Ho H N. Hepatic manifestations of women with polycystic ovary syndrome. Best Pract Res. Clin Obstet Gynaecol, 2016, 37: 119-128.

6. Burra P. Liver abnormalities and endocrine diseases. Best Pract Res. Clin Gastroenterol, 2013, 27: 553-563.

7. Mishra A, Younossi Z M. Epidemiology and natural history of non-alcoholic fatty liver disease. J Clin Exp Hepatol, 2012, 2: 135-144.

8. Brunt E M, Janney C G, Di Bisceglie A M, et al. Nonalcoholic steatohepatitis: a proposal for grading and staging the histological lesions. Am J Gastroenterol, 1999, 94: 2467-2474.

9. Adams L A, Lymp J F, St Sauver J, et al. The natural history of nonalcoholic fatty liver disease: a population-based cohort study. Gastroenterology, 2005, 129: 113-121.

10. Brown A J, Tendler D A, McMurray R G, et al. Polycystic ovary syndrome and severe nonalcoholic steatohepatitis: beneficial effect of modest weight loss and exercise on liver biopsy findings. Endocrine Practice: Official Journal of the American College of Endocrinology and the American Association of Clinical Endocrinologists, Endocr Pract, 2005, 11: 319-324.

11. Setji T L, Holland N D, Sanders L L, et al. Nonalcoholic steatohepatitis and nonalcoholic fatty liver disease in young women with polycystic ovary syndrome.

J Clin Endocrinol Metab，2006，91：1741-1747.

12. Vassilatou E，Lafoyianni S，Vryonidou A，et al. Increased androgen bioavailability is associated with non-alcoholic fatty liver disease in women with polycystic ovary syndrome. Hum Reprod，2010，25：212-220.

13. Feldstein A E，Wieckowska A，Lopez A R，et al. Cytokeratin-18 fragment levels as noninvasive biomarkers for nonalcoholic steatohepatitis：a multicenter validation study. Hepatology，2009，50：1072-1078.

14. Ballestri S，Lonardo A，Romagnoli D，et al. Ultrasonographic fatty liver indicator，a novel score which rules out NASH and is correlated with metabolic parameters in nafld. Liver International：official Journal of the International Association for the Study of the Liver，Liver Int，2012，32：1242-1252.

15. Gambarin-Gelwan M，Kinkhabwala S V，Schiano T D，et al. Prevalence of nonalcoholic fatty liver disease in women with polycystic ovary syndrome. Clinical Gastroenterology and Hepatology：the Official Clinical Practice Journal of the American Gastroenterological Association，Clin Gastroenterd Hepatol，2007，5：496-501.

16. Zueff L F，Martins W P，Vieira C S，et al. Ultrasonographic and laboratory markers of metabolic and cardiovascular disease risk in obese women with polycystic ovary syndrome. Ultrasound in Obstet Gynecol：the Official Journal of the International Society of Ultrasound in Obstetrics and Gynecology，Clin Gastroenterd Nepatol，2012，39：341-347.

17. Borruel S，Fernandez-Duran E，Alpanes M，et al. Global adiposity and thickness of intraperitoneal and mesenteric adipose tissue depots are increased in women with polycystic ovary syndrome（PCOS）. J Clin Endocrinol Metab，2013，98：1254-1263.

18. Lukanova A，Becker S，Husing A，et al . Prediagnostic plasma testosterone，sex hormone-binding globulin，IGF-i and hepatocellular carcinoma：etiological factors or risk markers? Inter J Cancer，2014，134：164-173.

19. Chen Z J，Zhao H，He L，et al. Genome-wide association study identifies susceptibility LOCI for polycystic ovary syndrome on chromosome 2p16.3，2p21 and 9q33.3. Nat Geneti，2011，43：55-59.

20. Arslanian S A，Lewy V D，Danadian K. Glucose intolerance in obese adolescents with polycystic ovary syndrome：roles of insulin resistance and

beta-cell dysfunction and risk of cardiovascular disease. J Clin Endocrinol Metab, 2001, 86: 66-71.

21. Rice S, Christoforidis N, Gadd C, et al. Impaired insulin-dependent glucose metabolism in granulosa-lutein cells from anovulatory women with polycystic ovaries. Hum Reprod, 2005, 20: 373-381.

22. Tosi F, Negri C, Perrone F, et al. Hyperinsulinemia amplifies GnTH agonist stimulated ovarian steroid secretion in women with polycystic ovary syndrome. J Clin Endocrinol Metab, 2012, 97: 1712-1719.

23. Romualdi D, Giuliani M, Draisci G, et al. Pioglitazone reduces the adrenal androgen response to corticotropin—releasing factor without changes in ACTH release in hyperinsulinemic women with polycystic ovary syndrome. Fertil Steril, 2007, 88: 131-138.

24. Moran L J, Hutchison, S K, Meyer C, et al. A comprehensive assessment of endothelial function in overweight women with and without polycystic ovary syndrome. Clin Sci, 2009, 116: 761-770.

25. Reinecke H, Bogdanski J, Woltering A, et al. Relation of serum levels of sex hormone binding globulin to coronary heart disease in postmenopausal women. Am J Cardiol, 2002, 90: 364-368.

26. Phillips G B, Pinkernell B H, Jing TY. Relationship between serum sex hormones and coronary artery disease in postmenopausal women. Arterioscler, Thromb, Vasc Biol, 1997, 17: 695-701.

27. Solomon C G, Hu F B, Dunaif A, et al. Menstrual cycle irregularity and risk for future cardiovascular disease. J Clin Endocrinol Metab, 2002, 87: 2013-2017.

28. Moghetti P, Castello R, Negri C, et al. Metformin effects on clinical features, endocrine and metabolic profiles, and insulin sensitivity in polycystic ovary syndrome: a randomized, double-blind, placebo-controlled 6-month trial, followed by open, long-term clinical evaluation. J Clin Endocrinol Metab, 2000, 85: 139-146.

29. Banaszewska B, Pawelczyk L, Spaczynski RZ, et al. Comparison of simvastatin and metformin in treatment of polycystic ovary syndrome: prospective randomized trial. J Clin Endocrinol Metab, 2009, 94: 4938-4945.

30. Morin-Papunen L, Rautio K, Ruokonen A, et al. Metformin reduces serum

C-reactive protein levels in women with polycystic ovary syndrome. J Clin Endocrinol Metab, 2003, 88: 4649-4654.

31. Agarwal N, Rice SP, Bolusani H, et al. Metformin reduces arterial stiffness and improves endothelial function in young women with polycystic ovary syndrome: a randomized, placebo-controlled, crossover trial. J Clin Endocrinol Metab, 2010, 95: 722-730.

32. Rosenzweig J L, Ferrannini E, Grundy S M, et al. Primary prevention of cardiovascular disease and type 2 diabetes in patients at metabolic risk: an endocrine society clinical practice guideline. J Clin Endocrinol Metab, 2008, 93: 3671-3689.

33. Legro R S, Gnatuk CL, Kunselman AR, et al. Changes in glucose tolerance over time in women with polycystic ovary syndrome: a controlled study. J Clin Endocrinol Metab, 2005, 90: 3236-3242.

34. Sharma S T, Wickham E P, 3rd, Nestler JE. Changes in glucose tolerance with metformin treatment in polycystic ovary syndrome: a retrospective analysis. Endocrine Practice : Official Journal of the American College of Endocrinology and the American Association of Clinical Endocrinologist, 2007, 13: 373-379.

35. Sathyapalan T, Kilpatrick E S, Coady A M, et al. The effect of atorvastatin in patients with polycystic ovary syndrome: a randomized double-blind placebo-controlled study. J Clin Endocrinol Metab, 2009, 94: 103-108.

36. Lindholm A, Bixo M, Bjorn I, et al. Effect of sibutramine on weight reduction in women with polycystic ovary syndrome: a randomized, double-blind, placebo-controlled trial. Fertil Steril, 2008, 89: 1221-1228.

37. Zucchetto A, Serraino D, Polesel J, et al. Hormone-related factors and gynecological conditions in relation to endometrial cancer risk. Eur J Cancer Prev, 2009, 18: 316-321.

38. Legro R S, Zaino RJ, Demers L M, et al. The effects of metformin and rosiglitazone, alone and in combination, on the ovary and endometrium in polycystic ovary syndrome. Am J Obstet Gynecol, 2007, 196: 402. e1-10.

中英文专业词汇表

A

γ - 氨基丁酸（gamma-aminobutyric acid，GABA）

c-Jun 氨基末端激酶（c-Jun N-terminal kinases，JNK）

B

白色脂肪组织（white adipose tissue，WAT）

白细胞介素（interleukin，IL）

白血病抑制因子（leukemia inhibitory factor，LIF）

胞浆钙（cytosolic calcium，Ca^{2+}）

壁颗粒细胞（mural granular cell，MGC）

表皮生长因子（epidermal growth factor，EGF）

表皮生长因子受体（epidermal growth factor receptor，EGFR）

丙氨酸转移酶（alanine aminotransferase，ALT）

丙二醛（malondialdehyde，MDA）

C

常染色体隐性遗传病糖原贮积病0型（autosomal recessive disorder glycogen storage disease type 0，GSD0）

超氧化物歧化酶（superoxide dismutase，SOD）

超氧阴离子（superoxide anion，O_2^-）

成骨细胞蛋白酪氨酸磷酸酶（osteoblasts protein tyrosine phosphatase，OST-PTP）

成纤维细胞生长因子（fibroblast growth factor 21，FGF21）

磁共振成像（magnetic resonance imaging，MRI）

雌二醇（estradiol，E_2）

促减数分裂甾醇（meiosis-activating sterol，MAS）

促卵泡激素（follicle-stimulating hormone，FSH）

促卵泡激素受体（follicle-stimulating hormone receptor，FSHR）

促肾上腺皮质激素（adrenocorticotropic hormone，ACTH）

促性腺素释放激素（gonadotropin-releasing hormone，GnRH）

D

大于胎龄儿（large for gestational age infant，LGAI）

代谢综合征（metabolic syndrome，MetS）

单胺氧化酶A（monoaminoxidase A，MAO-A）

单胺氧化酶抑制剂（monoamine oxidase inhibitor，MAOI）

单核苷酸多态性（single-nucleotide polymorphisms，SNPs）

单核细胞趋化蛋白（monocyte chemoattractant protein，MCP）

胆固醇逆向转运（reverse cholesterol transport，RCT）

蛋白激酶B（protein kinase B，PKB）

动力相关蛋白1（dynamin-related protein 1，Drp1）

窦卵泡计数（antral follicle counts，AFC）

短链脂肪酸（short-chain fatty acid，SCFA）

多巴胺（dopamine，DA）

多次取样静脉葡萄糖耐量试验（frequently sampled intravenous glucose tolerance test，FSIGT）

多囊卵巢（polycystic ovary，PCO）

多囊卵巢综合征（polycystic ovary syndrome，PCOS）

多囊卵巢综合征健康相关的生活质量调查问卷（polycystic ovary syndrome questionnaire，PCOSQ)

E

1,25- 二羟基维生素D（1,25-dihydroxy vitamin D，1,25-OHD）

二氧化氮（nitrogen dioxide，NO_2）

F

HAS2 反义 RNA 1（HAS2 antisense RNA 1，HAS2-AS1）

非编码 RNA（non-coding RNA，ncRNA）

非编码长 RNA（long non-coding RNA，lncRNA）

非编码小 RNA（small non-coding RNA，sRNA）

非酒精性脂肪肝疾病（nonalcoholic fatty liver disease，NAFLD）

非酒精性脂肪肝炎（nonalcoholic steatohepatitis，NASH）

非胰岛素抵抗（non- insulin resistant，NIR）

肺腺癌相关转移转录本 1（metastasis associate lung adenocarcinoma transcript 1，

MALAT1）

分泌型卷曲相关蛋白 5(secreted frizzled-related protein 5，SFRP5)

伏隔核（nucleus accumbens，NAc）

辅助性 T 细胞 1（T helper 1，Th1）

富含丝氨酸 / 精氨酸（serine/arginine，S/R）

腹腔镜下卵巢打孔术（laparoscopic ovarian drilling，LOD）

腹腔镜下可调节胃束带术（laparoscopic adjustable gastric banding，LAGB）

腹腔镜下胃转流术 (laparoscopic Roux-en-Y gastric bypass，LRYGB）

腹腔镜下袖状切除术（laparoscopic sleeve gastrectomy，LSG）

G

甘油三酯（triglyceride，TG）

肝 X 受体（liver X receptor，LXR）

肝脂肪变性（hepatic steatosis，HS）

高催乳素血症（hyperprolactinemia，HPRL）

高分子量（high molecular weight，HMW）

高迁移率族蛋白 A2（high mobility group A2，HMGA2）

高敏 C 反应蛋白（high-sensitivity C-reactive protein，hs-CRP）

高香草酸（homovanillic acid，HVA）

高雄激素血症（hyperandrogenemia，HA）

睾酮（testosterone，T）

骨保护素（osteoprotegrin，OPG）

骨密度（bone mineral density，BMD）

骨髓脂肪组织（marrow adipose tissue，MAT）

骨形态发生蛋白（bone morphogenetic protein，BMP）

过氧化氢（hydrogen peroxide，H_2O_2）

过氧化物酶体增殖物激活受体（peroxisome proliferators-activated receptor，PPAR）

过氧化亚硝酸盐（peroxynitrite，$ONOO^-$）

H

核 DNA（nuclear DNA，nDNA）

核仁小 RNA（small nucleolar RNA，snoRNA）

核糖体 RNA（ribosomal RNA，rRNA）

核因子 κB（nuclear factor kappa-B，NF- κB）

核因子 - κB 配体受体激活剂（receptor activator of nuclear factor kappa B ligand，RANKL）

X 盒结合蛋白 1（X-box-binding protein 1，XBP1）

D 环（displacement loop，D-loop）

还原型谷胱甘肽（reduced glutathione，GSH）

坏死性小肠结肠炎（necrotizing enterocolitis，NEC）

黄体（corpus luteum，CL）

黄体生成素（luteinizing hormone，LH）

黄体生成素和促性腺激素受体（luteinizing hormone and gonadotropin receptor，LHCGR）

活化转录因子 6（activating transcription factor 6，ATF6）

活性氮自由基（reactive nitrogen species，RNS）

活性氧自由基（reactive oxygen species，ROS）

J

基因敲除（knockout，KO）

基质金属蛋白酶（matrix metalloproteinase，MMP）

极低出生体重（very low birth weight，VLBW）

甲状旁腺激素（parathyroid hormone，PHT）

IGF 结合蛋白（IGF-binding protein，IGFBP）

ATP 结合盒转运体 1（ATP binding cascade transporter A1，ABCA1）

解螺旋酶（twinkle helicase，PEO1）

解偶联蛋白（uncoupling protein，UCP）

金属蛋白酶组织抑制剂（tissue inhibitor of metalloproteinase，TIMP）

竞争性内源性 RNA（competitive endogenous RNA，ceRNA）

酒精性脂肪性肝病（alcoholic fatty liver disease，AFLD）

巨噬细胞激活因子（macrophage activating factor，MAF）

聚乙二醇（polyethylene glycol，PEG）

K

开放阅读框（open reading frame，ORF）

抗苗勒管激素（anti-Müllerian hormone，AMH）

抗生素（antibiotic，ABX）

颗粒细胞（granulosa cell，GC）

可溶性Fas（soluble Fas，sFas）

口服避孕药（oral contraceptive，OCP）

癸酸（decanoic acid，DA）

L

酪氨酸（tyrosine，Tyr）

酪氨酸激酶B受体（tyrosine kinase B receptor，TrkB）

类固醇受体RNA激活剂（steroid receptor RNA activator，SRA）

磷脂酰肌醇-3（phosphatidylinositol 3，PI3）

磷脂酰肌醇-3激酶（phosphatidylinositol 3-kinase，PI3K）

卵巢功能不全（premature ovarian insufficiency，POI）

卵巢过度刺激综合征（ovarian hyperstimulation syndrome，OHSS）

卵巢早衰（premature ovarian failure，POF）

卵泡颗粒细胞（follicular granulosa cell，FGC）

卵泡膜细胞（theca cell，TC）

卵泡液（follicle fluid，FF）

卵丘-卵母细胞复合体（cumulus-oocyte complex，COC）

卵丘细胞（cumulus cell，CC）

卵细胞内单精子注射（intracytoplasmic sperm injection，ICSI）

M

米非司酮（mifepristone，RU486）

免疫反应性促肾上腺皮质激素释放激素（immunoreactive corticotrophin-releasing hormone，IrCRH）

苗勒管抑制激素（Müllerian inhibiting hormone，MIH）

苗勒管抑制因子（Müllerian inhibiting factor，MIF）

模式识别受体（pattern recognition receptor，PRR）

C-末端结合蛋白1（C-terminal binding protein 1，CTBP1）

N

脑脊液（cerebrospinal fluid，CSF）

脑源性神经营养因子（brain-derived neurotrophic factor，BDNF）

内脏脂肪组织（visceral adipose tissue，VAT）

内质网（endoplasmic reticulum，ER）

内质网应激（endoplasmic reticulum stress，ERS）

P

sFas 配体（sFas ligand，sFasL）

皮下脂肪组织（subcutaneous adipose tissue，SAT）

葡萄糖调节蛋白 78（glucose-regulated protein 78，GRP78）

葡萄糖转运体（glucose transporter，GLUT）

脯氨酰寡肽酶（prolyl oligopeptidase，POP）

Q

前列腺素 E（prostaglandin E，PGE）

3- 羟基 -3- 甲基戊二酸单酰辅酶 A (3-hydroxy-3-methyl glutaryl coenzyme A，HMG-CoA）

3β 羟基类固醇脱氢酶（3′-hydroxysteroid dehydrogenase，3β -HSD）

25- 羟基维生素 D（25-hydroxy vitamin D，25OHD）

5- 羟基吲哚乙酸（5-hydroxyindoleacetic acid，5-HIAA）

5- 羟色胺（serotonin，5-HT）

羟自由基（hydroxyl radical，OH）

Prader-Willi 区非蛋白编码 RNA 2（Prader-Willi region nonprotein coding RNA 2，PWRN2）

去甲肾上腺素（norepinephrine，NE）

全基因组关联研究（genome-wide association study，GWAS）

缺氧诱导因子 -1α（hypoxia-inducible factor- 1α，HIF-1α）

R

X 染色体失活特异性转录本（X-inactive specific transcript，*Xist*）

热休克蛋白（heat shock protein，HSP）

人绒毛膜促性腺激素（human chorionic gonadotrophin，hCG）

S

三羧酸途径（tricarboxylic acid pathway，TCA）

上皮性卵巢癌（epithelial ovarian cancer，EOC）

上皮细胞间质转化（epithelial-mesenchymal transition，EMT）

神经生长因子（nerve growth factor，NGF）

生发泡（germinal vesicle，GV）

生活质量（quality of life，QOL）

生长分化因子（growth differentiation factor，GDF）

生长分化因子 9（growth differentiation factor-9，GDF9）

生长激素（growth hormone，GH）

生长停滞特异性转录本 5（growth-arrest specific transcript 5，GAS5）

视黄醇结合蛋白 4（retinol-binding protein 4，RBP4）

视神经萎缩相关蛋白 1（optic atrophy 1，Opa1）

生长激素释放激素（gonadotropin-releasing hormone，GnRH）

AGE 受体（receptor for AGEs，RAGE）

AMH 受体 2 型（AMH receptor type 2，Amhr 2）

受试者工作特征曲线（receiver operator curve，ROC）

瘦素受体（leptin receptor，LEPR/Lep R）

双酚 A（bisphenol A，BPA）

双链 RNA 活化蛋白激酶样 ER 激酶（double-stranded RNA-activated protein kinase-like ER kinase，PERK）

双氢睾酮（dihydrotestosterone，DHT）

索拉非尼耐药相关 lncRNA（sorafenib resistance-associated lncRNA，SRLR）

T

胎粪吸入综合征（meconium aspiration syndrome，MAS）

糖耐量受损（impaired fasting glucose，IGT）

特异性成分（group-specific component，GC）

体外成熟（in vitro maturation，IVM）

体外成熟 – 体外受精 – 胚胎移植周期（in vitro maturation-in vitro fertilization-embryo transfer cycle，IVM-IVF-ET）

体外受精（in vitro fertilization，IVF）

体重指数（body mass index，BMI）

天冬氨酸转移酶（aspartate aminotransferase，AST）

天然反义转录本（natural antisense transcript，NAT）

条件性敲除（conditional knockdown，cKO）

同型半胱氨酸（homocysteine，Hcy）

C/EBP 同源蛋白（C/EBP homologous protein，CHOP）

同源异形盒基因 A（homeobox genes A，HOXA）

透明质酸合成酶 2（hyaluronan synthase 2，HAS2）

脱氢表雄酮（dehydroepiandrosterone，DHEA）

脱氢表雄酮硫酸盐（dehydroepiandrosterone sulfate，DHEAS）

W

晚期糖基化终产物（advanced glycation end product，AGE）

微粒体甘油三酯转运蛋白（microsomal triglyceride transferase protein，MTP）

微小 RNA（microRNA，miRNA）

维生素 D 受体（vitamin D receptor，VDR）

未成熟卵泡穿刺术（immature follicle puncture，IMFP）

未折叠蛋白反应（unfolded protein response，UPR）

无菌（germ free，GF）

五聚蛋白 3（pentraxin 3，PTX3）

戊酸雌二醇（estradiol valerate，EV）

X

细胞角蛋白 18（cytokeratin 18，CK18）

T 细胞免疫调节因子 1（T cell immune regulator 1，TCIRG1）

细胞因子信号传导抑制因子 3（suppressor of cytokine signaling 3，SOCS3）

下丘脑 - 垂体 - 卵巢轴（hypothalamic-pituitary-ovarian axis，HPO 轴）

下丘脑 - 垂体 - 肾上腺轴（hypothalamic–pituitary–adrenal axis，HPA 轴）

下丘脑性闭经（hypothalamic amenorrhoea，HA）

线粒体 DNA（mitochondrial DNA，mtDNA）

线粒体靶向序列（mitochondrial targeting sequence，MTS）

线粒体呼吸链（mitochondrial respiratory chain，MRC）

线粒体膜电位（mitochondrial membrane potential，MMP）

线粒体通透性转变孔（mitochondria permeability transition pore，mtPTP）

线粒体相关内质网膜（mitochondria-associated endoplasmic reticulum membrane, MAM）

线粒体转移 RNA（mitochondrial transfer RNA, mt-tRNA）

ER 相关降解（ER-associated degradation, ERAD）

piwi 相互作用 RNA（piwi-interacting, piRNA）

小干扰 RNA（small interfering RNA, siRNA）

小核 RNA（small nuclear RNA, snRNA）

小于胎龄儿（small for gestational age, SGA）

心率变异性（heart rate variability, HRV）

心率复苏（heart rate recovery, HRR）

心血管疾病（cardiovascular disease, CVD）

锌指蛋白反义链 1（zinc finger antisense 1, ZFAS1）

信使 RNA（message RNA, mRNA）

1 型调节性 T 细胞（type 1 T regulatory cell, Tr1）

2 型糖尿病（type 2 diabetes mellitus, T2DM）

2 型先天性淋巴细胞（type 2 innate lymphoid cell, ILC2）

性激素结合球蛋白（sex hormone-binding globulin, SHBG）

雄激素受体（androgen receptor, AR）

雄烯二酮（androstenedione, A4）

需肌醇酶 1（inositol-requiring enzyme 1, IRE1）

选择性 5-羟色胺再摄取抑制剂（selective serotonin reuptake inhibitor, SSRI）

血管紧张素（angiotensin, Ang）

血管紧张素受体阻断剂（angiotensin receptor blocker, ARB）

血管紧张素转换酶抑制剂（angiotensin-converting enzyme inhibitor, ACEI）

血管内皮生长因子（vascular endothelial growth factor, VEGF）

血脑屏障（blood-brain barrier, BBB）

血小板衍生生长因子（platelet-derived growth factor, PDGF）

血压（blood pressure, BP）

Y

烟酰胺腺嘌呤二核苷酸（nicotinamide adenine dinucleotide, NAD）

炎症性肠病（inflammatory bowel disease, IBD）

氧化磷酸化（oxidative phosphorylation, OXPHOS）

氧化应激（oxidative stress，OS）

一氧化氮（nitric oxide，NO）

AMP 依赖的蛋白激酶［adenosine 5′-monophosphate (AMP)-activated protein kinase，AMPK］

胰岛素抵抗（insulin resistance，IR）

胰岛素受体底物（insulin receptor substrate，IRS）

胰岛素样生长因子（insulin-like growth factor，IGF）

胰岛素样生长因子结合蛋白 1（insulin-like growth factor binding protein 1，IGFBP-1）

胰岛素应答葡萄糖（acute insulin response to glucose，AIRg）

胰岛素增敏药物（insulin sensitizing drug，ISD）

游离睾酮（free testosterone，fT）

游离雄激素指数（free androgen index，FAI）

游离脂肪酸（free fatty acid，FFA）

有丝分裂原激活蛋白激酶（mitogen-activated protein kinase，MAPK）

有义 - 反义（sense-antisense，SAS）

诱导型 NOS（inducible NOS，iNOS）

诱导型 T 调节细胞（induced T regulatory cell，iTreg）

孕酮（progesterone，P）

Z

增殖细胞核抗原（proliferating cell nuclear antigen，PCNA）

真核起始因子 2α（eukaryotic initiation factor 2α，eIF2α）

脂多糖（lipopolysaccharide，LPS）

脂肪肝指数（fatty liver index，FLI）

脂肪组织巨噬细胞（adipose tissue macrophage，ATM）

脂联素受体（adiponectin receptor，AdipoR）

脂质运载蛋白 2（lipocalin 2，LCN2）

植入窗口（window of implantation，WOI）

肿瘤坏死因子（tumor necrosis factor，TNF）

周期蛋白依赖激酶抑制剂 1A（cyclin-dependent kinase inhibitor 1A，CDKN1A）

转化生长因子 β（transforming growth factor β，TGFβ）

转化生长因子 β 受体（transforming growth factor β receptor，TGFBR）

转录起始位点（transcriptional start site，TSS）

转移 RNA（transfer RNA，tRNA）

子宫内膜厚度（endometrial thickness，EMT）

子宫内膜间质细胞（endometrial stromal cell，ESC）

子宫内膜容受性阵列（endometrial receptivity array，ERA）

子宫输卵管超声造影（hysterosalpingo-contrast-sonography，HyCoSy）

子宫输卵管造影（hystero-salpingo-graphy，HSG）

子宫自然杀伤细胞（uterine natural killer cell，uNK 细胞）

自然杀伤细胞（natural killer cell，NK 细胞）

棕色脂肪组织（brown adipose tissue, BAT）

总睾酮（total testosterone，TT）